神経内科を学ぶには	1	神経感染症(脳炎・髄膜炎・プリオン病など)	13		25
問診のとり方	2	脳膿瘍	14	自律神経障害	26
神経学的診察	3	脳腫瘍	15	リハビリテーションの基本	27
意識障害・昏睡	4	後頭骨頸椎移行部の骨奇形	16	付録1〜9	付
頭痛	5	脊髄障害	17	索引	索
頭蓋内圧亢進	6	神経・筋疾患	18		
てんかん(痙攣発作)	7	末梢神経障害	19		
めまい	8	神経皮膚症候群	20		
認知症	9	パーキンソン病	21		
不随意運動	10	アミロイドポリニューロパチー	22		
脳血管障害	11	運動ニューロン疾患	23		
頭部外傷	12	脊髄小脳変性症	24		

神経内科
プラクティカルガイド

栗原照幸
東邦大学名誉教授／神経内科 津田沼

医学書院

謹 告

　本書に記載されている治療法に関しては，出版時点における最新の情報に基づき，正確を期するよう，著者ならびに出版社は，それぞれ最善の努力を払っています．しかし，医学，医療の進歩から見て，記載された内容があらゆる点において正確かつ完全であると保証するものではありません．

　したがって実際の治療，特に新薬をはじめ，熟知していない，あるいは汎用されていない医薬品の使用にあたっては，まず医薬品添付文書で確認のうえ，常に最新のデータに当たり，本書に記載された内容が正確であるか，読者御自身で細心の注意を払われることを要望いたします．

　本書記載の治療法・医薬品がその後の医学研究ならびに医療の進歩により本書発行後に変更された場合，その治療法・医薬品による不測の事故に対して，著者ならびに出版社は，その責を負いかねます．　　　　　　　　　　株式会社　**医学書院**

神経内科プラクティカルガイド
発　行　2014年4月15日　第1版第1刷©
著　者　栗原照幸（くりはらてるゆき）
発行者　株式会社　医学書院
　　　　代表取締役　金原　優
　　　　〒113-8719　東京都文京区本郷1-28-23
　　　　電話　03-3817-5600（社内案内）
印刷・製本　三美印刷

本書の複製権・翻訳権・上映権・譲渡権・公衆送信権（送信可能化権を含む）は㈱医学書院が保有します．

ISBN978-4-260-01893-7

本書を無断で複製する行為（複写，スキャン，デジタルデータ化など）は，「私的使用のための複製」など著作権法上の限られた例外を除き禁じられています．大学，病院，診療所，企業などにおいて，業務上使用する目的（診療，研究活動を含む）で上記の行為を行うことは，その使用範囲が内部的であっても，私的使用には該当せず，違法です．また私的使用に該当する場合であっても，代行業者等の第三者に依頼して上記の行為を行うことは違法となります．

JCOPY　〈㈳出版者著作権管理機構　委託出版物〉
本書の無断複写は著作権法上での例外を除き禁じられています．複写される場合は，そのつど事前に，㈳出版者著作権管理機構（電話 03-3513-6969，FAX 03-3513-6979，info@jcopy.or.jp）の許諾を得てください．

■ 序

　『神経病レジデントマニュアル』初版を1987年，第2版を1997年に，筆者（栗原）と木下和夫先生（宮崎大学名誉教授）の共著により刊行した．宮崎医科大学（現宮崎大学医学部）で神経内科と脳神経外科でカンファレンスを一緒にしながら，木下先生とともに診療をしてきたことも，よい思い出となっている．2005年まで，増刷をするごとに筆者が少しずつ加筆はしてきたが，その後新しい薬も多く出てきて，改訂しないといけない時期になった．今回筆者の手で大幅に改訂を行い，『神経内科プラクティカルガイド』という書籍として出版することになった．

　木下先生は写真を撮ることが上手く，うっ血乳頭，頭部外傷の写真，脳動脈瘤，慢性硬膜下血腫，脊髄腫瘍などの脳神経外科的に重要な症候や画像は，2014年になっても時代遅れになることはなく，大切な写真として教育的価値があり，この本でもご厚意によりそのまま残してある．

　宮崎医大第3内科の荒木淑郎教授が当時よく言われた，「新しいことがあったらよく記録をしておくことが大切である」というご助言もあって，筆者も診察の写真をたくさん撮影してきた．そして深部腱反射や病的反射の写真では，マルチストロボ多重撮影などもして，診察の仕方がよくわかるように工夫してきた．筆者は1987～2008年までの21年間，東邦大学医療センター大橋病院にて教授職に就いていたが，日本神経学会の認定委員も長年務め，2005年からは卒後教育小委員会の委員長も務めていた．そのため，神経学会の専門医試験を受けにくる若い方たちと毎年接することがあり，彼らの口頭試問のときの診察をみて，神経学的診察がもっと上手にできるようにならないものかと考えてきた．なお，セミナーでは神経学的診察の講義や実習を行う中で，自分の診察を日経BP社からビデオにして出版した．

　本邦では，ここ数年間高齢化の影響もあり，神経疾患では特にパーキ

ンソン病，認知症などが増えてきて，また新しい治療薬も出てきたので，本書ではそれらの記載をした．また，高齢になると男性は良性前立腺肥大（BPH）の症例が多く，神経疾患も伴っているので，夜間頻尿とそのために睡眠不足になるという訴えを多く聞く．女性も夜間頻尿を訴える人があり，男性でも女性でも膀胱粘膜が過敏になって，尿が大してたまっていなくても，膀胱が勝手に収縮して尿意を来し，夜間に何回もトイレに起きるために睡眠不足となる場合がある．過活動膀胱も，悪性腫瘍などを否定した後は治療薬があるので，本書では男性と女性の場合の薬物療法を記載した．

　本邦で比較的多い視神経脊髄炎（NMO）は，進行すると失明と対麻痺を来し，従来の治療に反応しにくい疾患であるため，記述を加えた．視神経の障害，脊髄には3椎体にわたる病変があり，血中の抗アクアポリン4抗体が陽性となることなど，これを見出した日本人研究者の業績は立派である．治療はステロイドパルス，血漿交換でも効果が不十分なことが多く，生物学的製剤（リツキサン）が用いられて効果がみられている．

　片頭痛は10代，20代に始まって，女性に多く，母親から娘へと家族性にみられることが多い．ズキンズキンとする頭痛，嘔気・嘔吐を伴い，仕事や学業に支障を来すが，頓挫薬のトリプタン製剤は高価であり，片頭痛さえ起きなくなれば生活しやすくなるという場合もある．そのため予防薬があり，テラナス，インデラルなどが有効である．さらに抗てんかん薬のバルプロ酸が保険採択され，抗てんかん薬として用いる量よりずっと少なく，1日1回400 mgくらいで片頭痛の予防になり，この量なら催奇形性もないということで，これらについても今回記載した．片頭痛予防薬では，片頭痛の頻度も減り，頭痛の強度も軽くなるのでありがたいことである．

　筆者が教授職に就いていた2008年までは，下肢静止不能症候群の症例は経験しなかったが，この6年間では，本症の情報がむずむず脚症候群としてマスコミで報道されたこともあって患者数が増えている．薬物治療が有効であり，ドパミンアゴニストやガバペンチン（商品名：レグナイト）も使われているので，これらについても記載した．

高齢化に伴い，認知症の患者が増えているが，病気が進むと幻覚や行動異常が出てくる．その治療として非定型抗精神病薬，あるいは漢方薬の抑肝散などを用いることがある．神経内科医も精神科の知識や，薬物の用い方についてある程度の知識が必要になるため，それらの記述も追加した．
　神経内科疾患の診療にあたっては，よい病歴聴取をすることがまず大切であるが，かなり時間を要するので，忍耐強く行う必要がある．よく聞いてもらったということで，それだけで病気の症状が軽くなると言う患者もいる．そのため，本書では医療面接の章（**2**問診のとり方）を設けた．また，神経解剖の図も入れて，解剖と対比して診察ができるように記載している．実際の臨床の現場では問診が不十分であることに気がついて，もう一度病歴を聞き直す必要があることも少なからずある．そして，神経系のどこに，どのような病気が存在するかを推測して，診断確定のために検査を組み，問診と神経診察所見から考えて臨床診断をして，検査によってそれを確認するということが望ましい．
　現代は医師や研修医にとって忙しい時代であるため，「この疾患にはこの薬」「エビデンスはどうか」などを一目でわかるように本に示してほしいという読者の要求もある．しかし，文献的にもエビデンスがない疾患もあるので，神経内科専門医を志す方は，卒後研修において，できるだけ多くの症例を経験して，自分の頭の中に治療指針を叩き込むことが望ましい．医学部を卒業した方は卒後のプログラムによって，十分な研修を受ければ，どの診療科の専門医にもなりうるポテンシャルをもっていると筆者は考えている．
　神経内科にしても，約3年間に，成人の神経内科，小児神経内科，精神科，脳神経外科，脳波・筋電図，神経放射線，神経病理の各分野で一定期間専門家について勉強することが望ましい．どのようにしたらよい神経内科医が育つかという観点から，卒後教育プログラムを組んで実行することが不可欠である．
　本書は，臨床の現場において，索引から必要な項目を読んですぐ使うという利用の仕方もあるが，医学生や神経内科の勉強を始めてすぐの研

修医の方には，ぜひ通読していただきたい．米国のレジデントプログラムも記載したので，神経内科医の育成を行う方も本書を参考にしていただけると幸いである．

2014年3月

栗原照幸

目次

1 神経内科を学ぶには　1
1. アメリカでのインターン経験　1
2. 日本での卒後研修の取り組み　6

2 問診のとり方　10

3 神経学的診察　18
1. 神経学的診察の進め方　18
2. 今日の外来　63
3. 神経学的レベル診断　65
4. 臨床検査の進め方　71

4 意識障害・昏睡　73
1. 一般原則　73
2. 救命処置およびバイタルサインの確保　73
3. 病歴の聴取　76
4. 意識障害の程度の経時的な観察・記録　76
5. 原因の検索　77
6. 診断の決め手となる臨床所見　80
7. 検査プランの立て方と鑑別点　80
8. 治療の基本方針　83

5 頭　痛　86
1. よくみかける頭痛　86
2. 一般原則　86
3. 日常臨床に当てはまる頭痛の分類　87
4. 緊張型頭痛およびうつ病に伴う頭痛　87
5. 片頭痛　93
6. 群発頭痛　95
7. 三叉神経痛　95

|8| 高血圧性頭痛 …………………………………………………… 97
|9| 側頭動脈炎に伴う頭痛 ………………………………………… 97
|10| 髄膜炎に伴う頭痛 ……………………………………………… 98
|11| くも膜下出血に伴う頭痛 ……………………………………… 98
|12| 脳出血に伴う頭痛 ……………………………………………… 99
|13| 脳腫瘍による頭痛 ……………………………………………… 100
|14| 眼科的疾患に伴う頭痛 ………………………………………… 101
|15| 耳鼻科的疾患に伴う頭痛 ……………………………………… 101
|16| その他の原因による頭痛 ……………………………………… 102

6 頭蓋内圧亢進　104

|1| 症状・病態 ……………………………………………………… 104
|2| 原因の検索 ……………………………………………………… 105
|3| 除外すべき疾患・病態 ………………………………………… 106
|4| 緊急処置 ………………………………………………………… 106

7 てんかん（痙攣発作）　108

|1| 一般原則 ………………………………………………………… 108
|2| 治療の進め方 …………………………………………………… 108
|3| 原因の検索 ……………………………………………………… 111
|4| 大発作の治療法 ………………………………………………… 113
|5| 精神運動発作の治療法 ………………………………………… 117
|6| 焦点性運動発作・感覚発作の治療法 ………………………… 118
|7| 小発作の治療法 ………………………………………………… 119
|8| 痙攣重積状態の治療法 ………………………………………… 120
|9| 抗てんかん薬の血中レベル …………………………………… 122
|10| 発作の予後，休薬できるか否か ……………………………… 122
|11| 新しい抗てんかん薬 …………………………………………… 123

8 めまい　127

|1| 原因の検索 ……………………………………………………… 127
|2| 鑑別 ……………………………………………………………… 127
|3| 薬物の副作用で起こるめまい ………………………………… 128
|4| 中耳炎 …………………………………………………………… 129
|5| 急性内耳炎 ……………………………………………………… 129
|6| 前庭神経炎 ……………………………………………………… 130

	⑦ Ménière 病	131
	⑧ 良性発作性頭位めまい	131
	⑨ 聴神経腫瘍	132
	⑩ 脳血管障害，特に椎骨脳底動脈不全症に伴うめまい	133
	⑪ 側頭葉てんかんに伴うめまい	135
	⑫ 脳神経外科的疾患に伴うめまい	135

⑨ 認知症 　　　　　　　　　　　　　　　　　　　　138

①	一般原則と原因疾患	138
②	認知症患者に必要な臨床検査	139
③	治療法	143

⑩ 不随意運動 　　　　　　　　　　　　　　　　　　150

①	概要	150
②	振戦の治療法	152
③	Wilson 病の flapping tremor（羽ばたき振戦）の治療法	152
④	舞踏病の治療法	154
⑤	ジストニアの治療法	155
⑥	バリスムの治療法	157
⑦	ミオクローヌスの治療法	157
⑧	チックの治療法	158
⑨	片側顔面痙攣の治療法	158
⑩	Gilles de la Tourette 症候群の治療法	159
⑪	ジスキネジアの治療法	160
⑫	下肢静止不能症候群の治療法	160

⑪ 脳血管障害 　　　　　　　　　　　　　　　　　　165

①	治療の現状	165
②	分類	166
③	診断の決め手と一般原則	169
④	一過性脳虚血発作（TIA）の治療法	174
⑤	脳血栓発症後 4.5 時間を過ぎている場合の治療法	175
⑥	脳塞栓症の治療法	178
⑦	脳出血の治療法	179
⑧	くも膜下出血の治療法	182
⑨	脳浮腫の治療法	187

12　頭部外傷　190

1. 慢性硬膜下血腫 …………………………………… 190
2. 脳挫傷，硬膜外血腫 ……………………………… 191
3. 外傷後てんかん …………………………………… 192

13　神経感染症（脳炎・髄膜炎・プリオン病など）　194

1. 徴候 ………………………………………………… 194
2. 髄液所見の診かた，および治療法 ……………… 194
3. プリオン病感染因子の滅菌法 …………………… 199

14　脳膿瘍　206

1. 感染経路 …………………………………………… 206
2. 診断の決め手 ……………………………………… 206
3. 治療法 ……………………………………………… 207

15　脳腫瘍　208

1. 症状・病態 ………………………………………… 208
2. 検査 ………………………………………………… 210
3. 脳神経外科医への移送上の注意 ………………… 214
4. 治療法 ……………………………………………… 214

16　後頭骨頸椎移行部の骨奇形　217

1. 一般的な注意 ……………………………………… 217
2. 診断の決め手 ……………………………………… 217
3. 治療法 ……………………………………………… 219

17　脊髄障害　221

1. 徴候 ………………………………………………… 221
2. 原因疾患 …………………………………………… 221
3. 一般的診療の進め方 ……………………………… 222
4. 横断性脊髄炎の治療法 …………………………… 225
5. 外傷性脊髄損傷の治療法 ………………………… 226

18　神経・筋疾患　229

1　重症筋無力症 ……………………………………… 229

|1| 診断の決め手 …………………………………………………………… 229
|2| 治療の原則 ……………………………………………………………… 229
|3| 拡大胸腺摘除術後の不安定状態への対処法
　　——副腎皮質ステロイドホルモン ……………………………… 230
|4| 抗 Ach エステラーゼ薬 ………………………………………………… 231
|5| 血漿交換療法 …………………………………………………………… 231
|6| myasthenic crisis ……………………………………………………… 232

2 Lambert-Eaton 症候群 …………………………………………… 234

|1| 診断の決め手 …………………………………………………………… 234
|2| 治療の原則 ……………………………………………………………… 234

3 ボツリヌス中毒 ……………………………………………………… 235

|1| 診断の決め手 …………………………………………………………… 235
|2| 治療方針 ………………………………………………………………… 236

4 ミオトニー疾患 ……………………………………………………… 238

|1| ミオトニー疾患とは …………………………………………………… 238
|2| ミオトニーを見出す方法 ……………………………………………… 239
|3| ミオトニーを伴う疾患 ………………………………………………… 240
|4| チャネル異常からみたミオトニー疾患の分類 ……………………… 240
|5| 治療方針 ………………………………………………………………… 243
|6| ミオトニーの薬物治療 ………………………………………………… 244
|7| パラミオトニーの治療法 ……………………………………………… 244

5 多発性筋炎 …………………………………………………………… 245

|1| 治療の原則 ……………………………………………………………… 245
|2| 診断の決め手と治療法 ………………………………………………… 245
|3| 副腎皮質ステロイドホルモンに反応しないときには，
　　どのように治療するか ……………………………………………… 247

6 周期性四肢麻痺 ……………………………………………………… 249

|1| 診断の決め手 …………………………………………………………… 249
|2| 周期性四肢麻痺の種類 ………………………………………………… 250
|3| 低 K 血性四肢麻痺の治療法 …………………………………………… 251
|4| 低 K 血性四肢麻痺の予防 ……………………………………………… 252

- 5 高K血性四肢麻痺の治療法 ·· 253
- 7 低K血性ミオパチー 254
  - 1 診断の決め手 ·· 254
  - 2 治療法 ·· 255
- 8 甲状腺機能亢進症に伴うミオパチー 256
  - 1 診断の決め手 ·· 256
  - 2 治療法 ·· 257

19 末梢神経障害　260
- 1 分類 ··· 260
- 2 原因を明らかにする検査プラン ·· 261
- 3 原因と基礎疾患の追求 ··· 263
- 4 Guillain-Barré症候群の治療法 ··· 265
- 5 慢性炎症性脱髄性多発ニューロパチーの治療法 ························ 269
- 6 Miller Fisher症候群の治療法 ·· 271
- 7 Lewis-Sumner症候群の治療法 ·· 273
- 8 持続性伝導ブロックを伴う多巣性脱髄性ニューロパチーの治療法 ·· 274
- 9 急性外傷性末梢神経障害の治療法 ··· 275
- 10 慢性外傷性末梢神経障害の診断と治療法 ································ 276
- 11 その他の末梢神経障害の治療法 ··· 277
- 12 神経痛の治療法 ··· 278

20 神経皮膚症候群　282
- 1 神経皮膚症候群とは ·· 282
- 2 結節硬化症(tuberous sclerosis) ·· 282
- 3 von Recklinghausen病 ·· 283
- 4 Lindau病, von Hippel-Lindau病 ·· 284
- 5 Sturge-Weber病 ·· 284

21 パーキンソン病　287
- 1 診断 ··· 287
- 2 本態性パーキンソン病の治療法 ·· 288
- 3 パーキンソン病患者のうつ状態 ·· 291

- 4 パーキンソン病治療ガイドラインと筆者の治療法との違いについて……291
- 5 便秘の対策……294
- 6 パーキンソン病の新薬……294
- 7 ジスキネジア(dyskinesia)の治療法……295
- 8 L-ドパの持続時間が短時間で wearing-off や on-off 症状が出るときの治療法……296
- 9 パーキンソン病の運動症状以外の症状 (non-motor symptoms of Parkinson's disease)……297

22 アミロイドポリニューロパチー　301
- 1 疫学と本疾患の自然経過……301
- 2 診断の決め手……301
- 3 血清学的診断……302
- 4 治療法……304

23 運動ニューロン疾患　307
- 1 診断の決め手……307
- 2 運動ニューロン疾患のケア……307

24 脊髄小脳変性症　311

25 脱髄性疾患　314
- 1 多発性硬化症の診断基準……314
- 2 多発性硬化症急性増悪時の治療法……318
- 3 視神経脊髄炎(NMO)……320

26 自律神経障害　325
- 1 起立性低血圧……325
- 2 便秘症……327
- 3 排尿障害……327

27 リハビリテーションの基本　333
- 1 基本的理念……333
- 2 初期プランニングの方法……336
- 3 片麻痺のリハビリの実際……336

|4| 家に帰ってからのリハビリ――在宅ケアの基本方針·················337
|5| 失語症患者へのアプローチ···············338

トピックス

☐遅発性ウイルス感染症，プリオン病，牛海綿状脳症，非定型的
　Creutzfeldt-Jakob 病·················201
☐ DM 2 について·················242
☐ 新しい治療薬の人への応用·················253
☐ 日本神経学会のガイドライン·················343

付録　345

1　NIHSS 判定表·················346
2　Japan Stroke Scale 調査票（第 5 版）·················348
3　脳波の読み方の実際·················350
4　代表的な神経・筋疾患の針筋電図を行ったときの所見·················364
5　末梢神経伝導速度の正常値（運動神経伝導速度，
　　感覚神経伝導速度，M 波振幅）（平均 ± 1 SD）·················366
6　F 波潜時の正常値·················367
7　誘発電位の正常値·················368
8　正常 MRI とその解剖·················369
9　頭頸部 MR 血管撮影（MRA）·················373

索引　375

1 神経内科を学ぶには

1 アメリカでのインターン経験

　私が1967年に医学部を卒業した当時は，医師国家試験受験前にインターンを1年間行うことになっていたが，無給であった．しかもインターンのカリキュラムを考えると，国家試験に合格していない状態で研修を始めるということもあって制限もあり，病院では先輩の後について，見学をしながら各科をローテーションするが，実際に自分が医療行為を実行する機会が少ない研修であった．卒後2年間は母校の大学病院で日本の卒後教育を受けたが，日本でのインターンのときに，アメリカのECFMG試験に合格していたので，大学病院で2年間を過ごした後はIntern Matching Programに応募し，アメリカでのインターンをWashington University, Barnes Hospitalにマッチされた．インターンを始める前に教育係のAllen教授（この方は女性ホルモンのプロゲステロンを発見してノーベル賞を受賞した論文の共同研究者）に面会に行ったところ，インターンの後はどの科に行きたいのかという質問を受けた．「神経内科です」と答えると，Allen教授は，すぐ私を別のビルにある神経内科のLandau教授の部屋に連れて行って，紹介してくれた．常に前向きで次の年にすることをどんどん実行するアメリカ人の気質に感心した．さまざまな方の紹介や援助をいただき，その後幸いにも神経内科のレジデントを3年間と神経生理学のリサーチフェローを1年間経験することができた．

　日本の卒後教育制度を振り返ってみると，各診療科が外来や入院治療を行ううえで，若い医師が指導医と呼ばれる人に一緒についてかなり見

学的に，あるいは診療の補助として各教室の運営に携わっていて，いわば下働きをして過ごしているようである．つまり若い医師が将来この研修を受けると，どのように育っていくであろうかということを考えてカリキュラムを組んでいるのではなく，あくまで教室の運営をどのようにするかを考えて，医局長が若い医師の名札をあちこちに配置しているようであった．

　アメリカのインターン制度，および神経内科レジデントの教育制度はこれと大変異なっていた．まず，朝が早く，私は4時半に起床して，5時半に病棟に行くということがほとんどで，他のインターンと一緒に土曜日と日曜日も出勤していた．朝7時半には，いわゆる教授回診に相当した attending round がアメリカでは週3回あるので（日本では週に1回なのに），その前に自分の受け持ち患者の状態をしっかり把握し，やるべきことを終わらせておかなければならなかった．またカルテを見て患者紹介をするのではなく，カルテは初めに教授の先生に渡しておいて，自分で患者の病歴，身体所見，検査結果を暗記して英語で要領よく言えるようにしていないとならなかった．受け持ち患者数が日本よりアメリカではずっと多く，私は平均25～35人の患者を主治医として受け持っていた．そして，夜間の当直は1日おきにしていたが，当直の夜に入院した新しい患者が毎回5～6人はいて，病歴，診察などの初診をやるためにその後も自分の受け持ち患者となって，翌朝には指導医に新患として紹介をすることになっていた．神経診察道具は，夜間の当直時に，他科の病棟からコンサルテーションで呼ばれても自分のものを持参できるよう，図1-1のように，診察鞄に一式入れていた（特に眼底鏡や耳鏡，ハンマーなどは，自分が使い慣れたものがあると便利なことは確かであった）．当時この鞄の中には，自分が Washington University でインターンをしていることもあって，英語版の"Washington Manual"を1冊入れて『内科治療マニュアル』として頻回に参考にしていた〔現在は第12版（原書第33版）まで日本語訳も出ている〕．当時からこのマニュアルは Washington University, Barnes Hospital の現役のレジデントや教官によって作られ，頻回に改訂されていた．アメリカの各病院では，レジデ

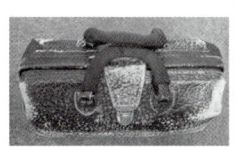
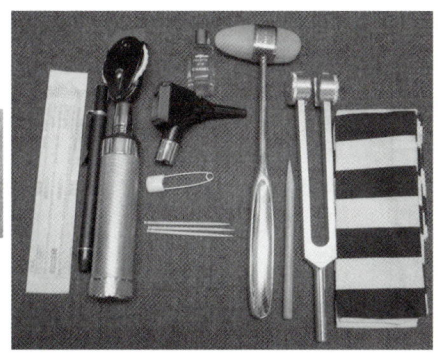

図1-1　神経内科診察道具
右端は手作りのOKN(optokinetic nystagmus)テープ

ントがレーダー(治療の道しるべ)と呼んで，新しい症例に直面するたびに参考にしていた．

　アメリカの病院では，レジデントもスタッフの先生方も多く出席する，臨床をテーマにしたカンファレンスが多く，早朝，昼，午後4時からというように毎日3回ほどカンファレンスがあり，大変勉強になる教育プログラムが組まれていた．昼はカンファレンスが食事の時間と重なるので，初めの10分くらいはサンドイッチを食べながら発表を聴いていることが許されていた．さて，**表1-1**に当時の神経内科レジデントの教育プログラムを掲げたが，3年間に成人の神経内科，神経放射線科，小児神経内科，神経生理学検査(脳波，筋電図の実際)，脳神経外科，精神科，神経病理(剖検，顕微鏡検査，病理診断の最終報告)の実地研修が含まれている．また神経基礎科目の神経解剖，神経生理，神経化学，神経薬理については，主に夕方の6～8時にかけてセミナーが組まれていて，5人くらいのレジデントに1人の教授または准教授が指導者として割り当てられ，勉強会を毎回2～3時間ずつ，数か月間は毎週その科目について勉強することになっていた．勉強会のたびに20～30もの主要な英文論文のコピーが教授から各レジデントに手渡されて，レジデントは次回までに読んでおくように言われていたので，当直のない日の夜などに下読みをした．英語にはだんだん慣れてはきたものの，20～30の英文

表 1-1 アメリカの Washington University, Barnes Hospital の神経内科プログラム(1970 年当時)

年次＼月	7月	9月	12月	3月	6月
1	内科のインターンを1年間は必須(受け持ち患者は25～30人，当直は2～3日に1回，外来は週2回)				
2	EEG reading(毎朝1時間，下読みを前日5～6個)				
	成人の神経内科	神経放射線科		小児神経内科	
	セミナー(小グループ)	神経解剖		神経生理	
3	EEG reading(毎朝1時間，下読みを前日5～6個)				
	EMG Stroke Unit 市立病院		脳神経外科		チーフレジデント
	セミナー(小グループ)		神経化学		神経薬理
4	精神科	神経病理	小児神経		選択
	受け持ち35人	剖検3～9症例/日	コンサルテーション		
	4か月	4か月	2か月		2か月

論文を読むには 20 時間はかかった．また，CPC や Brain Cutting のカンファレンスがあり，これは主に 3 年目の神経内科レジデントが計画に参加して，毎週水曜日に行っていた．私が当番になることもあり，神経病理の教授と顕微鏡を挟んで指導を受け，文献を集めて読み，1 か月くらいかけて準備をしてから発表した．マクロとミクロのスライド作りも相当数行って，所見のあるところの顕微鏡写真もだんだん上手に撮れるようになった．300 人くらいの医師が聴きに来て，発表の後に質問が多数あるので，準備もかなりしっかりと行った．過去の文献も読み込んで，これがまた，大変勉強になった．稀な症例は英文論文にしたこともあり，発表の後には論文指導も受けた．教授からは，何回も書き直しをさせられて，2～3 か月もかかったこともあるが，アメリカの一流雑誌に投稿するにはどのようにすればよいのかがだんだんわかってきて，やりがいもあった．

かなり厳しい卒後研修の 4 年間を過ごしてみると，結局このような勉

強は，自分が専門医となるには必要なトレーニングであった．若いときには体力の限界に近いスケジュールであっても，若い医師が周りにいて，一緒に当直をして，苦労を共にしてきた友達や先輩が大勢いるなかで，アメリカのレジデント皆が通る道である．教育プログラムが充実しているということは，その期間は大変であるが，長い目でみると，臨床の実力をつけるためには一生の宝物であり，自分にとっても，またこれから自分が診療することになる患者にとっても，よいことであると考えるようになってくる．さまざまな疾患を経験して疾患概念がわかりかかってくると，勉強は楽しいものであると感じることができる．

　アメリカの医学卒後教育は，若いときにできるだけたくさんの症例に接して主治医となって経験を積み，主な疾患では，治療方針のスタンダードなやり方を自分の体で覚えさせるような教育方法である．そして，その若い医師がそれぞれの専門分野でどのような知識が必要であるかというプログラムを立てて，3年間で周辺の科目を網羅できるように計画されている．また各分野の専門家が病院にいて，実際的な指導を一定期間集中して受けるという能率のよいプログラムがあることが，一番重要な点である．そして，この期間に診療のガイドラインが自分の頭の中に出来上がって行くのだ．

　日本の医学界は，研究論文を比較的よい雑誌に投稿していることが高く評価されるようになっているので，教授選考でもたくさんの論文を書いて，できるだけ一流の医学雑誌に英文論文を書いていることが，評価の対象になっている傾向がある．しかし臨床で一番大切なことは何であろうか．協調性を兼ね備え，相手の気持ちを考えて，話をよく聞くことができ，損得や出世ではなくて，目の前の患者のために一番助けになる治療でしかもスタンダードな方法を用いて対処することではないだろうか．しかも気持ちはあっても，実力がなくては困るので，たくさんの症例を主治医として経験していなくてはならない．学会で治療指針をまだ出していない疾患が多数あるので，多くの症例を経験することで，よくある症例については，自分の知識と経験の中に診断基準と治療で最善のものを選ぶことができるようになっていることが重要である．アメリカ

のレジデントは，4年間に6,000症例ほどの患者を主治医として受け持つので，自分の選択した専門分野の疾患については，教科書に書かれている症例ほとんど全部を自分が診察したことがある症例として，体の中に叩きこまれている．しかも自分が診たことがあるというだけではなく，1年上の先輩のレジデント，その上のチーフレジデント，attending physician（多くは教授レベルの指導者）が層をなして一緒に診て，診断や治療をカンファレンスなどでよく検討されてきた6,000症例である．これらの症例が頭の中に，あるいは夜間当直などではいつも手放さないで持っているワシントンマニュアルを読みながら，必死で治療したこともあって，頭というより体全体に染み込んで忘れることのない実体験の症例であることが，臨床医として一生役立つ何事にも代え難い経験である．

　私は1年間のインターンと3年間の神経内科レジデントの後，Landau教授からもう少し勉強するように言われて，その後神経生理学のフェロー，さらにシカゴに移ってattending physicianとしての経験を1年間ずつ積み，自分と家族の帰国旅費を作り，6年間のアメリカ生活に区切りをつけて日本に帰国した．

2　日本での卒後研修の取り組み

　何とかして日本の病院でもこれから神経内科医を志す人たちにアメリカの大学で経験したようなレジデント教育ができないものかと，考え続けてきた．私の留学期間が長く，妻と2人の子どもがいたので，無給で母校に戻ることは，不可能であった．日本のどこでも，受け入れてもらえるところなら，そこでアメリカで学んだことを生かせればよいと考えた．アメリカという大きな国をみてきた後であり，そのうえ，私には家も財産もなかったので，生きていくためには，生活費の高い東京を離れることに何の抵抗もなく，家族と一緒にいられればよいと考えていた．

　赴任先の宮崎医科大学（現宮崎大学医学部）の荒木淑郎教授も私も，アメリカでレジデントを経験したことから，「日本の神経内科卒後教育を充実させるために何とかしなければならない」という思いが共通の認識と

してあり，改善するためには，日本の現状がどうなっているかを調査することが大切であると考えた．

宮崎医科大学の第三内科で，当時荒木教授が主任教授で私が助教授をしていた 1981 年の夏休みに，セントルイス市の Washington University を再び訪ねて，神経内科レジデントの教育について，かつて 1970〜74 年の 4 年間お世話になった Landau 教授や，レジデントの研修プログラム主任をしていた Eliasson 教授（Kugelberg-Welander 病を初めて記載した論文の共著者）とお話をした．そこで，アメリカとヨーロッパの臨床研修の違いについて，Lund 大学での Eliasson 教授の経験とアメリカでの教育を対比して，お話を聞くことができたうえ，研修中の神経内科レジデントとも話をしてきた．その結果を「神経内科の卒後研修—米国 St. Louis 市 Washington University 医学部の神経内科レジデント制度を中心に」という題目でまとめて，『神経内科』に掲載された[1]．そして日本の現状を調査し，「神経内科卒後研修の実態調査—アンケート調査と今後の改善策」という題名で栗原，荒木が書き，『神経内科』に掲載された[2]．これは日本神経学会評議員の方々に 232 通のアンケート用紙を送付して，日本の神経内科卒後教育の現状を調査したものである．当時は神経内科専門科の独立設置がない施設も多く，ましてや小児神経，神経放射線，神経病理のローテーションは専門家がいなくて，これらの分科の研修が実現できていない現状があり，卒後教育のための指導医の不足，卒後教育カリキュラムの不備，神経救急患者のケアの訓練不足，神経疾患のバラエティの不足，神経疾患の数の不足，神経化学や神経薬理などの神経基礎分野の教育がないなど，教育体制が不備であることが評議員の方々から指摘されている．その後は，医学教育振興財団からの助成金交付によって，「神経内科学の卒後教育に関する実態調査」(1982 年)，「神経内科学の卒後教育の指針」(1983 年) をまとめて荒木，栗原の共著で発行している．

その後も神経内科に限らず，日本の医学卒後教育については，どの分野でも少しずつ進歩はしているようであるが，日本の研究中心主義のためか，また大学での評価の基準がたくさん論文を書いていることなどが

重要視されることから，依然として卒後教育プログラムが十分でなく，プログラムを作っていないところもあり，また研修の経過を学会として人を派遣して現場調査をすること(site visit)も実行できないまま，現在に至っている．

　日本の臨床医学を進歩させるには，耳学問や読書だけでは解決できないので，卒業して5年間に若い医師が，できるだけ多くの患者を診療して，かつ患者を通して一緒に診察をした指導医から実地の指導を受ける必要がある．そのうえで，将来その専門分野を担うにはどのような関連分野の知識が必要であるかを考え，必要なローテーションを組み，見学的な勉強ではなく，各分野の実地診療で手足を動かして体得するような研修プログラムを作って，実行する以外には方法はない．私が神経内科のレジデントとなった1970年当時のアメリカでは，すでに卒後教育プログラムが公表され，実行されていた．日本では2014年現在でも研修プログラムができていないところがほとんどであって，関連分野の教育が神経内科からのローテーションという形で，小児神経，脳神経外科，精神科，神経放射線，神経病理などに人が出されていないという現状は手遅れであるのに，なぜ必要な教育プログラムが作られないのだろうかと疑問をもつ．科学技術や経済界での業績があるなかで，日本の医学卒後教育があまり進んでいないのは，考え方，つまりコンセプトがないからであろうと推測される．狭い分野でもよいから，研究をして論文を書いておけば大学ではそれで評価され，臨床は外来と入院がうまく回っていて赤字でなければ，それでよいというような評価の基準が問題である．残念ながらこの傾向が日本では今後もしばらく続くように思われる．

　私はそれでも卒後教育を改善するためにどうしたらよいかを考え続けて，教授をしていた21年間の最後の3年間は，日本神経学会の卒後教育小委員会の委員長として，毎年神経学会総会のある前日に卒後教育セミナーを行い，秋には東京で神経学的診察の実地演習と神経病理などのセミナーを開催した．日本の神経内科卒後教育で各施設において指導しにくい専門分野を強化する目的で，多くの神経内科教授の先生方にも指導に参加をしてもらったことは喜ばしいことである．参加者だけでなく，

セミナーで使ったカラー写真をたくさん記載した冊子を教育病院 300 か所にも配布した．このようなセミナーがその後も毎年続いていることは，みなさまの努力と熱意によるもので感謝している．将来は教育病院の各施設においてもこのセミナーで取り上げているような内容を実際の臨床研修で体得できるような教育プログラムを作って，実行することが望まれる．

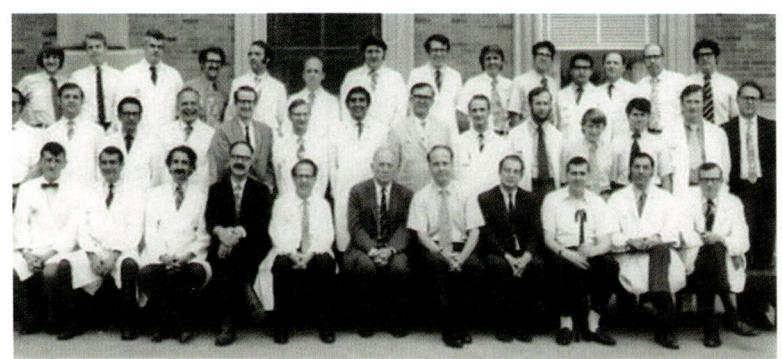
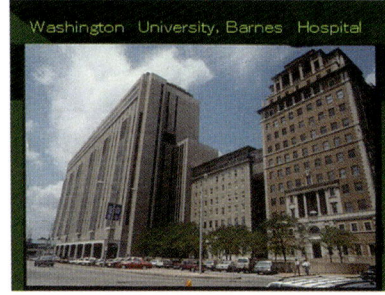
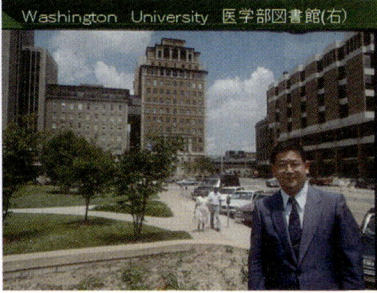

図 1-2 Washington University, Barnes Hospital の神経内科スタッフ（筆者は上図の最上列右から 4 人目）

参考文献
1) 栗原照幸：神経内科学の卒後研修―米国 St. Louis 市 Washington University 医学部の神経内科レジデント制度を中心に．神経内科 14：280-287, 1981
2) 栗原照幸，荒木淑郎：神経内科卒後研修の実態調査―アンケート調査と今後の改善策．神経内科 18：271-277, 1983

2 問診のとり方

　神経内科医をコンサルテーションに呼びたいときは，一般内科医が普段診療している疾患とは異なり，次のような神経症候を呈する患者に出会った場合が多い．具体的には，①意識障害，②痙攣，③激しい頭痛，④麻痺，⑤急性のめまい，嘔気，嘔吐などがまず挙げられる．これらの症状は，患者本人にとって苦痛であるとともに，重篤な疾患が隠れていて，救急に処置していく必要があると医師が直感するからである．

　次に，比較的ゆっくり対処してもよいが，神経内科医でないとなかなか対処しにくい症候がある．それらは慢性の頭痛，めまい，認知症，不随意運動，失調症，言語障害，神経痛，手足のしびれ感，次第に進行する筋脱力，排尿障害，立ちくらみや失神発作，眼瞼下垂や複視，嚥下困難などである．

　神経内科医が呼ばれて患者の診察にあたることによって，①救急に処置すべきことは速やかに解決し，②慢性または亜急性のものは少し時間をかけて，原因診断にいたる検査のプランを立てて内科医を助けることができる．また患者にとっても，正しい方向の治療へと期待が持てるわけである．

　本章で問診のとり方，次章で具体的な神経学的診察について述べる．

　神経内科疾患にアプローチするには，問診と診察所見から，神経系のどこにどのような病態があるのかを明らかにする必要がある．診察は順序を追って脳神経，運動系，感覚系，腱反射，協調運動，精神状態，意識，言語などの大脳高次機能の診察をしてあらかじめ記入しやすい用紙を作っておいて記載すればよい．問診は，神経学的診察より難しい場合があり，患者，家族，あるいは目撃者から情報を集めるわけであるが，ある程度病気の知識が必要であり，最も考えられる疾患と鑑別するべき

疾患を頭に思い浮かべながら行う必要がある．

どのように問診をするかということは，医師と患者の信頼関係も影響していて，信頼感がもてるような雰囲気と場の作り方，言葉使いに注意して相手を思いやる気持ちをもって問診を行うとよいが，問診のとり方は芸術性があり，臨床経験を積んで，さまざまな疾患の発症の仕方や経過を理解してくるにつれて，病歴もよくとれるようになってくる．問診のとり方として，必ず聞いておくべき内容をここでは網羅して取り損ないのないように努めることが大切と考える．

① **患者プロフィール**：patient profile, identification data

まず患者の名前を呼んで，取り違えのないことを確認し，患者の**年齢**，**性別**，**独身か既婚**，**職業**などについて尋ねておくとよい．

② **発症の早さと経過**：onset and course of illness

問診によって，何が明らかになるかということについては，**発症の早さや経過**によって，どのような疾患であるかが推定できる．突然，あるいは急性に発症する病気としては，血管障害や外傷がある．炎症性疾患は結核や真菌感染のように亜急性の発症もある．変性疾患，腫瘍では，ゆっくりとした進行で症状がだんだん強くなってくる．免疫疾患では，風邪，下痢があってから1週間ほどの期間を経て神経症状が出現する．慢性中毒では，毒物に曝露されてからしばらくして症状が出て，曝露が止まっても少し症状が進行することがある．脱髄疾患では，症状が緩解したり，増悪したりする特徴がある．**図2-1**で示したように，以上述べたことが疾患の原因によって発症および経過が明らかになることから，病態の鑑別に問診がいかに重要であるかがわかる．

③ **既往歴**：past history

既往歴については，脳血管障害の危険因子となる**高血圧**，**糖尿病**，**高脂血症**，**痛風**，**心疾患**（心房細動など不整脈の有無を含めて），ピルの服用などの情報は大切である．習慣として**タバコ**，**酒**の量も質問しておくとよい．**仕事のストレス**，**食事の習慣**で外食が多いかどうか，肉食が多いか，魚と野菜が中心かなども重要となる．

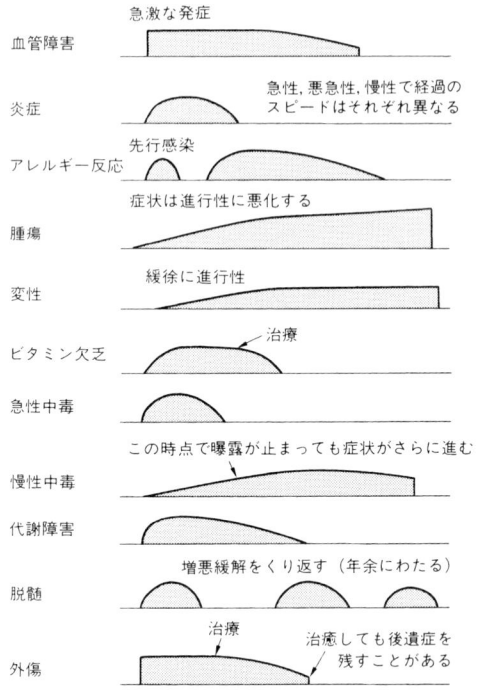

図 2-1 発症の早さと経過
病因,病理的性質を推測することができる.
〔栗原照幸,田代邦雄,水野美邦(編):モダンコンセプト神経内科①.
医学書院,1991 より〕

　身長,体重は身体所見のところに記載するが**体重の変化**については,問診をしておくとよい.次に**輸血歴,手術歴,外傷,薬物アレルギー,気管支ぜんそく,アトピー性皮膚炎**についても記録するとよい.感染症の既往では**結核,肝炎,梅毒**などの有無を記録する.**服薬歴**については,最近はお薬手帳を持っている人もいるので,現在服用している薬は注意して記録しておくとよい.
④ 社会活動,職歴:social history, occupation
　職歴については,ただ「サラリーマン」と記載するだけでは不十分なこ

とがあり，最近は1日中コンピュータを使っていて，目の疲れ，首の痛み，肩こり，頭痛，腰痛を来しやすいことがあるので，実際に行っている仕事を具体的に尋ねるとよい．**VDT(visual display terminal)業務**によって緊張型頭痛が起こっていることも多い．**睡眠不足**がある場合は，片頭痛などの頻度が増えるので，睡眠が十分とれる状態か，忙しすぎる仕事かなどの情報も症状を理解するのに助けとなる．

⑤ **家族歴**：family history

筋ジストロフィーや，末梢神経障害，変性疾患では**家族歴**のある疾患があり，遺伝形式 X-染色体劣性遺伝(例：Duchenne型筋ジストロフィー，Emery-Dreifuss型筋ジストロフィー，進行性球脊髄性筋萎縮症)や，常染色体優性遺伝(例：顔面肩甲上腕型筋ジストロフィー，肢体型筋ジストロフィー1A，1B，1C，家族性アミロイドポリニューロパチー，Huntington病)，常染色体劣性遺伝(例：肢体型筋ジストロフィー2A，2B，2C，2D—2N)の疾患がある．

⑥ **労働衛生の重要問題**：major problems of occupational health

神経内科外来で診療をしていると，世界の経済状態や雇用問題，最近の生活環境などが，疾患へも影響を及ぼしている．いわゆるメタボリック症候群の人も多く，食事の変化や外食が増えたためか，脂質異常症，高尿酸血症，高血圧，肥満の患者が多い．これらの危険因子から脳血管障害や虚血性心疾患になる可能性を考えて，これらの危険因子について既往歴を尋ね，会社の健康診断をしたときの検査所見を持参してもらうことも大切である．働く人たちの2人に1人は，以上述べたような問題を抱えている．

労働衛生上もう1つの大きな問題は，先進国の中でも，日本では自殺が多い．G8の中でも最も多く，1998～2011年の過去14年間にわたって毎年年間30,000人以上の自殺者が出ている．2012年になって27,858人となり，15年ぶりにようやく30,000人を下回ったが，これは年間の交通事故死の6.5倍と多い結果である．うつ状態では，不眠や，食欲不振，職場での遅刻や欠勤が多くなるので，早期の治療が望まれるが，そのためには早めに同僚が気付いてあげることが重要である．また仕事以外に

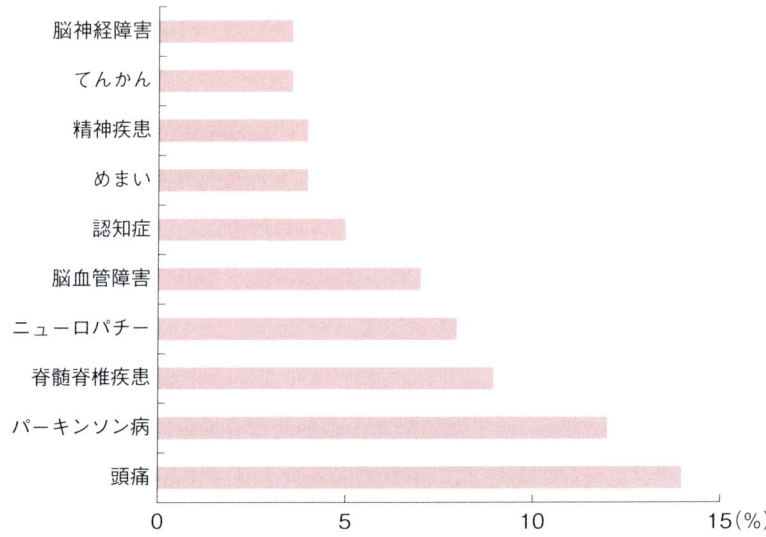

図 2-2　神経内科津田沼の外来初診患者の疾患頻度

趣味やスポーツを通して，自分が本当にやりたかったことをできるだけ実現するように努力すると幸福感が増す．

⑦ **神経内科で頻度の高い疾患**：common neurological disorders

　神経内科の分野は内科，小児科，脳神経外科，精神科，神経放射線科，整形外科などとオーバーラップする領域にあり，頭痛，めまい，手足のしびれや疼痛，麻痺，失神，てんかん，認知症，脳血管障害，パーキンソン病などが頻度の高い疾患であるが(図 2-2)，不安神経症，パニック障害，心気症，うつ状態の人も訴えとしては頭痛，めまい，動悸，息苦しさなどの症状を主訴に神経内科外来を訪れることがある．問診をとる際には，現在我々が直面している上記のようなさまざまな問題を考慮しながら，病気の診断と健康指導をする必要があり，その中には食事，運動，睡眠，精神的な問題(家庭や職場，学校でのストレスなど)も含まれる．日本の職場では60％の人がストレスを感じていると労働衛生のしおりに報告されている．

表 2-1 に神経内科津田沼の外来初診患者の内訳を示す．教科書では神経内科疾患が網羅的に記載されているので，どの疾患が多いかという実態は図 2-2，表 2-1 で傾向がわかる．多い疾患は特に最新の治療法も含めてよく勉強をするとよいと考えられる．

参考文献

1) 栗原照幸：ベッドサイドでの neurological work-up. 栗原照幸，田代邦雄，水野美邦(編)：モダンコンセプト神経内科①. pp96-106，医学書院，1991
2) 栗原照幸：神経解剖を対比して行う神経学的診察と検査の進め方．栗原照幸，木下和夫(編)：神経病レジデントマニュアル 第 2 版．pp1-54，医学書院，1997
3) 中央労働災害防止協会：労働衛生のしおり(平成 25 年度)．p23，2013
4) A. H. マズロー(著)，小口忠彦(訳)：人間性の心理学．産業能率大学出版部，1987

表 2-1 神経内科津田沼の外来初診患者の疾患内訳

	20年度	21年度	22年度
認知症変性疾患	63	70	64
アルツハイマー型認知症	39	42	47
正常圧水頭症	8	4	2
その他の認知症（血管性を含む）	16	24	15
運動ニューロン疾患	4	4	5
錐体外路性変性疾患	148	120	96
パーキンソン病	141	111	89
進行性核上性麻痺	5	7	7
ハンチントン病	2	1	
その他		1	
脊髄小脳変性症	17	9	11
多系統萎縮症	2	8	1
脱髄性疾患	6	4	3
脳腫瘍	4	2	2
脳血管障害	87	78	66
脳梗塞	63	59	52
脳出血	10	3	6
その他	14	16	8
感染・炎症性疾患	4	12	4
代謝・中毒性疾患	5	2	2
機能性疾患・不随意運動	354	542	507
頭痛	172	352	303
（うち片頭痛）	(49)	(120)	(171)
めまい	52	60	53
てんかん	43	31	31
ミオクローヌス	3	7	2
痙性斜頸	3	5	2
ジスキネジア・ジストニア	7	5	8
その他の不随意運動	2	9	20
失神（一過性意識障害含む）	3	3	9
顔面痙攣	7	6	17
Meige症候群・眼瞼痙攣	15	10	9
本態性振戦	38	43	46
その他	9	11	7
筋疾患	5	13	15
自律神経疾患	20	17	13

（つづく）

(表 2-1 つづき)

脊椎・脊髄疾患	105	167	142
頸椎症(神経根症も含む)	55	60	80
腰椎椎間板ヘルニア	6	42	11
痙性対麻痺	3	5	2
腰椎症	20	0	21
その他	21	60	28
脳神経疾患	43	67	40
三叉神経麻痺(三叉神経痛含む)	18	22	23
顔面神経麻痺	16	18	11
前庭神経炎	3	3	2
その他	6	24	4
神経筋接合部の疾患	10	4	10
重症筋無力症	10	4	10
末梢神経疾患	96	137	140
手根管症候群	21	13	27
腕神経叢炎	7	9	5
橈骨神経麻痺	7	8	8
Guillan-Barré 症候群	3	6	3
帯状疱疹	9	12	9
多発ニューロパチー	19	20	32
その他の単ニューロパチー	15	32	29
その他	15	37	27
症状診断	89	69	68
その他の疾患	67	40	28
糖尿病	5	2	
脂質異常症	9	2	
膠原病	11	6	9
心・循環系/呼吸器系	21	4	9
肝・消化器系	3	3	
内分泌系	7	12	
その他	11	11	10
精神疾患	49	28	28
その他	0	10	0
合計患者数	1,178	1,403	1,245

3 神経学的診察

1 神経学的診察の進め方

　神経内科の専門医でなくても，練習すれば神経学的診察は可能で，ここでは写真を見ながら診察の実際を身につけてもらうよう試みた．神経学的な診察によって，神経系のどこに病変があるかが明らかになり，それによって検査の進め方がわかるし，プランを立てることができるので，これがすべての基本になる．

　部位診断を容易にするため頭の中に，神経系の解剖のあらましを図3-1，2のように描きながら，はたして脳，小脳，脊髄，末梢神経，神経筋接合部，筋肉のどの病気かを考えながら神経学的診察を進める．

　頻度的には脳血管障害の患者が多いので，図3-3に前・中・後大脳動脈の血管支配と体の各部分が運動領野において占める部位を図示した．これによって，例えば前大脳動脈の領域に病変が起これば下肢の麻痺が強く，中大脳動脈の領域では手と顔の麻痺が強いことが図から理解できる．後大脳動脈では視力障害，視野欠損が起こる．

　次に大脳皮質から筋肉にいたるまで運動系の解剖図と，各神経系のレベルでよくみられる疾患を図3-4に示した．中枢から末梢神経，筋肉にいたるまで，まず頭に各レベルの解剖とよくある疾患を具体的に描くと理解を早めることができる．

　神経内科ではいわゆる錐体路の経路をさらに詳細に知っていることが大切であるので，大脳皮質—内包—中脳—橋—延髄—脊髄のどの部分をどう下がっていくか図3-5に示した．錐体路は交叉するものと非交叉のものがあることを図に示した．

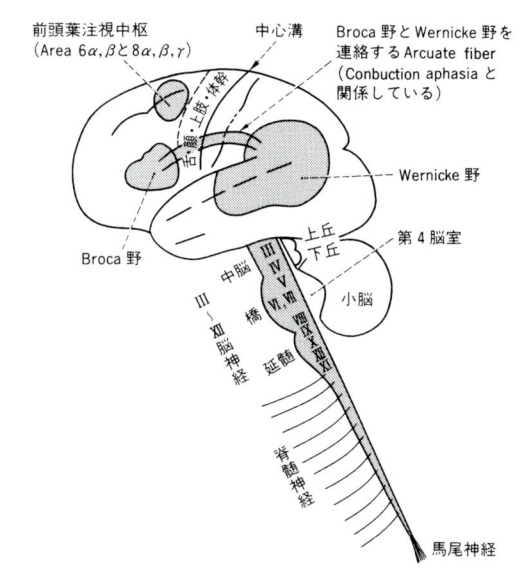

図 3-1 疾患部位を考えるときに役立つ神経解剖の基礎（Ⅰ）
右利きの人の大多数，および左利きの人の1/2において言語中枢は左半球にあるといわれる．Broca野の障害では運動性失語症（語数が少なくなり，自分からしゃべれない，他人の言葉は理解できる），Wernicke野の障害では感覚性失語症（語数は多く，錯語があり，陽気でしゃべるが，他人の言葉は理解できない）が起こる．前頭葉注視中枢の刺激性病変（てんかん）では，両眼が反対側へ共同偏視し，破壊性病変では病側をにらむ．(栗原照幸：症例神経内科学．医学書院，1986より）

● 姿勢・歩行，言語

　患者が部屋に入ってきてイスに座るまでにも，姿勢の異常の有無や，歩幅や手の振りなどを観察できる．挨拶をするとき話が不自由でないか否か，構音障害や失語症がないか否かを，日常会話や季節の挨拶からでもおおよそ知ることができる．知能検査(61～62頁，表 3-6, 7 参照)は，患者との信頼関係ができてから行ったほうがやりやすいので，上記の歩行や言語についての観察ややりとりが終わってから，脳神経の診察をする．図 3-6 のような診察道具を用意する．

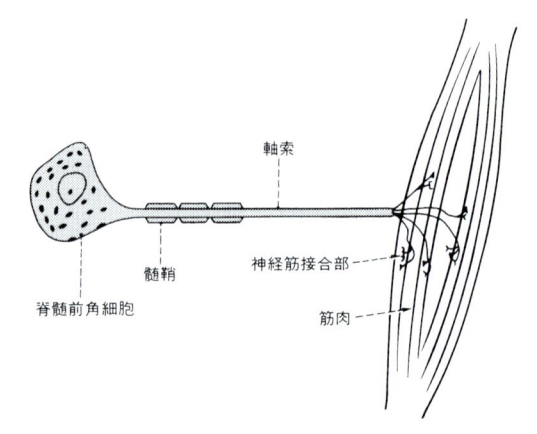

図 3-2 疾患部位を考えるときに役立つ神経解剖の基礎(Ⅱ)
脊髄前角細胞以下の解剖を単純化して頭に描き,疾患の部位診断に役立てる.図は,脊髄前角細胞(motor neuron),軸索(axon),髄鞘(myelin sheath),神経筋接合部(NMJ),筋肉(muscle)を図示したもの.神経系は複雑であるが,単純化して図示し,頭に描きながら考えを進めると理解しやすい.(栗原照幸:症例神経内科学.医学書院,1986 より)

● 脳神経

　図 3-7 のように,香水,コーヒー,タバコなどを用いて,嗅神経を右,そして左と検査する.なお,感冒のときや鼻炎があると臭いがわからなくなることもある.アルコール綿は神経を刺激するので用いない.
　次に図 3-8 のように,視神経乳頭を眼底鏡を用いて観察し,血管の交叉現象をみる.脱髄疾患では視神経乳頭の側頭側半分が蒼白になったり,頭蓋内圧亢進を来す疾患ではうっ血乳頭をみる.動脈硬化症のあるときには血管の交叉現象,動脈の狭小化,出血,白斑などを認める.視野検査は,対座法よりも Goldmann の視野計でしっかり検査したほうがよい.
　図 3-9 に視覚系の障害部位と視野欠損を示す.①視神経の障害では,病側の視力障害を来すこと,②下垂体腫瘍のように視交叉部の中央を上

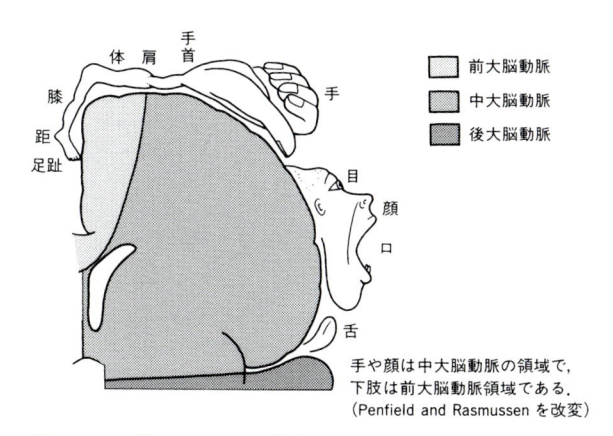

図 3-3 a　体の各部分が運動領野において占める面積
――血管支配との関係を示す

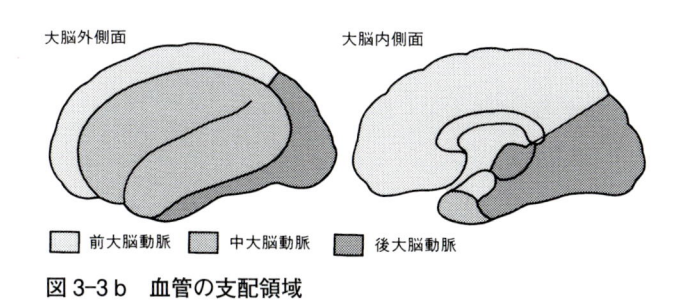

図 3-3 b　血管の支配領域

から圧迫すると両耳側半盲になること，③視交叉後の病変では同名半盲となるが，後頭葉に近くなればなるほど，視野欠損を図示すると，左と右の半盲の部分が**図3-9**の6のように合同性半盲となる．これをcongruous homonymous hemianopsia という．以上が視神経について特に注意する3つの重要事項である．

対光反射では視神経と動眼神経が関係してくるが，**図3-10**のようにペンライトで検査する．瞳孔の大きさ，左右差，正円か否かなどにも注意する．また，眼瞼下垂がないか否かも診る．

① 大脳皮質：頭部外傷，脳腫瘍，脳梗塞，脳炎
② 内包部分，基底核付近：脳卒中（出血，梗塞）
③ 脳幹：脳幹の脳梗塞，出血，多発性硬化症
④ 脊髄：変性疾患，変形性脊椎症，椎間板ヘルニア，脊髄炎，外傷，脊髄腫瘍，動静脈奇形など
⑤ 運動神経：Guillain-Barré症候群，鉛中毒，外傷など
⑥ 神経筋接合部
　シナプス前膜：Lambert-Eaton症候群，ボツリヌス中毒
　シナプス後膜：重症筋無力症
⑦ 筋疾患（ミオパチー）：筋ジストロフィー，多発性筋炎，代謝性ミオパチーなど

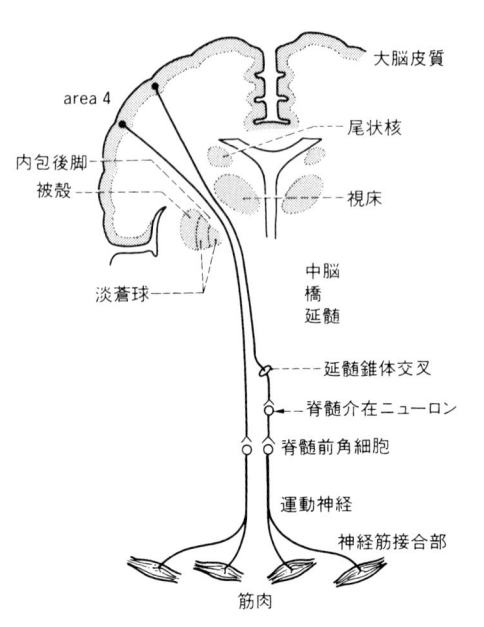

図 3-4　運動系の各レベルとよくある疾患

　脳神経Ⅲ，Ⅳ，Ⅵは一緒に眼球運動として診る．図 3-11 のように，外転と内転を診た後，外転しているときの上下方向の動きと，内転しているときの上下方向の動きを診て，図 3-12 のように6つの方向ですべて動きがよいか否か検査する．
　三叉神経は図 3-13，14 のように顔面と頭部の感覚と，運動枝は咬筋を支配している．図 3-15 では痛覚を，図 3-16 では第1枝に当たる角膜反射を診ているところ(a)で，b，c は第2枝，第3枝の領域の触覚を筆先で診ているところである．
　図 3-17 は下顎反射の検査を示す．この反射の中心は三叉神経核で，下顎反射が亢進しているときには，三叉神経核のある橋中央部より上に病変があることを示唆する．三叉神経核およびそれ以下の神経や咬筋に障害があれば，反射は減弱する．下顎反射は亢進していれば病的ととるが，減弱や消失は正常でも起こることがあるので注意する．

1. 神経学的診察の進め方

左内包の部分の水平断

大脳皮質 area 4, 6, 3-1-2 にある神経細胞より始まり，錐体路はヒトでは内包後脚の後ろ1/3を通る．中脳では脳脚の中央2/3を占める．橋では錐体路は1つの束にならず，ばらばらの束が多数に分かれ，延髄に至って1つの束にまとまる．延髄下部で反対側へ交叉し，これを錐体交叉という．眼，顔，咽頭，喉頭へ行く脳神経運動核へは反対側へ交叉してそれらの運動核に終止する．脊髄では外側および前皮質脊髄路の2つに分かれる．

①外側皮質脊髄路（交叉性）
②前皮質脊髄路（非交叉性）

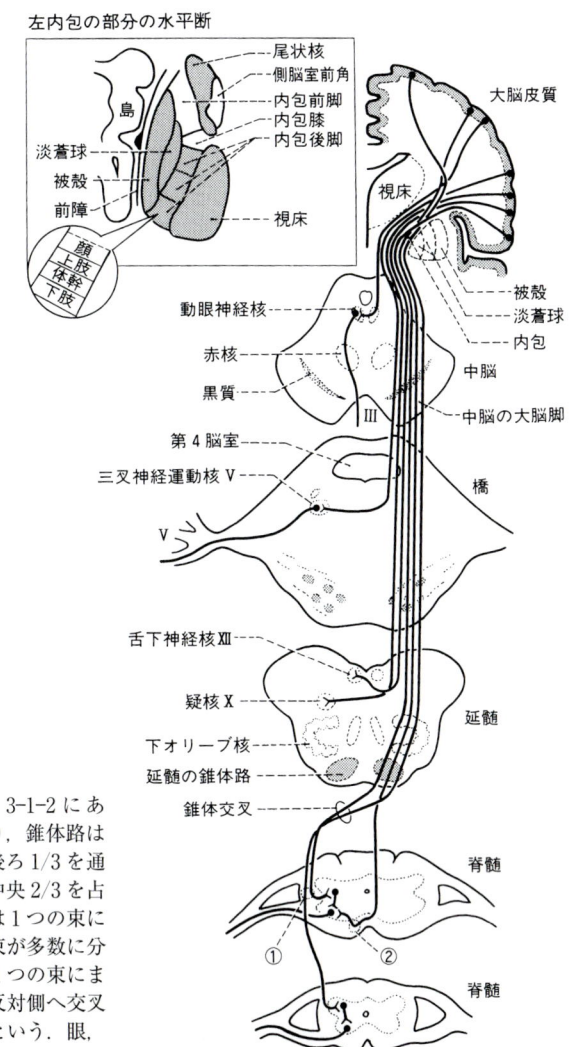

図 3-5 錐体路の経路

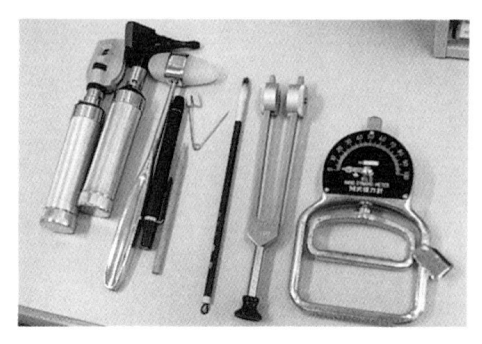

図3-6 診察に用いる道具
左から眼底鏡, 耳鏡, ハンマー, ペンライト, バビンスキー反射に用いる先をとがらした木の棒, 安全ピン, 筆, Cの音叉, 握力計. 感染症を考えて痛覚の検査では, 安全ピンよりようじを用いて1人ずつ使い捨てにするようになっている.

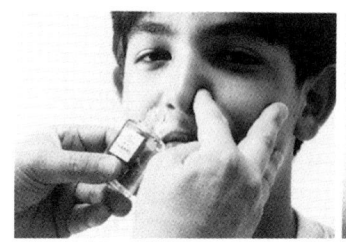

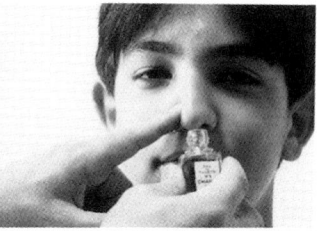

図3-7 嗅神経の検査
香水を用いて初めに右, 次に左の鼻孔に向けて臭いの検査をする.

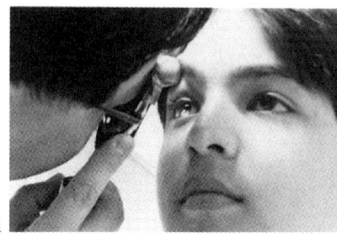

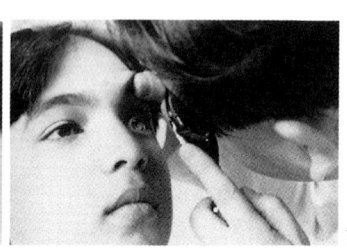

図3-8 眼底検査(a：右眼を診るとき, b：左眼を診るとき)
右眼を検査するときは, 検者も右眼を使って眼底鏡を右手に持って検査する. 左眼を検査するときは, 自分も左眼を使って眼底鏡は左手に持って検査する. 初めて眼底鏡を用いる人は新聞の字を眼底鏡を通して読んだり, 壁に文書をとめて眼底鏡を通して上下, 左右自由に読めるようになると, 次は友人の眼底を診ることができるようになる. このようにすると医学生も全員が1日で眼底鏡を使えるようになる.

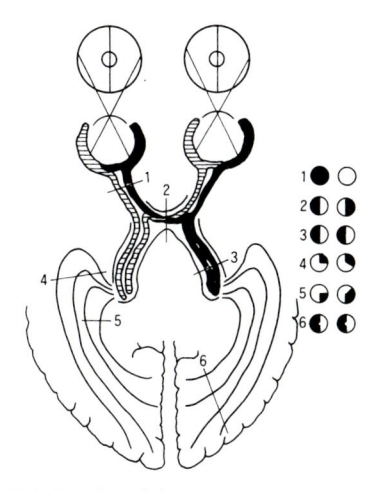

図 3-9　視覚系の障害部位と視野欠損
網膜から後頭葉に至るまでの各部位での障害と視野欠損を番号で対応して示した．後頭葉に近い病変ほど視野欠損は左と右が同様の欠損を示す．
1. 視神経（左）：左の視野障害，2. 視交叉部：両耳側半盲を来すことが多い，3. 視索：同名半盲，4. 視放線の一部：左右非対称性の上 1/4 盲，5. 視放線の一部：左右非対称な下 1/4 盲，6. 外側膝状体鳥距溝路：左右合同的な同名半盲で黄斑部回避を伴う．
〔高久史麿・尾形悦郎監修：NIM 臨床診断学 検査編（第 3 版），医学書院，1992 より〕

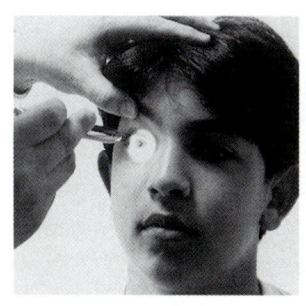

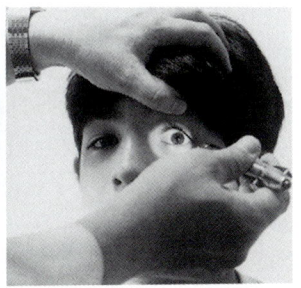

図 3-10　対光反射
小さいペンライトで光がよく集まるものを用いて対光反射を検査する．瞳孔が正円，同大か否かも診る．

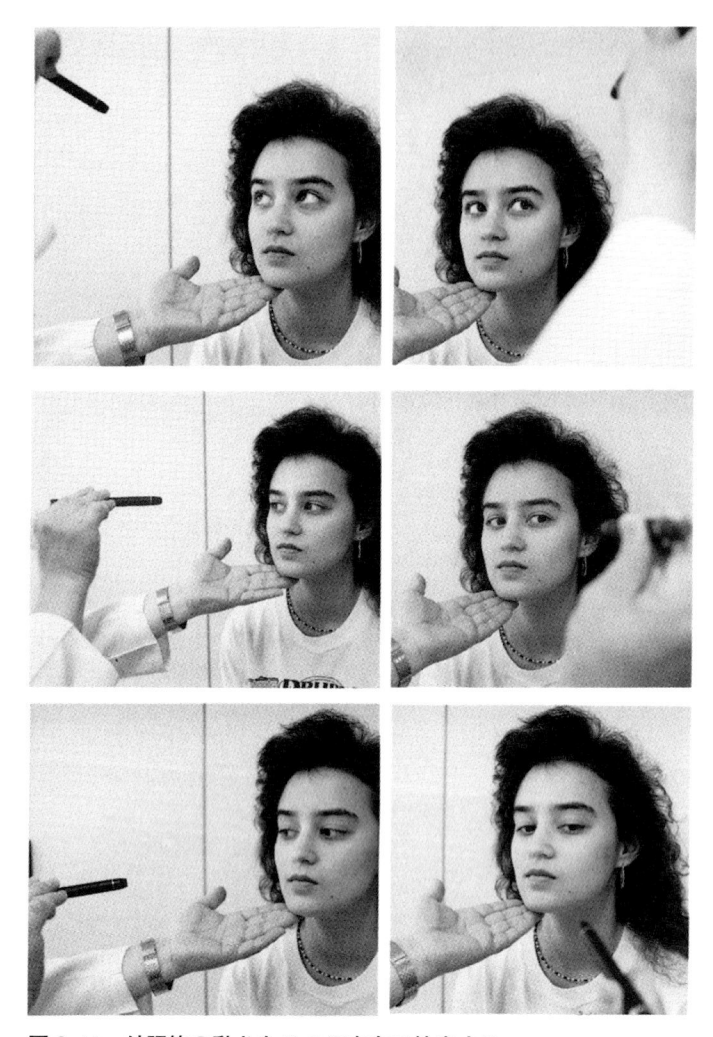

図 3-11　外眼筋の動きを 6 つの方向で検査する

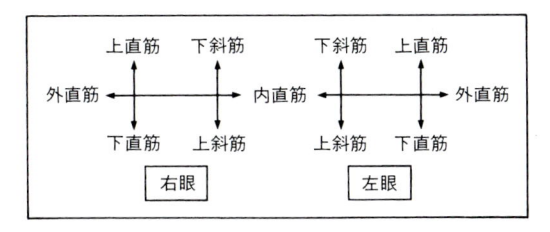

図 3-12 各外眼筋の動作する方向

上記のように，右眼と左眼でそれぞれ 6 方向について検査すると，6 つの外眼筋のうちどれが麻痺しているか明らかになる．特に上下方向は，眼球が外転しているときの上下方向と内転しているときの上下方向に分けてそれぞれ検査すれば，直筋と斜筋の動作を分けて検査できる．〔栗原照幸：運動のメカニズム．厚東篤生，他（編）：NIM FUNDAMENTALS 神経．医学書院，1986 より〕

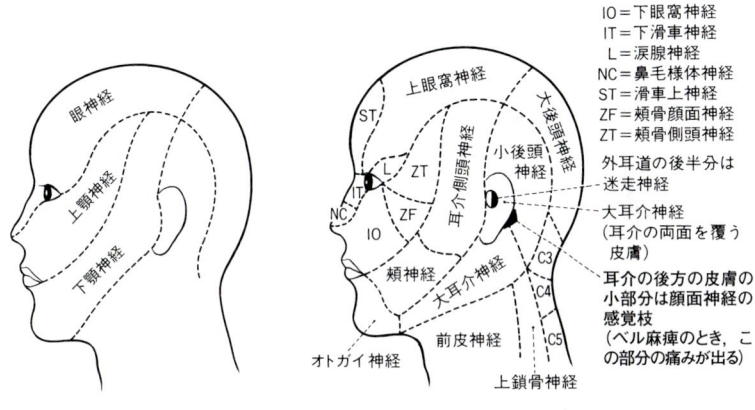

図 3-13 三叉神経の支配　　図 3-14 頭部と顔面の感覚神経支配の詳細

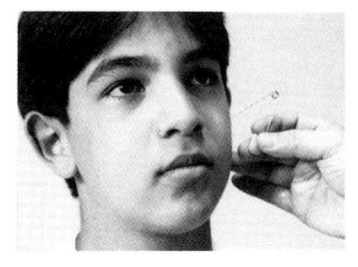

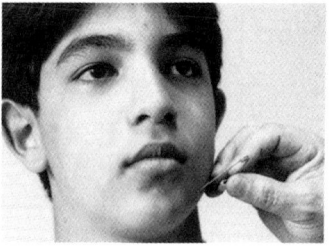

図 3-15 安全ピンを用いて痛覚の検査をする
左は第2枝，右は第3枝の領域の痛覚を検査しているところ．

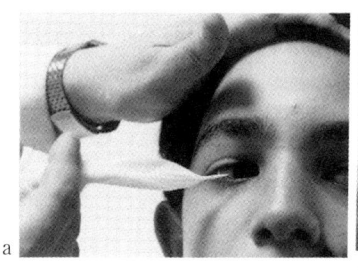

図 3-16 三叉神経の検査
a：角膜反射：ティッシュペーパーの先を丸めてこよりにして診る．終われば捨てる．
b：三叉神経第2枝の表在感覚で触覚を診ているところ．
c：三叉神経第3枝の触覚を診ているところ．

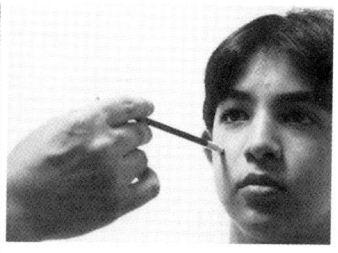

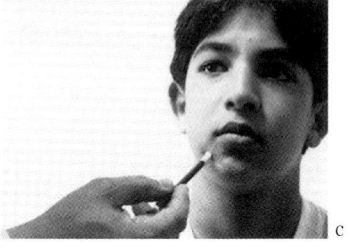

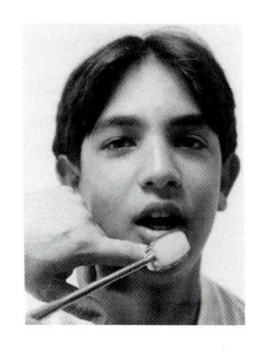

図 3-17 下顎反射の検査
口を半分開け,示指を下顎に当てて,その指の上を軽くハンマーで叩く.

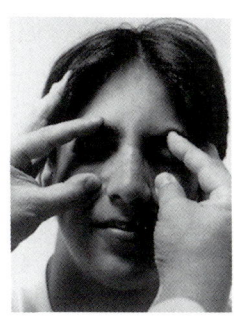

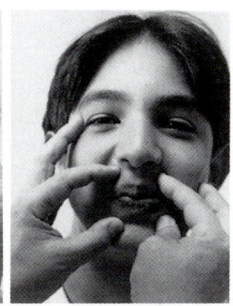

図 3-18 眼輪筋(左),口輪筋(右)の筋力検査
眼をきつく閉じ,口をきつく閉じて,開けさせないようにしている抵抗の力を示指と母指で診る.

　顔面神経では,上を向いたときに額のしわ寄せができるか否か,眼輪筋,口輪筋の筋力はどうかを検査する.図3-18のように,眼や口をぎゅっと閉じてもらって筋力を検査する.
　末梢性の顔面神経麻痺では病側で額のしわ寄せができなくなるが,中枢性麻痺では額のしわ寄せは両側支配のため可能で,鼻唇溝が浅くなる.顔面神経はその他に舌の前2/3の味覚を支配し,耳の後ろの小さい皮膚の領域の感覚も支配している.顔面神経麻痺としては特発性のBell麻痺が多いが,その際,耳の後ろの皮膚の部分に痛みを訴えることが多い.耳介に帯状疱疹が出て,顔面神経麻痺を来すこともあるので,耳介の皮

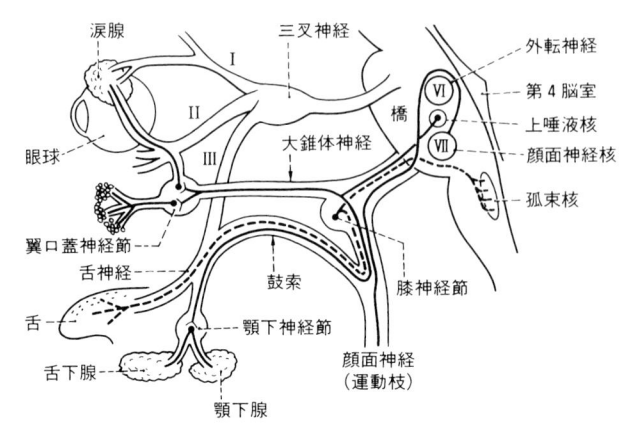

図 3-19　顔面神経の走行と支配

1. 顔面神経運動核から出た運動神経(太い実線)は眼輪筋，頬骨筋，口輪筋，口唇筋などの表情筋を支配する他，広頚筋，茎突舌骨筋，アブミ骨筋，顎二腹筋後腹などを支配する．
2. 副交感神経線維も顔面神経内に通っており，これは上唾液核から始まり，破線のように鼓索を通るものは唾液腺を支配し，大錐体神経を通るものは涙腺に向かう．
3. 感覚線維は大きく2つに分けられ，一般体性入力としては外耳道と外耳の後ろの小領域の感覚を支配し，特殊感覚として舌の前2/3の味覚を支配する神経は，味蕾からまず舌神経を伝わり，次いで鼓索に加わって顔面神経に達する．そして延髄の孤束核に終わる．

膚もよく診るとよい．図 3-19 に顔面神経の走行と支配を示す．

　図 3-20 は聴神経の検査で，Weber 試験，Rinne 試験をして伝音性または感音性難聴がないか否か検査し，図 3-21 のように耳鏡を用いて外耳道，鼓膜の発赤や穿孔などがないかも診るとよい．幼児は中耳炎が多いが，10歳を過ぎると感冒に伴って中耳炎を引き起こすことが少なくなる．成人では，めまいの原因に耳性の原因がないかどうかを診るのに耳鏡検査は欠かせない．前庭神経の異常があるかどうかは眼振を診る．上下，左右の方向に(眼球を)共同偏視したとき(図 3-11)，観察しておく．

　舌咽神経，迷走神経，舌下神経については，声に嗄声がないか否か，嚥下困難がないか否か，構音障害がないか否かを観察したり，尋ねたりした後，図 3-22a のように，舌圧子を用いて咽頭を観察し，口蓋垂が

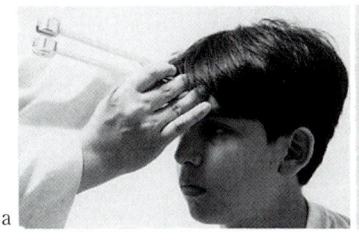

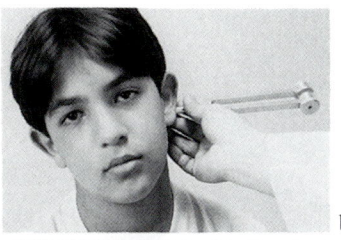

図 3-20 聴神経の検査

a：Weber 試験
振動させた音叉を額の中央に当てて，左右どちらの耳により強く響くかを聞く．中耳や外耳に障害があると，患側に音が大きく聞こえる．迷路および，それより求心性の神経系に障害があると，健側に音が大きく聞こえる．

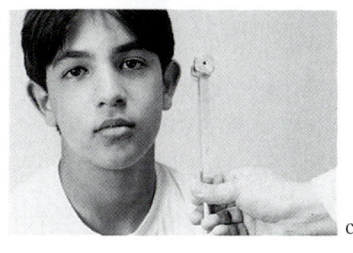

b，c：Rinne 試験
振動した音叉を乳様突起に当て(b)，振動がなくなったらcのように外耳孔の近くに音叉を置いて，さらに音が聞こえるかどうか検査する．正常では聴力は気導のほうが骨伝導より長く続くので，Rinne(+)である．中耳障害や外耳道の閉塞ではRinne(-)である．

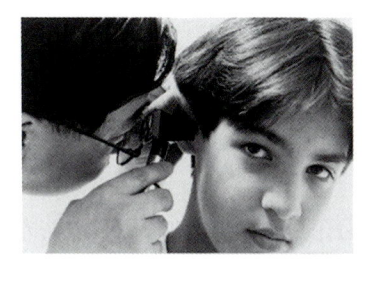

図 3-21 耳鏡検査

この耳鏡は光が glass fiber で耳鏡先端に入るようになっていて，拡大鏡もついているので鼓膜もその後ろの耳小骨もよく見える．耳介を後上方に左手で引くとよく見える．
小児で発熱があるとき，10歳以下では中耳炎が原因のことがよくあるが，耳鏡で見る習慣をつけておかないと見逃すことがある．米国のインターンは小児でも成人でも耳鏡検査を欠かさない．

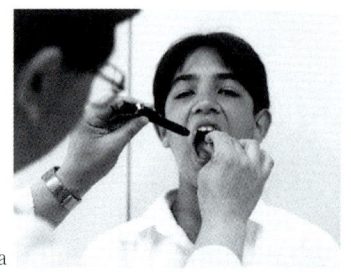

図 3-22　舌咽神経，迷走神経，舌下神経の検査
a：舌圧で gag reflex を診る．
b：舌の萎縮や舌の fasciculation を開口して舌を突出せずに観察する．
c：舌を真っ直ぐに出せるか否か診る．

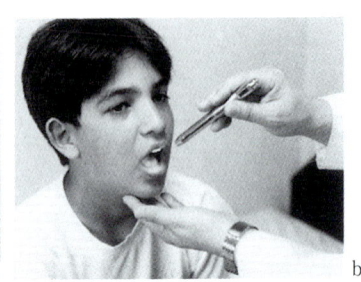

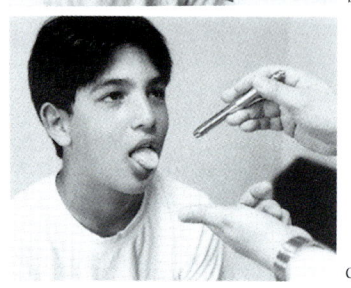

　真直ぐであるか否か，左右に偏位していないか，また舌圧子の先を軟口蓋に触れ，gag reflex が起こることを確かめる．次に，開口したまま舌を出さないで(図 3-22 b)，舌に筋束性攣縮がないか否か，舌の萎縮がないか否かを診る．さらに図 3-22 c のように，舌を突出させて真直ぐに突出できるか否かを診る．球麻痺では舌の筋束性攣縮や舌の萎縮を診る．図 3-23 に舌咽神経，舌下神経の解剖と機能を解説した図を示す．
　副神経の運動神経核は，錐体交叉の中位レベルから C_6 にかけて分布する脊髄前角細胞から成り，下のほうは頸髄の $C_{2,3}$ レベルの感覚性線維と一緒になって脊髄性副神経を形成する．図 3-24 a，b のように，胸鎖乳突筋右・左をまず検査し，次に図 3-24 c のように僧帽筋の筋力をみる．被検者に両肩をすくめさせて筋力を診るとよい．

● 頸部の診察

　患者を臥位にし，枕をとって両手でゆっくりと，図 3-25 のように頭部を持ち上げ，抵抗を診る．項部硬直は，髄膜炎やくも膜下出血などの

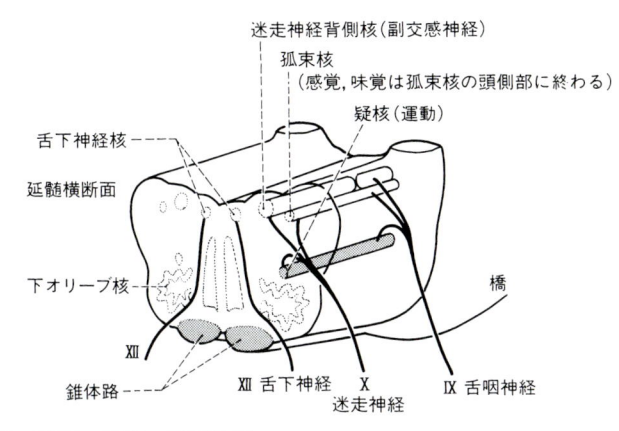

図 3-23　舌咽・迷走・舌下神経

1. 舌咽神経(Ⅸ)は迷走神経(Ⅹ)と密接な関係があり，形態面でも機能面においても図のように一般体性入力線維，味覚，副交感神経線維，運動神経がある．孤束核については，舌咽神経からの線維は舌の後方1/3の領域の味覚，顔面神経からの線維は舌の前方2/3の領域の味覚に関係している．また迷走神経を介して呼吸器系および消化器系の粘膜からの内臓感覚性インパルスを孤束核で受けている．
2. 舌下神経(Ⅻ)は内舌筋とともにオトガイ舌筋，舌骨舌筋，茎突舌筋を支配する．

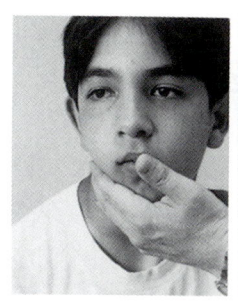

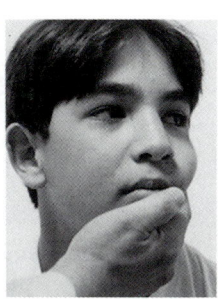

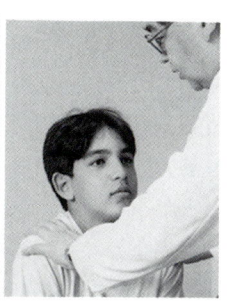

図 3-24　副神経の検査
a｜b｜c
a：胸鎖乳突筋の筋力を検査する(右)
b：左側
c：僧帽筋の検査

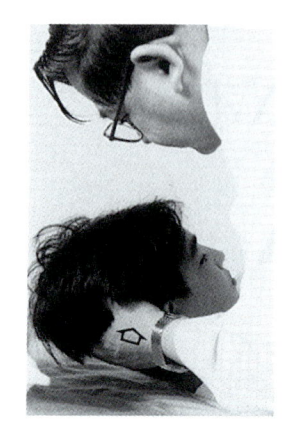

図3-25　頸部の診察
項部硬直の有無を診る．枕をとって頸を持ち上げるとき，頸が硬くて持ち上げにくくないか，痛みで顔をしかめないか否か観察する．髄膜炎，脳炎，くも膜下出血，脳出血では項部硬直が起こる．

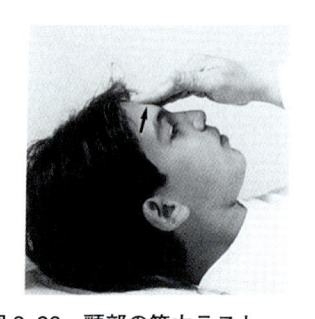

図3-26　頸部の筋力テスト
ベッドに臥床している状態で，額に抵抗を加えてその抵抗に対して頸を持ち上げることができるか否か，筋力を診る．ミオパチーでは額をこのくらい持ち上げることが困難である．

とき，髄膜刺激症状の1つとして頸を前屈したときに神経根が引っ張られて痛みを生じて起こる．

　そのほか，肩こり，頸の回転に対する抵抗，特にパーキンソン病では頸のすべての方向の運動に対して固縮を認める．

　頸椎症では運動の制限と疼痛がある．

　次に筋力のテストであるが，図3-26のように，額に手を当てて抵抗し，頸を挙上できるか否かを診るとよい．筋疾患，重症筋無力症，筋萎縮性側索硬化症などでは頸部の挙上が弱く，抵抗を加えなくてもベッドから頸部を挙上できないことが多い．

　筋緊張型頭痛の人では肩こりを認め，大後頭神経の出る後頭部に圧痛を認めることが多い．

● **運動系の診察法**

　普通に歩行ができるか否か，片足立ちができるか否か，しゃがみ立ち

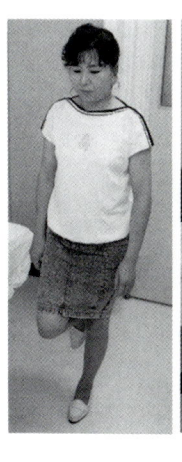

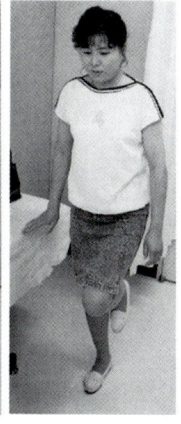

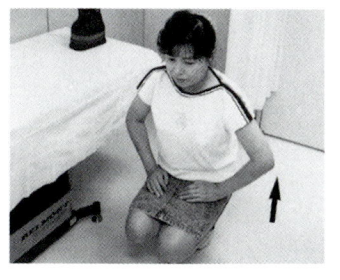

図 3-27　運動系の診察法
片足立ち，しゃがみ立ちができるか否かを診る．

ができるか否かを，図 3-27 のように診る．この患者は上気道感染の後，Guillain-Barré 症候群に罹患したが，改善して歩行や片足立ちもできるようになった．

　徒手筋力テスト：上肢では図 3-28 のように二頭筋(a)，三頭筋(b)，背側骨間筋(c)，母指球筋，小指球筋(d)，掌側骨間筋(e)などの筋力について検者を正常としてどのくらい弱いか，0/5〜5/5 のスケールで記載する．

　下肢では図 3-29 のように，大腿四頭筋(a)，大腿屈筋，hamstring muscles(b)，前脛骨筋(c)，長母趾伸筋(d)，長・短腓骨筋(e)，腓腹筋(f)，長母趾屈筋(g)を診る．例えば，L_5, S_1 の椎間板症では g の長母趾屈筋の筋力が低下する．腓骨神経麻痺では c, d, e が弱くなる．

　脳卒中で右片麻痺のあるときは右の上下肢の筋力が弱くなるが，上肢と下肢とでどちらのほうがより障害が強いか注意して診るとよい．

　中大脳動脈領域の脳血栓では顔面と上肢の脱力が強く，下肢はわりあい筋力がよく，前大脳動脈の血栓では顔や上肢はよくて，下肢に脱力が強いことが多い．

　握力計を用いて右と左の握力を測っておくと，客観的指標になるので

36 ③ 神経学的診察

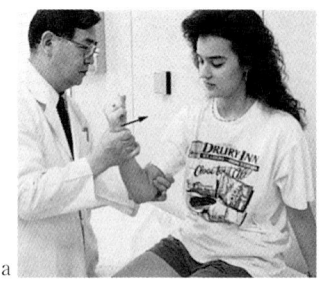

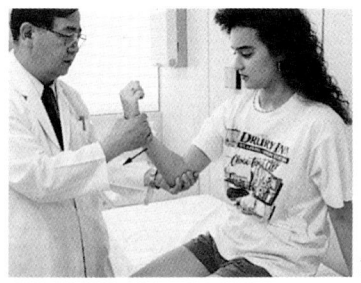

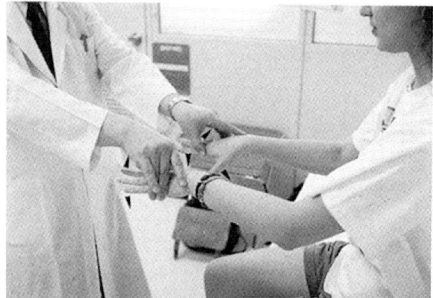

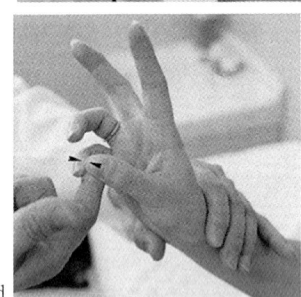

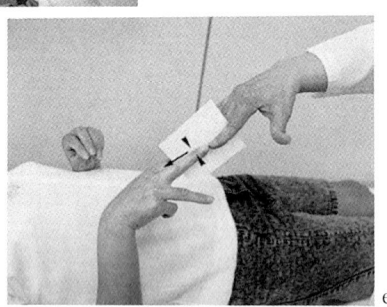

図 3-28 上肢の徒手筋力テスト
a：上腕二頭筋（筋皮神経，$C_{5,6}$）　　　b：上腕三頭筋（橈骨神経，$C_{6,7,8}$, Th_1）
c：背側骨間筋（尺骨神経，C_8, Th_1）
d：$\begin{cases} 母指球筋（正中神経，C_8, Th_1）\\ 小指球筋（尺骨神経，C_8, Th_1）\end{cases}$　e：掌側骨間筋（尺骨神経，C_8, Th_1）
矢印は被検者が力を入れる方向を表す．

1. 神経学的診察の進め方　37

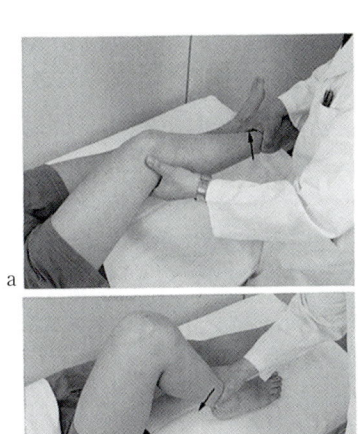

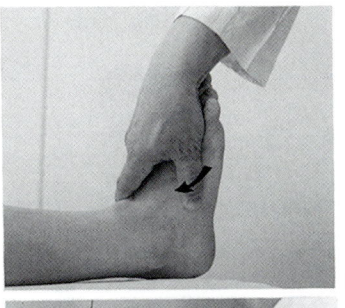

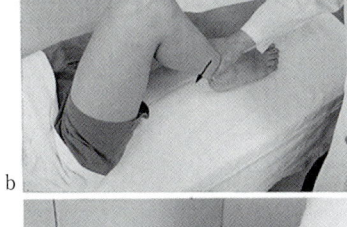

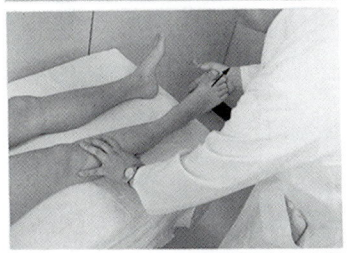

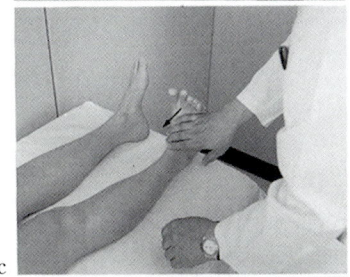

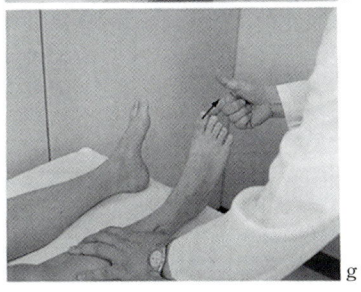

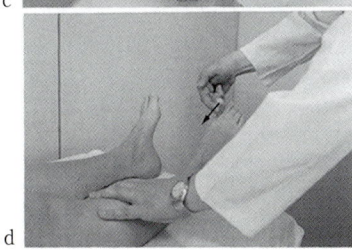

図 3-29　下肢の徒手筋力テスト
a：大腿四頭筋（大腿神経，$L_{2,3,4}$）
b：大腿屈筋（坐骨神経，$L_{4,5}$，$S_{1,2}$）
c：前脛骨筋（深腓骨神経，$L_{4,5}$，S_1）
d：長母趾伸筋（深腓骨神経，L_5，S_1）
e：長・短腓骨筋（浅腓骨神経，L_5，S_1）
f：腓腹筋（脛骨神経，L_5，$S_{1,2}$）
g：長母趾屈筋（脛骨神経，L_5，$S_{1,2}$）
矢印は被検者が力を入れる方向を示す．

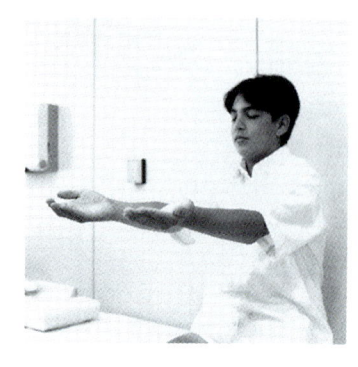

図 3-30 上肢の Barré 徴候
両手の手掌を上に回外した位置で保持して閉眼したまま,しばらくこの位置を保つ.麻痺があるとその上肢は回内して下に下がる.軽い麻痺の診かたである.

よい.成人男性では 40～50 kg,女性では 25～35 kg はあることが多い.5～10 kg では明らかに低下している.

上肢の軽い麻痺は**図 3-30** のように Barré 徴候を診る.

●腱反射

腱反射は,腱や骨の突端をハンマーで叩くと筋肉が急に伸展され,これが刺激となって筋収縮が起こるもので,神経学的診察の中でも最も客観的な検査である.昏睡患者にも反射の検査は行うことができる.腱反射は単シナプス反射で,反射の中心を覚えておけば部位診断に役立つ.

反射と反射の中心を**図 3-31** に示す.

腱反射のためのハンマーの使い方は,**図 3-32** のように,ハンマーの先が弧を描くよう手首のスナップを利かせて叩くとよい.

二頭筋反射は,**図 3-33** のように検者の母指を二頭筋の腱の上に置いて,自分の母指の上をハンマーで叩打する.他の反射は直接叩打する.上肢では二頭筋反射,三頭筋反射,腕橈骨筋反射(橈骨反射)を検査する.

ここで腱反射の検査が臨床的に脊髄疾患のレベル診断に非常に重要な役割を果たす例を示す.それは**逆転腕橈骨筋反射**(inverted radial reflex, inverted supinator reflex)のことである.この反射は,日本の神経内科の教科書や米国の教科書にはあまり記載されていないが,服部孝道名誉

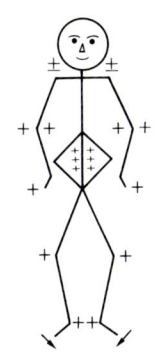

reflexes	reflex center
jaw jerk	橋の三叉神経核
biceps	$C_{5,6}$
triceps	$C_{6,7,8}$
radial	$C_{5,6}$
abdominal	T_{7-12}（臍 T_{10}）
cremasteric	$L_{1,2}$
knee	$L_{2,3,4}$
ankle	$L_5, S_{1,2}$

Babinski（−）のときに下向きの矢印↓で示す．

図 3-31　反射および反射の中心

反射は病変の部位を明らかにするために重要な情報を提供するので，欠かすことができない．〔栗原照幸：反射のメカニズム．厚東篤生，他（編）：NIM FUNDAMENTALS 神経．医学書院より〕

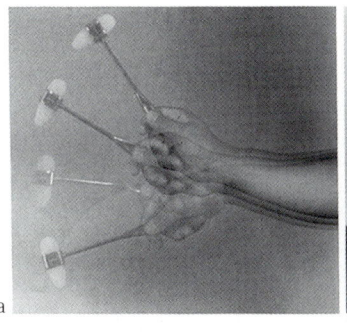

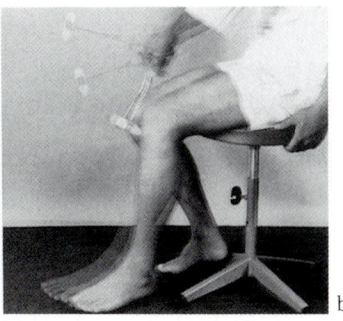

図 3-32　腱反射

a：ハンマーの使い方
b：膝反射の実際例
（マルチストロボ多重撮影）

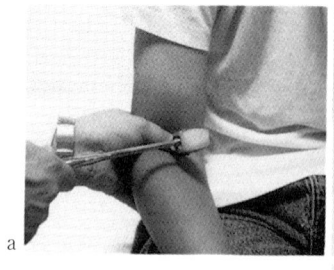

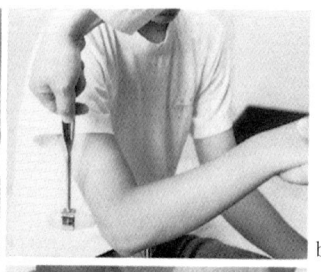

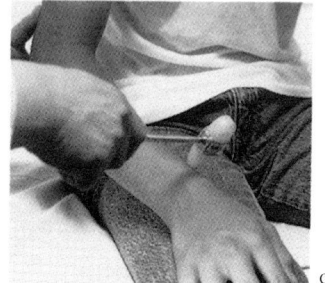

図 3-33 上肢の腱反射
a：二頭筋反射　b：三頭筋反射
c：橈骨反射

教授によると英国では重要視されているという．
　腕頭骨筋反射（反射の中心は $C_{5,6}$）を行うとき，橈骨下端を叩打しても，そのレベルの脊髄分節に病変があるときは前腕の屈曲は起こらないで，指屈筋反射〔反射の中心は（C_{6-8}）〕が起きることを**逆転腕橈骨筋反射**という．この機序としては，**$C_{5,6}$ レベルの $α$ 運動ニューロンが障害**されているので前腕の屈曲が起こらないで，$C_{5,6}$ 以下に反射の中心をもつ $α$ 運動ニューロンの興奮性が増しているために指屈筋反射が出ることになる．
　下肢では**図 3-34** のように，膝反射とアキレス腱反射を検査する．出しにくい反射はアキレス腱反射で，**図 3-34 c** のように，被検者がベッドにひざまずいて足関節を少し背屈させてアキレス腱を伸ばすような力を加えて，アキレス腱を叩くとよい．患者が臥位をとっているときは，**図 3-35** のように膝を屈曲して，やはり足関節で足を背屈させ，アキレス腱を少し伸ばすような力を左手で加えて，右手に持ったハンマーで叩くとよい．

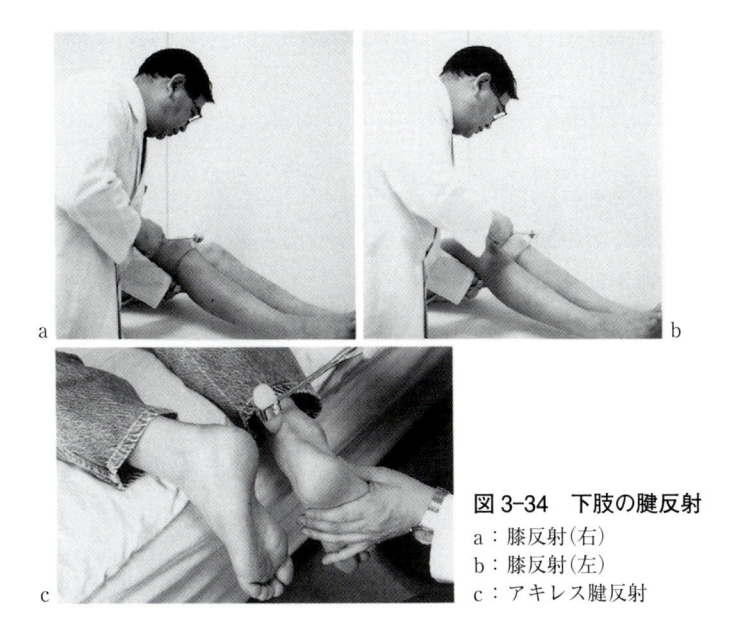

図 3-34 下肢の腱反射
a：膝反射（右）
b：膝反射（左）
c：アキレス腱反射

　次に，病的反射としては多数あるが，図 3-36 のように，上肢では Hoffmann 反射，下肢では Babinski 反射を診るとよい．

　一般に，反射の中心より上の病変では反射は亢進し，反射の中心およびそれより末梢の病変では反射は低下する．表 3-1 に，中枢性の麻痺と末梢性の麻痺について反射および病的反射の出方をまとめた．表にあるように，病的反射は中枢性の麻痺のあるときに出現し，錐体路徴候の 1 つである．つまり，①筋トーヌスは痙性となり，②腱反射が亢進し，③病的反射が出て，足間代が出る．そして，患者としては最も困る④巧緻運動の障害が起こる．これら①～④をまとめて，恩師の Landau 教授は "upper motor neuron syndrome" と呼んでいる．

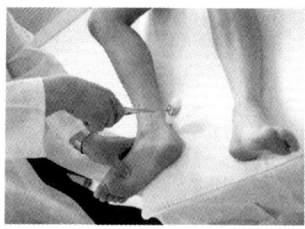

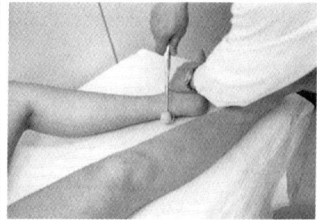

図 3-35　アキレス腱反射

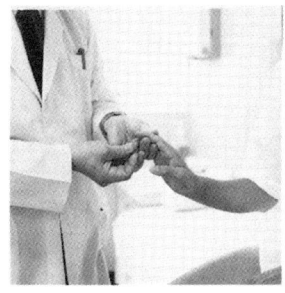

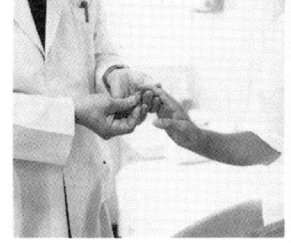

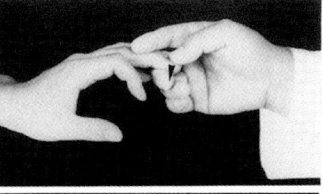

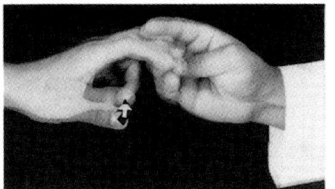

図 3-36　病的反射の診かた
上図は Hoffmann 反射：中指を屈曲して，ポンと離すと母指が屈曲するとき陽性である．
下図は Babinski 反射：患者は臥位にて行うこと．足底部をかかとの外側より足趾に向かってこすり，足趾のつけ根あたりで母趾に向かって内転してこすったとき，母趾が背屈すれば陽性．他の4本の足趾が開くこともある．

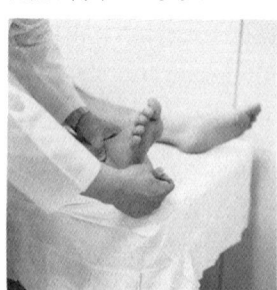

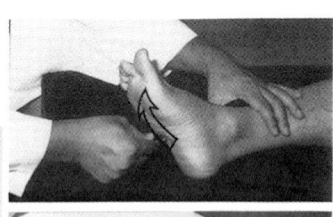

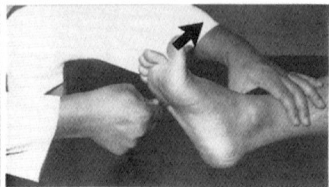

表 3-1　中枢性の麻痺と末梢性の麻痺

臨床所見	麻痺の種類	中枢性（皮質脊髄路）	末梢性（脊髄前角細胞以下）
鑑別に有用な事項	筋のトーヌス 深部反射 病的反射 足間代 筋萎縮 線維束攣縮 障害される筋群	初め弛緩性，のち痙性 亢進 （＋） （＋） 初めはなし，長期では廃用性萎縮（＋） （1日−3％ずつ筋萎縮） （−） 多くの筋群，一筋のことはない．	弛緩性 減弱または（−） （−） （＋＋） （＋）のことあり． 一筋のこともある．
両者に起こる事項	筋力低下　巧緻運動の障害	（＋） （＋）	（＋） （＋）

● 感覚の検査

　感覚には表 3-2 のように，表在感覚，深部感覚，大脳皮質感覚，特殊感覚がある．図 3-37 では，表在感覚の代表である痛覚の検査の仕方を安全ピンを用いて示した．a, b, c のように近位部から遠位部に向かってピンの刺激をして，遠位の方が感覚の低下が著明でないか否か，また右半身あるいは左半身全体に低下がないか否かチェックする．これを人形の絵に記入するとよい．

　深部感覚は位置覚と振動覚を診るが，振動覚は図 3-37 d のように，骨の突起部に振動させた音叉を当てて診る．振動は 10〜15 秒間感じられるのが正常である．高齢者では振動覚は低下する．

　末梢神経障害の患者では，四肢遠位部により強い感覚の低下が認められ，これを靴下手袋型の感覚障害という．

　図 3-38 A 〜E には感覚障害が代表的疾患で体表面上でどのように分布するかを示した．このように人型の絵に斜線で感覚障害の分布を示すと病変部位も明らかになるが，以下の図で示すようにいくつか解剖学的

3 神経学的診察

表 3-2 種々の感覚と伝導路

感　覚	伝導路
Ⅰ．表在感覚 superficial sensation	
1．温痛覚 pain & temperature	脊髄視床路
2．局在性のない触覚 light touch	脊髄視床路
3．局在性のある触覚 discriminative touch	脊髄後索
Ⅱ．深部感覚 deep sensation	
1．位置覚 position sense	脊髄後索
2．振動覚 vibration sense	脊髄後索
Ⅲ．大脳皮質感覚 cortical sensation	
1．二点識別感覚 two-point discrimination	脊髄視床路，脊髄後索
2．立体感覚 stereognosia	脊髄後索
Ⅳ．特殊感覚 special sensation	
1．視覚 vision　　　　3．嗅覚 smell	
2．聴覚 auditory sense　4．味覚 taste	

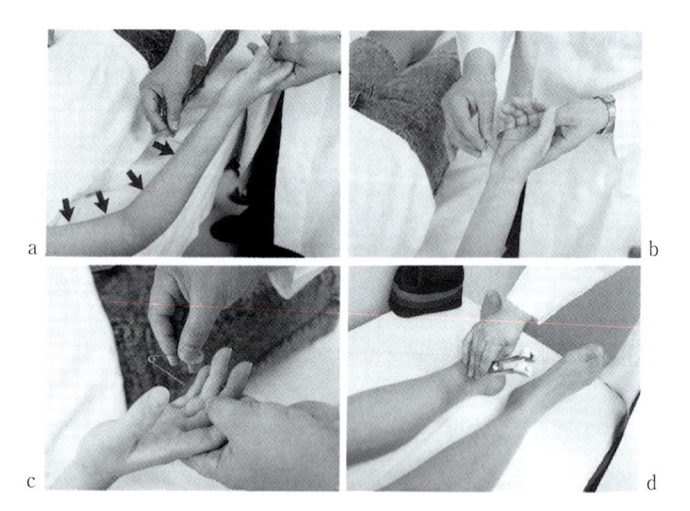

図 3-37　感覚の検査
a，b，c：痛覚の検査：安全ピンの先で軽く刺激して上腕から手指のほうへと移動して，どこに痛覚低下があるか診る．感染症を考えて，安全ピンで止めて，ようじを用いるとよい．安全ピンもようじも1人ずつ使い捨てにする．
d：振動覚の検査（正常では振動した音叉を10～15秒間は振動を感じることができる）

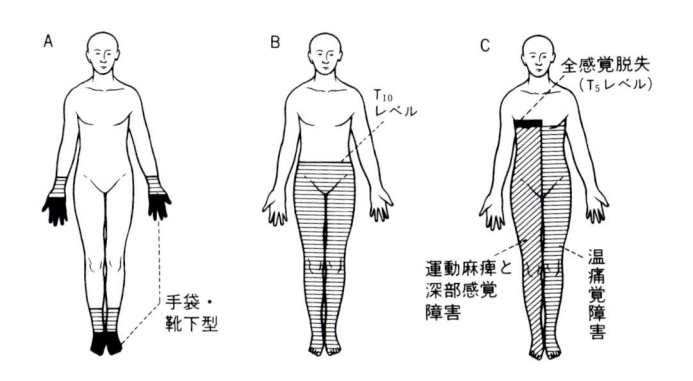

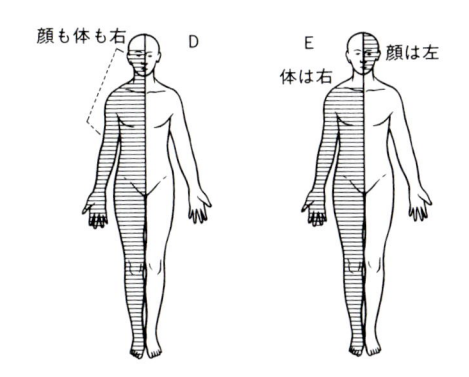

図 3-38 感覚障害の分布と病変部位

A：ニューロパチー：遠位より強い手袋・靴下型の分布の感覚障害.
B：脊髄障害（T_{10} レベル横断性脊髄障害）：臍のレベル（T_{10}）以下に運動と感覚障害，それに膀胱直腸障害を来す.
C：脊髄障害で右半分が T_5 レベルで障害されたとき（T_5 レベルの右側の脊髄半切症候群，Brown-Séquard 症候群），右は T_5 以下で運動麻痺と深部感覚障害（斜線），左は T_5 以下で温痛覚障害を来す．右側 T_5 レベルに帯状の全感覚脱失を認めるときと，認めないときがある.
D：左大脳半球の病変：例えば左内包後脚の病変があると右顔面，右上下肢の感覚障害を来す.
E：左脳幹の病変：例えば橋の三叉神経核レベルに病変があると，左顔面と右半身の感覚障害を来す（交代性片麻痺）.
〔高久史麿，尾形悦郎（監）：NIM 臨床診断学 検査編 第 3 版．医学書院，1992 より〕

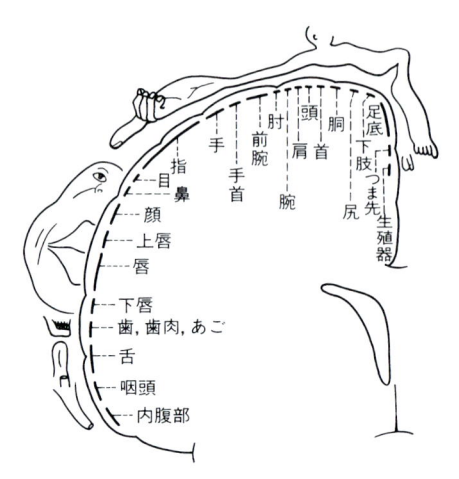

図 3-39　第一次体性感覚領野(area 3-1-2)における体の各部分の分布
(Penfield and Rasmussen, 1950 による)

知識が頭に入っているとよく理解できる．

まず図 3-39 に大脳皮質レベルで体の各部分の分布を第一次体性感覚領野で示す．

次に温痛覚と触覚の伝導路を図示する．図 3-40 をみると，例えば脊髄中心管の周囲に脊髄空洞症があると中心管の前をクロスする脊髄視床路を障害して温痛覚障害を来すことがわかる．しかし後索を上る位置覚，振動覚は障害されない．これを解離性感覚障害という．

図 3-41 には位置覚，振動覚および局在性のある触覚の伝導路を示す．脊髄後索が障害される脊髄癆（神経梅毒の1つ）では後索に入る位置覚の障害から，歩行はフラフラして失調性となるが，小脳障害ではなく，位置覚障害によるものである．また目を閉じると視覚の補正がなくなり，位置覚障害により自分の体の位置や姿勢保持ができなくなって倒れやすくなる．

● 痛覚の上行経路

皮膚の痛みの受容器は**自由神経終末**(free nerve ending)である．これ

1. 神経学的診察の進め方　47

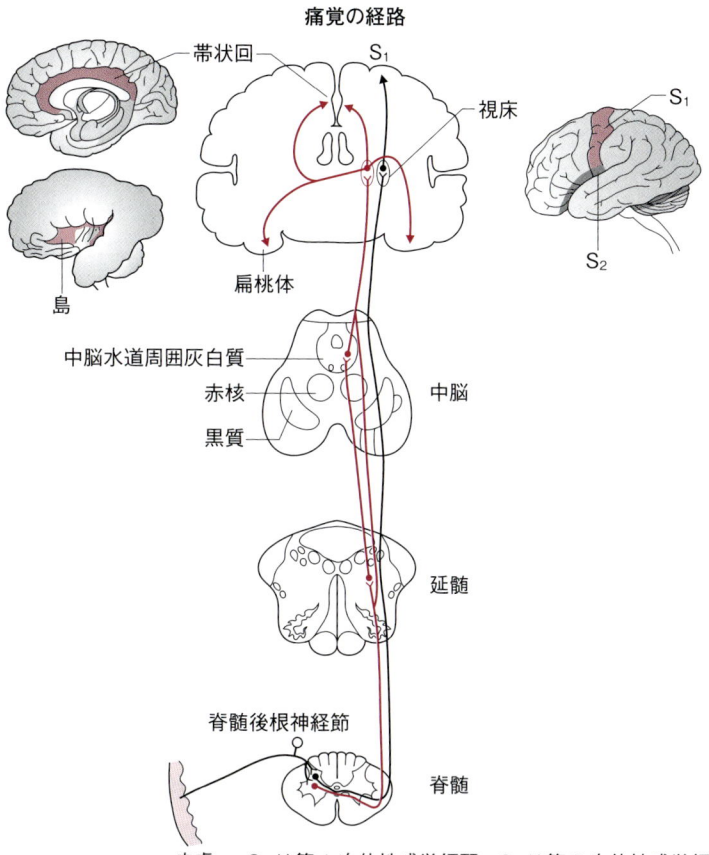

痛覚の経路

S₁は第1次体性感覚領野，S₂は第2次体性感覚領野

局在性のない触覚の経路（light touch）

上図の黒い実線で示したように視床へ入る

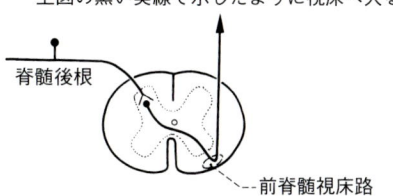

図3-40　温痛覚と触覚の伝導路

は脊髄後根神経節細胞から起こる神経線維が末梢部で髄鞘を失い，真皮あるいは表皮に分岐し自由神経終末を形成する．自由神経終末は，細い有髄線維（Aδ線維）あるいは，無髄感覚線維（C 線維）により形成される．早い痛みは（刺すような痛み，fast pain）は細い有髄線維，遅い痛みは無髄のC線維によって伝えられる．そして**脊髄後根線維**は脊髄後角に入り，膠様質（substantia gelatinosa）で神経細胞を乗り換えて，中心管の前方にある前交連を通って，脊髄の反対側に交叉し，脊髄前側索にある外側脊髄視床路を上行するが，その際，脊髄前側索の内側から外側に頸髄，胸髄，腰髄，仙髄の順に layer を作って上行する．延髄レベルに達すると，外側脊髄視床路には，そのすぐ内側に三叉神経脊髄路核からくる神経線維が入ってきて，顔面からの疼痛を伝える神経インパルスが通る．

　痛みを感じる場合，①どこが痛いのかということを伝える経路と，②痛みが不快な感覚であるととらえる痛みに対する不安，嫌悪，恐怖反応，自律神経反応を起こすという経路の2つの伝導経路があり，対応する大脳皮質の部位も異なっている．①は**第一次体性感覚領野**であるが，②は脊髄，中脳，橋，延髄，視床を多シナプス性に多くの神経細胞を介しながら上行して，大脳では**第二次体性感覚領野**，島（insula）の前部，帯状回，扁桃体というように**大脳辺縁系**を含む広範囲に伝達される．

　図 3-40 には，痛みの伝導路を上記のように①は黒，②は赤で示した．①は**新脊髄視床路（neospinothalamic tract または外側系）**と呼び，②は系統発生学的に古いので，**旧脊髄視床路（paleospinothalamic tract または内側系）**と呼ぶ．

◆**疼痛を抑制する下行経路**

　痛みの刺激に対して，これを緩和する下行経路があることが見出されている．痛みの刺激が脊髄後角から中脳水道周囲灰白質に伝わると，そこから下行線維がでて上部延髄の Raphe 核に伝達され，網様体脊髄線維を介して，脊髄後角に伝達され，セロトニンを神経伝達物質とする神経線維が疼痛を抑制するように働く．

◆**温度覚の伝導路**

　温度覚（温覚，冷覚）は**図 3-40** の痛覚の図で黒で示したように，末梢

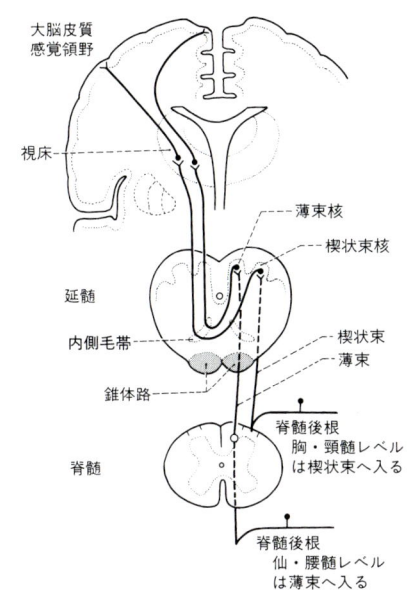

図 3-41 位置覚,振動覚,局在性のある触覚
後索にある薄束,楔状束を同側で上行し,延髄で乗り替えて反対側に交叉し,内側毛帯を上行して視床にいたり,再びニューロンを乗り代えて,大脳皮質 area 3-1-2 へ放射される.〔厚東篤生,阿部敏明,岩田 誠,他(編):NIM FUNDAMENTALS 神経.医学書院,1986 より〕

の受容器から脊髄神経節,後根を経て,脊髄後核に入りここで二次ニューロンに交代する.その後,白交連を通って反対側に交叉し,脊髄視床路を通って上行して視床に至り,ここで三次ニューロンに交代して内包を通って大脳皮質中心後回(感覚野)に達する.温受容器は33〜45℃,冷受容器は15〜33℃の刺激に反応する.これらの範囲外の温度には,痛覚が生じる.

◆体温調節について

温度感覚は,人間を含めた恒温動物が暑い環境下では体温が上昇しないように,皮膚血管を拡張させて,体表の血流を増加させることによって体の熱を放散させている.これは意識や意思とは関係なく,皮膚の温度受容器で感知した後に脊髄で中継されて,二次求心性神経が脳幹の結合腕傍核を介して,体温調節中枢(視索前野)へ暑熱環境にある情報が伝

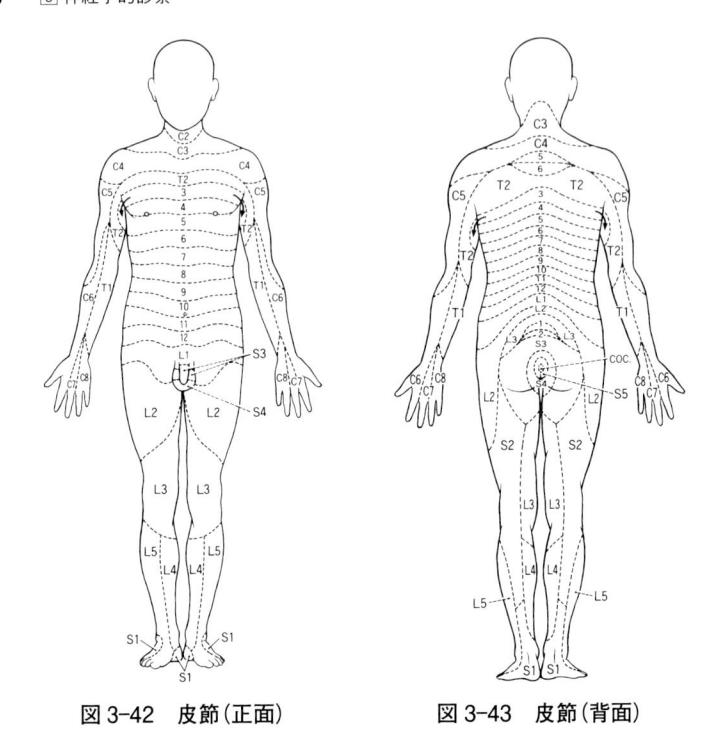

図 3-42　皮節(正面)　　図 3-43　皮節(背面)

達されて，熱放散をするようになっている．

　図 3-42, 43 はデルマトームで，例えば脊髄障害があると，ある体節のレベル以下の感覚障害が出現するが，これを見出すのにデルマトームを体の表と裏でそれぞれ示した図に障害レベルを書き込むとよい．

　さて上記で脊髄障害の話をしたが，脊髄の横断面は図 3-44 のようになっていて，感覚としては後索に位置覚，振動覚が内側から外側に向かって S(仙髄), L(腰髄), T(胸髄), C(頸髄)のような配列をもって入り込む．脊髄視床路においては内側から外側に C, T, L, S の順番で配列している．さて，錐体路は脊髄側索に内側から外側に向かって C, T, L, S の配列を示して存在する．脊髄の横断面は頸髄と腰髄では，上肢，下肢へ神経を送るので神経細胞も多く存在し前角も大きい．最近は脊髄病変を MRI でよく描出できるようになった．頸髄〜仙髄の横断面の形をこの図のように覚えておくとよい．

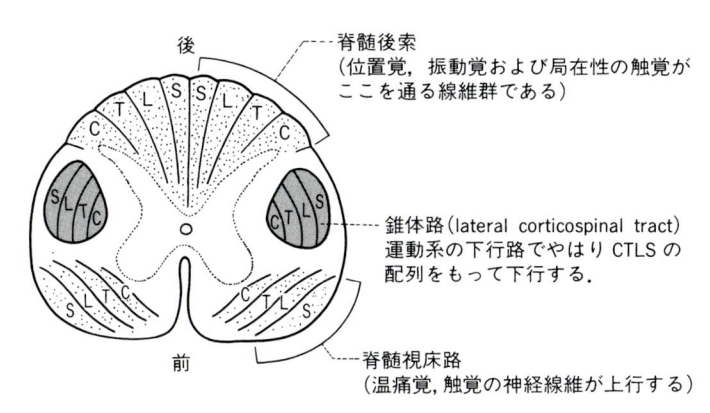

後
脊髄後索
(位置覚,振動覚および局在性の触覚が
ここを通る線維群である)

錐体路(lateral corticospinal tract)
運動系の下行路でやはり CTLS の
配列をもって下行する.

前
脊髄視床路
(温痛覚,触覚の神経線維が上行する)

脊髄での伝導路も分節性に配列して上行したり,下行したりする.
S:仙髄(sacral),L:腰髄(lumbar),T:胸髄(thoracic),C:頸髄(cervical)
点々部分の SLTC は感覚系,灰色部分の SLTC は錐体路での配列を示す.

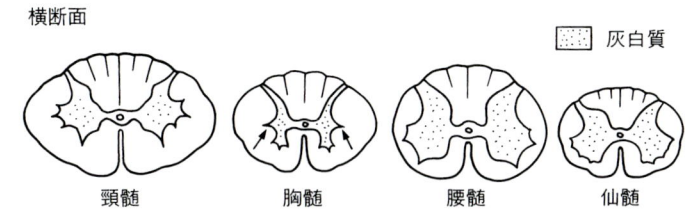

横断面

灰白質

頸髄 胸髄 腰髄 仙髄

脊髄は中が灰白質,外が白質である点,大脳と反対である.頸髄では上肢に神経を出しており,腰髄〜仙髄上部では下肢に神経を出しているので神経細胞も多く前角が大きいが,胸髄では前角は小さく側角(↑)が大で,自律神経の神経細胞がここに存在する.

図 3-44 脊髄の横断面と運動および感覚の伝導路
〔厚東篤生,阿部敏明,岩田 誠,他(編):NIM FUNDAMENTALS 神経.医学書院,1986 より〕

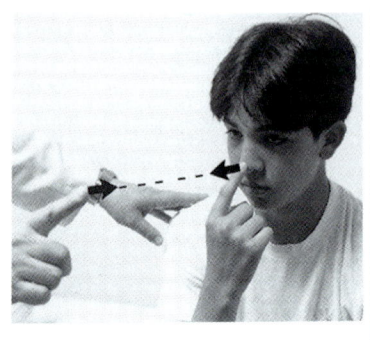

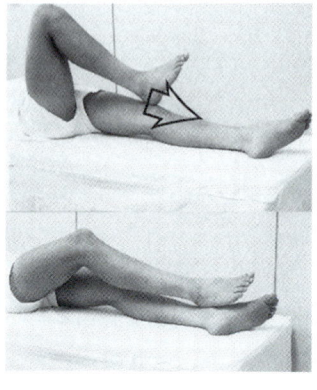

図 3-45　協調運動の検査
a. 指鼻試験：自分の鼻の頭と検者の指との間を行ったり来たりさせる．
b, c. 膝かかと試験：失調があると，かかとが膝の頭にちょうど乗せられず，dysmetria があって，脛伝いにかかとを下げるときは左右にずれることが多い．

●協調運動

　バランスを検査するには，上肢では指鼻試験，下肢では膝かかと試験を図 3-45 のように行う．

　小脳の障害ではこれらが障害され失調があり，言語は鼻声，緩徐言語，さらにひどくなると断綴言語となる．また歩行は不安定なために足を左右に大きく開いて歩き，これを wide-based gait という．

　ここで小脳の解剖を図で示す．図 3-46 は上図が小脳上面，下図は小脳下面を表す．小脳の機能は複雑であるが，一言でいえば小脳は発生学的にも，また機能面でも 3 つに分けられる．

　① 原小脳（図で小脳下面の片葉，小節，虫部垂）：平衡維持，障害されると体幹の維持がふらふらしてできなくなり，眼振が出る．

　② 古小脳（図で小脳上面・下面の，小脳の中心部で虫部）：姿勢変化時の筋緊張および筋共同運動を行う．例えばアルコール依存症では特に

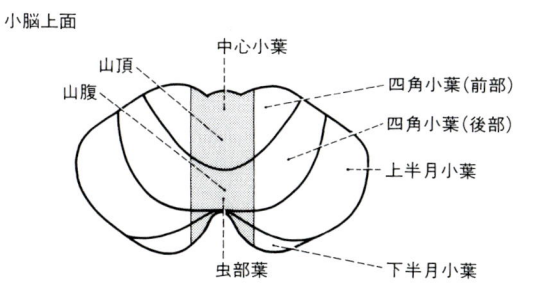

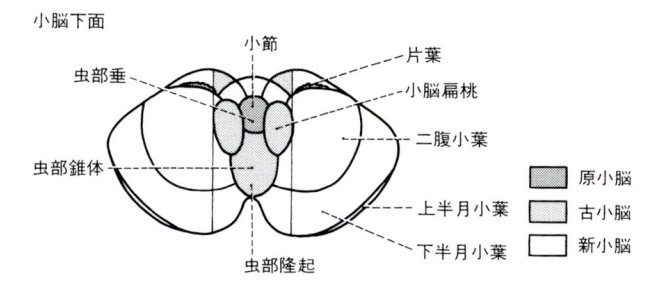

図 3-46 小脳の機能解剖
小脳は発生学的に，また機能面から3つに分けられる．原小脳は平衡維持，古小脳は姿勢変化時の筋緊張および筋共同運動，新小脳は非固定時運動を正確に行うための筋緊張の調整，および共同運動に関与している．〔厚東篤生，阿部敏明，岩田　誠，他（編）：NIM FUNDAMENTALS 神経. 医学書院, 1986 より〕

anterior vermis の障害が強く，CT や MRI ではこの部分に萎縮を来す．すると両下肢に失調を来し，特に歩行失調を主訴に来院する．図 3-47 に実際の症例の画像を示す．

③ 新小脳（図では白い部分で小脳半球）：非固定時運動を正確に行うための筋緊張の調整，および共同運動に関与している．指鼻試験などで失調や dysmetria を認め，対象の位置を正確に触れることができなくて overshoot する．

次に小脳の構造を皮質以外も含めて分けると，図 3-48 のように，① 小脳皮質，②髄質中心，③中心核（4 対），④小脳脚（上・中・下小脳脚がある）に分けられる．そして，小脳では求心性情報が入り小脳皮質に

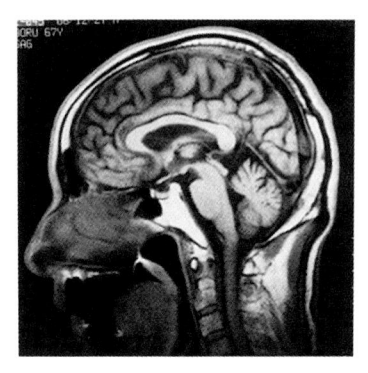

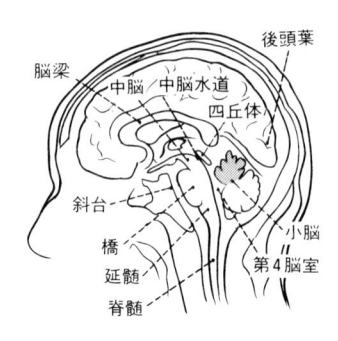

図 3-47 アルコール依存症の症例画像
67歳男性，失調性歩行のため来院．これは MRI, T_2 強調画像である．小脳の anterior vermis に萎縮が著明（右図で灰色の部分が小脳の萎縮が著明な所）．

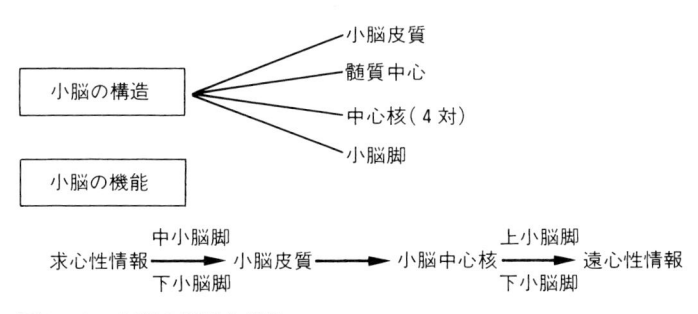

図 3-48 小脳の構造と機能
小脳は解剖学的に4つに分けられ，小脳皮質，髄質中心，中心核，小脳脚である．小脳の機能的回路としては，まず小脳皮質へ情報が入り，次いで小脳中心核へ投射される．さらに中心核から上および下小脳脚を通り，小脳内外の部分へ情報が伝えられる．

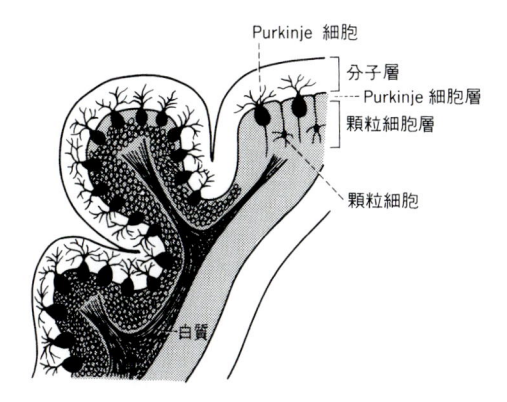

図 3-49　小脳皮質の構造
小脳皮質は境界明瞭な3層より成っている．表層からみると，①分子層，② Purkinje 細胞層，③顆粒細胞層の3層である．〔厚東篤生，阿部敏明，岩田　誠，他（編）：NIM FUNDAMENTALS 神経．医学書院，1986より〕

伝わり，小脳中心核を介して，上および下小脳脚を介して遠心性情報を送る．

　図 3-49 には小脳が3層（分子層，プルキンエ細胞層，顆粒細胞層）から成ることを示す．

　図 3-50 には4対からなる小脳中心核を示す．4つの核は内側から外側に室頂核（fastigial nucleus），球状核（globose nucleus），栓状核（emboliform nucleus），歯状核（dentate nucleus）の順に並んでいる．これを覚えるためには4つの核の英語の頭文字 F，G，E，D をとって，Fat girl eat doughnut（肥った女の子はドーナツを食べる）と米国の医学生は覚えている．さて，小脳歯状核は小脳出血の起こる部位として重要である．

　図 3-51 には小脳皮質から小脳中心核を介して神経系のどの部分へ出力がいくかを示す．

　脊髄後索の障害でも位置覚の障害により失調が起こることがある．

　抗てんかん薬を服用している患者では，例えばジフェニルヒダントイ

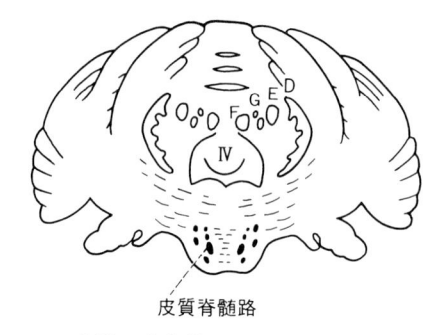

図 3-50 小脳の中心核
小脳の中心核は左右に4つずつあり、第4脳室の上部に脳室を囲むように配列している。F：室頂核，G：球状核，E：栓状核，D：歯状核．〔厚東篤生，阿部敏明，岩田　誠，他（編）：NIM FUNDAMENTALS 神経．医学書院，1986 より〕

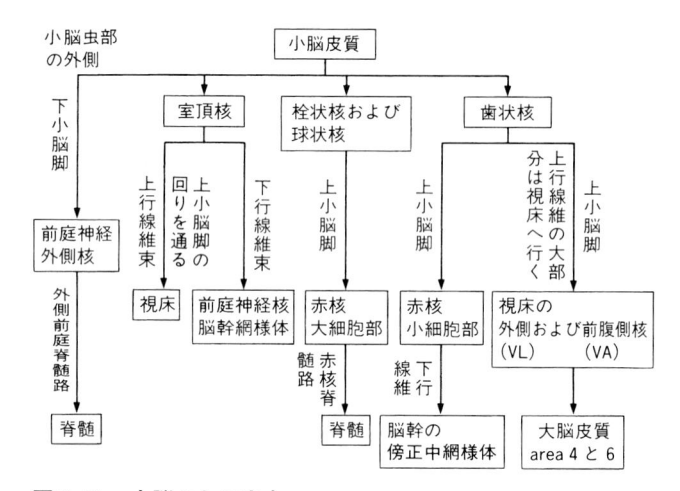

図 3-51　小脳からの出力
小脳からの出力は、小脳皮質より4つの脳核を介して視床へ，赤核へ、また前庭神経核や網様体へ線維を送る他，前庭神経外側核（Deiters 核）へは小脳皮質の Purkinje 細胞の軸索が直接線維を送っている．このことから Deiters 核は小脳皮質の線維連絡を直接受ける意味で小脳核の一部と考えられることがある．〔厚東篤生，阿部敏明，岩田　誠，他（編）：NIM FUNDAMENTALS 神経．医学書院，1986 より〕

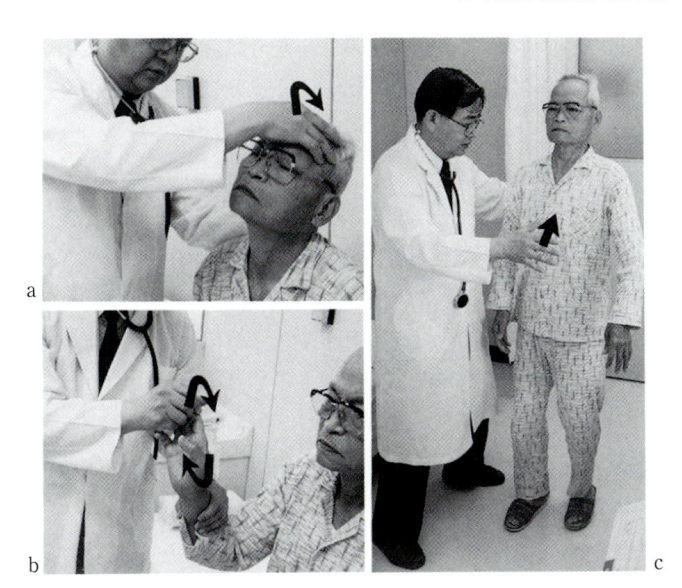

figure 3-52 パーキンソン病
a：頸を回転するとき抵抗があり，パーキンソン病の固縮は頸部に最も強い．
b：手首の回転に際して歯車様固縮を認める．固縮は手足の遠位に，より強い．
c：前から後方へ push すると後へ倒れかかる．検査は支えて倒れないよう注意する．姿勢反射の障害がある．

ンが過量に投与されていると，10〜20 μg/mL が有効血中濃度であるが，20 μg/mL を超えると眼振が出現し，30 μg/mL を超えると失調が起こり，40 μg/mL を超えると昏睡となるということを記憶しておくと，経過を追う際に役立つ．

●筋トーヌス，姿勢反射

パーキンソン病は比較的多い疾患で，図 3-52 には実際の患者を示した．顔の表情は仮面様顔貌で，頸を回転すると固縮が強く，歯車様固縮を認める．手首を回転するとやはり固縮があり，固縮は抵抗がガタンと抜けることはなく，一様の抵抗が持続する点，痙直と異なる．

立位で前から後ろへ体を押すと後方へ倒れかかり，姿勢の保持に障害

がある．後ろへ押すと，後ろへ何歩も小走りに歩くことを後方突進という．坂を下るときに前の方へ走り出して止まりにくくなるのを前方突進という．

● 意識，知能

　意識障害は**4**意識障害・昏睡の項(73頁)で詳細に述べられるが，ここでは次の点を強調したい．つまり，意識に障害のある患者は生体の防御反応が低下しているため，バイタルサインを確保して救命処置を行いつつ診察を進めることである．本人からの病歴聴取は不十分なことが多いので，目撃者や家人はすぐに帰さないで質問するとよい．表3-3のような質問をする．そして頭部・頸部・胸腹部の合併損傷などにも気をつけ，血圧低下があれば，どこかに出血がないか(脾臓破裂など)注意して診察する．

　意識レベルの評価には3-3-9度方式(表3-4)や，グラスゴー方式(表3-5)を用いるとよい．

　知能の検査は，高齢社会を迎えて認知症患者も多くなり，改訂長谷川式簡易知能評価(表3-6)や，Mini-Mental State Examination(MMSE)(表3-7)がよく用いられている．MMSEでは23点以下で認知症，せん妄，統合失調症，感情障害の可能性がある．

表3-3　意識障害患者の病歴聴取

① 発症は急性であったか緩徐であったか？
② 意識障害の起こったときの状況，行動は？
③ 意識障害が経過中に悪化しているように見えるか，良くなっているように見えるか，目撃者や家人に聞く．
④ 外傷の有無は？
⑤ 薬物摂取，空いた薬ビンなどの有無，うつ病の既往歴，最近の精神状態はどうであったか？
⑥ 痙攣の有無，てんかんの既往と服薬状況は？
⑦ 糖尿病，高血圧，心肺疾患，胃・十二指腸潰瘍，妊娠，およびその他の全身疾患の有無と最近の治療状況は？
⑧ 脳血管障害の既往歴や頭痛の既往歴はなかったか？
⑨ 酒，タバコその他の習慣は？

表 3-4　意識障害と意識レベルの評価法(1)

● 3-3-9度方式 Japan Coma Scale (JCS)

　まず，覚醒障害の有無により3段階に分け，さらにこれらの各群を刺激に対する反応性により，それぞれ3段階に分け，合計9段階に分類する方式．意識清明を"0"とすると，意識レベルは計10段階に分類される．

■観察項目および評価法

覚醒の有無	刺激に対する反応	意識レベル（小分類）
Ⅰ 覚醒している	だいたい清明だが，いま一つはっきりしない．	1またはⅠ-1
	時・人・場所がわからない（失見当識）．	2またはⅠ-2
	名前，生年月日が言えない．	3またはⅠ-3
Ⅱ 刺激を加えると覚醒する（刺激をやめると眠り込む）	普通の呼びかけで，容易に開眼する． ※ 合目的な運動（例えば右手を握れ，離せ）をするし言葉も出るが，間違いが多い．	10またはⅡ-1
	大きな声，または体を揺さぶることにより開眼する． ※ 簡単な命令に応じる．例えば握手．	20またはⅡ-2
	痛み刺激を加えつつ呼びかけを繰り返すと，かろうじて開眼する．	30またはⅡ-3
Ⅲ 刺激を加えても覚醒しない	痛み刺激に払いのける動作をする．	100またはⅢ-1
	痛み刺激に少し手・足を動かしたり，顔をしかめる．	200またはⅢ-2
	痛み刺激に全く反応しない．	300またはⅢ-3

※ □ Ⅲ・3方式の場合

表 3-5 意識障害と意識レベルの評価法(2)

●グラスゴー方式 Glasgow Coma Scale (GCS)

開眼,言語および運動機能の3つの評価項目について,患者の反応に応じて4～6段階に分け,その評価点合計により意識レベル,意識障害の重症度を評価する方式.

■観察項目および評価法

観察項目	反　応	スコア
開眼 (E) (Eye Opening)	自発的に開眼する spontaneous	4
	呼びかけにより開眼する to speech	3
	痛み刺激により開眼する to pain	2
	全く開眼しない none	1
最良言語反応 (V) (Best Verbal Responses)	見当識あり orientated	5
	混乱した会話 confused	4
	混乱した言葉 inappropriate	3
	理解不明の音声 incomprehensible	2
	全くなし none	1
最良運動反応 (M) (Best Motor Responses)	命令に従う obeying	6
	疼痛部へ localizing	5
	逃避する withdrawal	4
	異常屈曲 abnormal flexing	3
	伸展する extending	2
	全くなし none	1

3つの項目のスコアの合計を求め,重症度の評価尺度とする.
(最も重症…3点,最も軽症…15点)

表 3-6 改訂長谷川式簡易知能評価スケール (HDS-R)

1	お歳はいくつですか？（2年までの誤差は正解）		0 1
2	今日は何年の何月何日ですか？ 何曜日ですか？（年月日，曜日が正解でそれぞれ1点ずつ）	年 月 日 曜日	0 1 0 1 0 1 0 1
3	私たちが今いるところはどこですか？（自発的に出れば2点．5秒おいて，家ですか？ 病院ですか？ 施設ですか？ の中から正しい選択をすれば1点）		0 1 2
4	これから言う3つの言葉を言ってみてください．後でまた聞きますのでよく覚えておいてください．（以下の系列のいずれか1つで，採用した系列に○印をつけておく） 1：a) 桜　b) 猫　c) 電車　2：a) 梅　b) 犬　c) 自動車		0 1 0 1 0 1
5	100から7を順番に引いてください．（100 − 7は？ それからまた7を引くと？ と質問する．最初の答えが不正解の場合，打ち切る）	(93) (86)	0 1 0 1
6	私がこれから言う数字を逆から言ってください．(6-8-2，3-5-2-9を逆に言ってもらう，3桁逆唱に失敗したら，打ち切る)	2-8-6 9-2-5-3	0 1 0 1
7	先ほど覚えてもらった言葉をもう一度言ってみてください．（自発的に回答があれば各2点．もし回答がない場合，以下のヒントを与え正解であれば1点）a) 植物　b) 動物　c) 乗り物		a：0 1 2 b：0 1 2 c：0 1 2
8	これから5つの品物を見せます．それを隠しますので何があったか言ってください．（時計，鍵，タバコ，ペン，硬貨など必ず相互に無関係なもの）		0 1 2 3 4 5
9	知っている野菜の名前をできるだけ多く言ってください．（答えた野菜の名前を右欄に記入する．途中で詰まり，約10秒間待っても出ない場合にはそこで打ち切る） 0～5=0点，6=1点，7=2点，8=3点，9=4点，10=5点		0 1 2 3 4 5
		合計得点	(最高点 30 点)

非認知症　24.27 ± 3.91 点　　やや高度　10.73 ± 5.40 点
軽　　度　19.10 ± 5.04　　　非常に高度　4.04 ± 2.62
中 等 度　15.43 ± 3.68
（加藤伸司，長谷川和夫らによる）

表 3-7 Mini-Mental State Examination (MMSE)

	質問内容	回答	得点
1(5点)	今年は何年ですか.	年	
	いまの季節は何ですか.		
	今日は何曜日ですか.	曜日	
	今日は何月何日ですか.	月	
		日	
2(5点)	ここはなに県ですか.	県	
	ここはなに市ですか.	市	
	ここはなに病院ですか.		
	ここは何階ですか.	階	
	ここはなに地方ですか.(例：関東地方)		
3(3点)	物品名3個(相互に無関係) 検者は物の名前を1秒間に1個ずつ言う. その後, 被験者に繰り返させる. 正答1個につき1点を与える. 3個すべて言うまで繰り返す(6回まで). 何回繰り返したかを記せ___回		
4(5点)	100から順に7を引く(5回まで). あるいは「フジノヤマ」を逆唱させる.		
5(3点)	3で提示した物品名を再度復唱させる.		
6(2点)	(時計を見せながら)これは何ですか. (鉛筆を見せながら)これは何ですか.		
7(1点)	次の文章を繰り返す.「みんなで, 力を合わせて綱を引きます」		
8(3点)	(3段階の命令) 「右手にこの紙を持ってください」「それを半分に折りたたんでください」「机の上に置いてください」		
9(1点)	(次の文章を読んで, その指示に従ってください)「眼を閉じなさい」		
10(1点)	(なにか文章を書いてください)		
11(1点)	(下の図形を書いてください)		
		得点合計	(最高点30点)

(Folstein, A.F., Folstein, S.E., McHugh, P.R. による)

2 今日の外来

　外来を行っていると，次のような患者が来院された．図 3-53 a~h を
みて，診断を試みてほしい．ここには簡単な解答を示しておく．

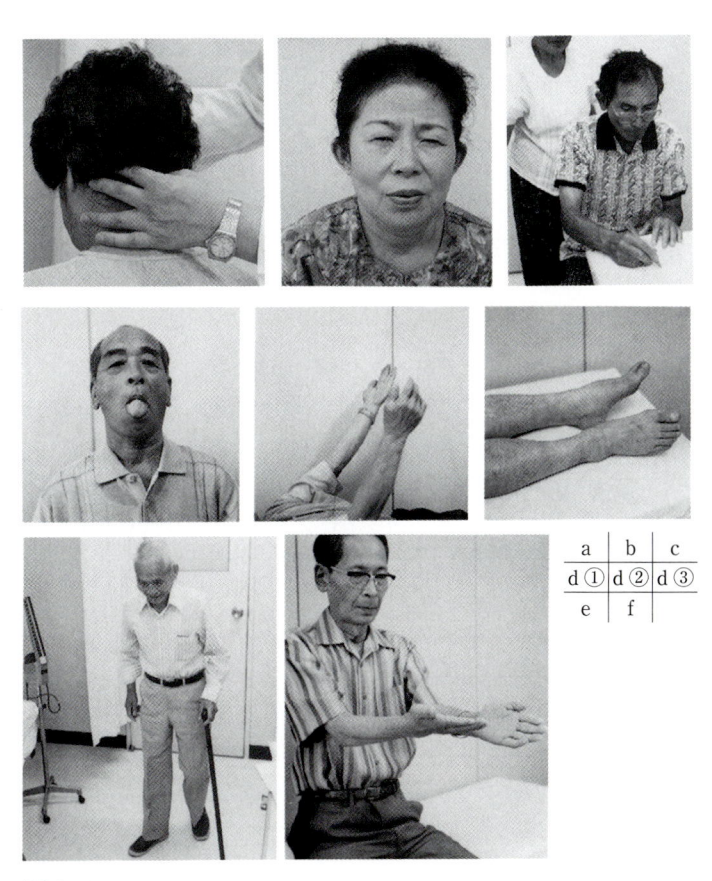

a	b	c
d①	d②	d③
e	f	

図 3-53　a~f

64　3 神経学的診察

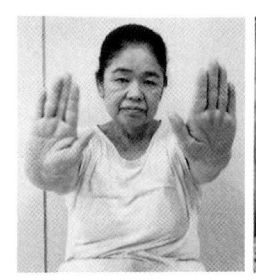

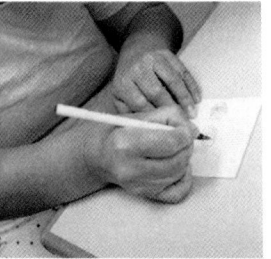

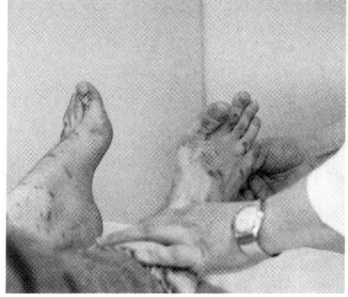

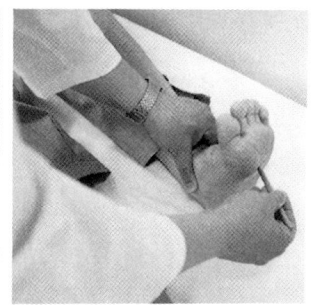

Reflex	Absent	−	Slightly active	++
	Sluggish	±	Very active	+++
	Normal	+		

	R	L
Jaw	+	
Wartenberg	−	−
Hoffmann	−	−
Babinski	+	+
Chaddock	+	+
Rossolimo	+	+
Ankle clonus	+	+

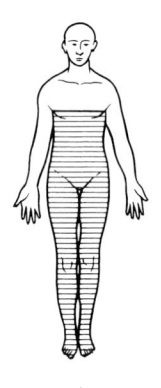

g ①	g ②
h ①	h ②
h ③	h ④

図 3-53　g, h

a：筋緊張型頭痛で大後頭神経に圧痛(＋).
b：Meige 症候群，両眼瞼にスパスムス(＋).
c：パーキンソン病，仮面様顔貌.
d：脳血栓による右不全麻痺.
　① 舌は右へ偏位.
　② Barré 徴候が右で陽性.
　③ 右下肢は不全麻痺で外旋位をとっている.
e：右不全麻痺で右下肢は回旋歩行をする.
f：左不全麻痺があり，左で Barré 徴候(＋).
g：本態性振戦で，両手を前に出して保持すると右手の振戦があり(①)，右手でうず巻きを書くとき振戦(＋)(②)．この症例では声や頸にも振戦がある．
h：Th$_5$ レベルのミエロパチーで，両側の Babinski 反射陽性(①，②)，両下肢の反射亢進(③)，Th$_5$ 以下の感覚障害(④)と，膀胱・直腸障害あり．検査は MRI が有用．足の皮疹はアトピー性皮膚炎で小児期よりあり，神経徴候とは関係ない．

3 神経学的レベル診断

　上記のような神経学的診察をすると，麻痺やその他の神経学的所見が明らかになるので，人形の絵に障害のある部分を斜線で示すとよい．**図 3-54** は大脳，脳幹，脊髄，末梢神経系，神経筋伝達の障害を来す疾患，筋肉疾患と上から下に神経系を追うとき，どのような臨床所見の特徴があるかを図示したものである．

　麻痺に関しては，特に脳幹に病変があって交代性片麻痺が起こったりする病態を解剖学的によく理解する必要がある．中脳，橋，延髄の各レベルで起こる代表的な障害部位を**図 3-55〜57** に示す．

　このように，レベル診断を臨床的に行った後に，検査のプランを立てるとよい．

神経系の障害部位	異なるレベルの障害によって生じる麻痺の臨床的特徴
大脳皮質 　単麻痺（図①又は②） 内包 　片麻痺（図③） 脳幹 　交代性片麻痺（図④） 　（脳神経は病側，体は反対側の麻痺を来す）	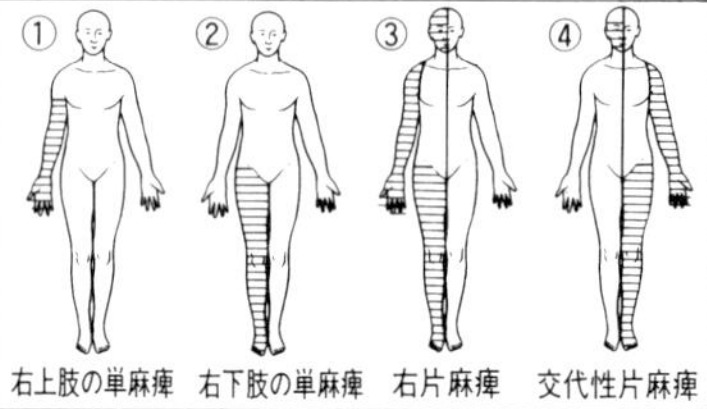 ① 右上肢の単麻痺　② 右下肢の単麻痺　③ 右片麻痺　④ 交代性片麻痺
脊髄障害 　対麻痺（図⑤） 　Brown-Séquard 　症候群（図⑥）	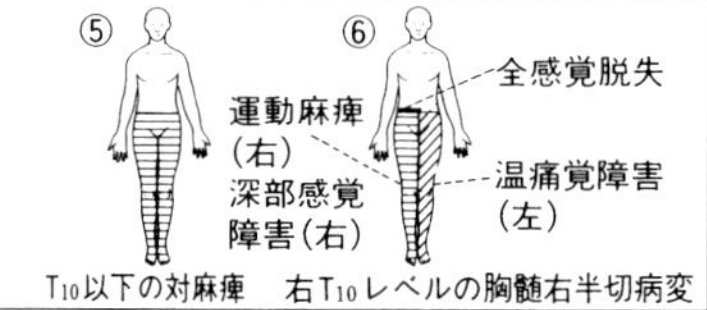 ⑤ T₁₀以下の対麻痺　⑥ 右T₁₀レベルの胸髄右半切病変 運動麻痺（右），深部感覚障害（右），全感覚脱失，温痛覚障害（左）
ニューロパチー（図⑦） 重症筋無力症（図⑧） ミオパチー（図⑨）	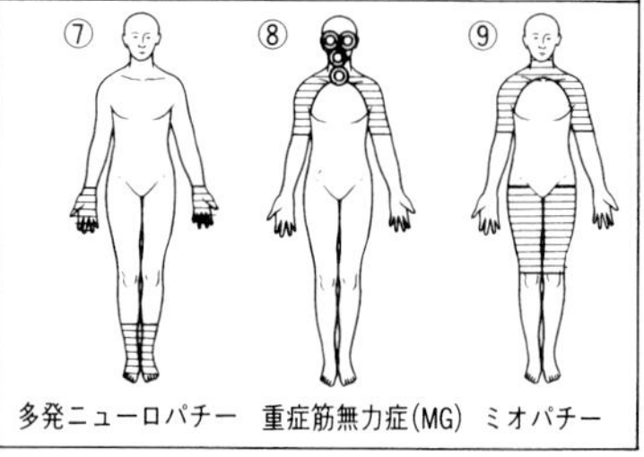 ⑦ 多発ニューロパチー　⑧ 重症筋無力症(MG)　⑨ ミオパチー

a) 大脳皮質：反対側の単麻痺，広範な場合は片麻痺になることもある（上図①，②）．
b) 内包：神経線維が集まってくるので反対側の片麻痺（上図③）．
c) 脳幹：交代性片麻痺（病側の脳神経麻痺と反対側の片麻痺）（上図④）．
d) 脊髄：多くは対麻痺（両下肢の麻痺）の型をとるが，頸髄レベルでは四肢麻痺となる．レベルのある運動障害，レベルのある感覚障害と膀胱直腸障害を来す（上図⑤，⑥）．
e) 末梢神経：四肢遠位部に靴下・手袋型に障害を来し，手先・足先の脱力と感覚障害を来すことが多い．進行すると遠位部のみならず近位部にも障害が及ぶが，麻痺は遠位にいくほど強いという特徴がある（上図⑦）．
f) 神経筋接合部：この部分の疾患で一番多いのは重症筋無力症で，易疲労性（動作時疲れやすく，休むとまた力が出る），日内変動（朝より疲れの出る夕方によく脱力を訴える．稀に逆）を認める．脱力の部位は目の周囲（眼瞼下垂，複視），口や咽頭（構音障害，嚥下障害），呼吸筋の障害（呼吸困難）が起こる他，上肢近位筋の脱力，頸部挙上困難がよく起こる（上図⑧）．
g) 筋肉：多発性筋炎などでみられるように，上肢・下肢近位筋の脱力であるから，具体的にはふとんの上げ下ろし，しゃがみ立ちの障害がくる（上図⑨）．

図 3-54　神経系の障害部位と麻痺の特徴

（栗原照幸：運動麻痺・失調．治療 71：203-120, 1989 より）

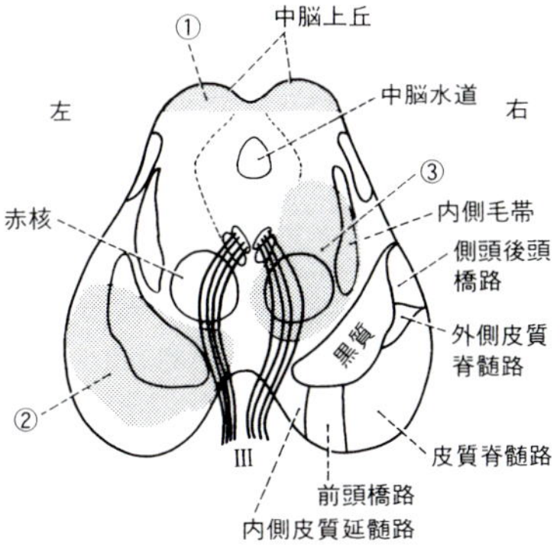
①
中脳上丘
左
中脳水道
右
③
赤核
内側毛帯
側頭後頭
橋路
黒質
外側皮質
脊髄路
②
III
皮質脊髄路
前頭橋路
内側皮質延髄路

① Parinaud 症候群
上方注視麻痺
② Weber 症候群
左の動眼神経麻痺
右の片麻痺
③ Benedikt 症候群
右の動眼神経麻痺
左の顔面の感覚低下,
左の振戦，舞踏病

図 3-55 中脳の横断面

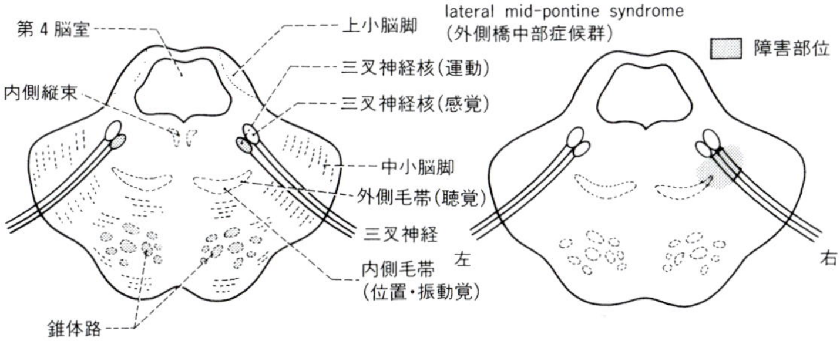
第 4 脳室
上小脳脚
lateral mid-pontine syndrome
(外側橋中部症候群)
障害部位
内側縦束
三叉神経核(運動)
三叉神経核(感覚)
中小脳脚
外側毛帯(聴覚)
三叉神経
左
右
内側毛帯
(位置・振動覚)
錐体路

図 3-56 a 橋中部の横断面

灰色の部分が障害されると，右の顔面の感覚障害と咬筋の麻痺を来し，左側の聴力障害を来す．脳底動脈の枝の短回旋動脈の閉塞によって起こる．

①+② Foville 症候群
右の外転神経麻痺
右の顔面神経麻痺
左の片麻痺
② Millard-Gubler 症候群
右の顔面神経麻痺
左の片麻痺
③ 小脳橋角部腫瘍症候群
聴神経腫瘍で右小脳橋角部に圧迫が加わると起こる症状．脳神経VIII，V が主に障害されるが，図のようにVI，VIIも障害されることがある．

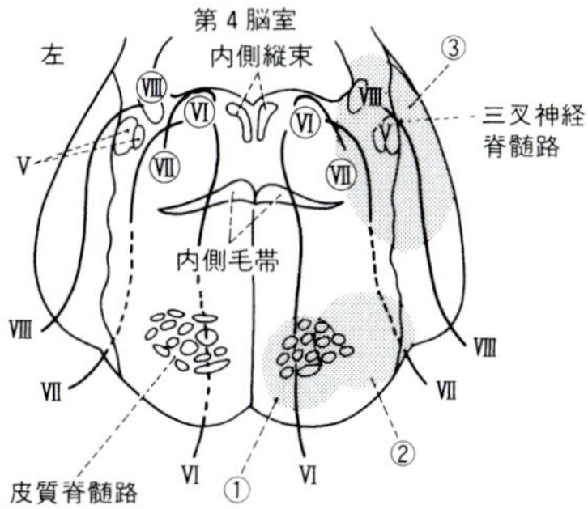
第 4 脳室
左
内側縦束
③
VIII
VI
VI
VIII
三叉神経
脊髄路
V
VII
VII
内側毛帯
VIII
VIII
VII
VII
②
皮質脊髄路
VI
①
VI

図 3-56 b 橋下部の横断面

3 神経学的診察

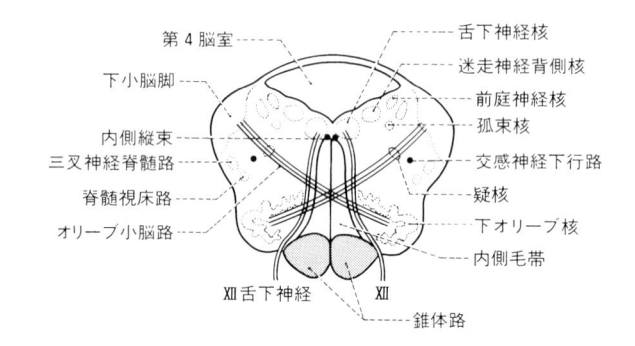

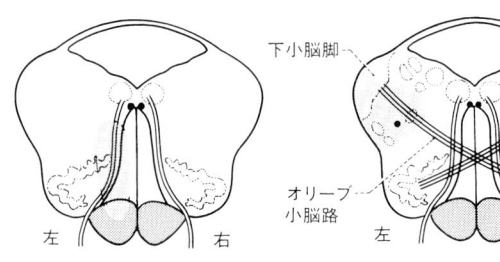

上図ラベル（延髄横断面）:
- 第4脳室
- 下小脳脚
- 内側縦束
- 三叉神経脊髄路
- 脊髄視床路
- オリーブ小脳路
- 舌下神経核
- 迷走神経背側核
- 前庭神経核
- 孤束核
- 交感神経下行路
- 疑核
- 下オリーブ核
- 内側毛帯
- 錐体路
- XII 舌下神経

左下図: 舌下神経交代性片麻痺

薄い灰色の部分の障害が起こると，左の舌の麻痺，右半身の片麻痺および右の深部感覚障害を来す．

右下図: Wallenberg 症候群（lateral medullary syndrome ともよぶ）

下小脳脚／オリーブ小脳路

椎骨動脈または後下小脳動脈の閉塞によって薄い灰色の部分が障害されると，延髄外側部の障害が起こって複雑な症状を呈する．左の顔面の疼痛，しびれ感，温痛覚の障害，小脳失調，Horner 症候群，嚥下障害，嗄声，構音障害，軟口蓋，咽頭と喉頭筋麻痺，および右の体幹と上下肢の温痛覚障害をみる．なお，Horner 症候群は薄い灰色の部分に含まれる交感神経下行路が障害されるために起こり，左の眼瞼下垂，瞳孔縮小，眼球陥入，顔面の発汗低下を来す．

図 3-57 延髄の横断面

〔図 3-55〜57：厚東篤生，阿部敏明，岩田　誠，他（編）：NIM FUNDAMENTALS 神経．医学書院，1986 より〕

表 3-8 疾患の部位と検査の進め方

疾患の部位	神経学的臨床検査	一般臨床検査
1. 大脳の疾患 1) 脳血管障害	① 頭部 CT，頭部 MRI ② くも膜下出血，AVM を疑うときは脳血管写(4 vessels) ③ 腰椎穿刺(くも膜下出血でも①を先にする)	尿蛋白，尿糖，末梢血(Hb, Ht, WBC)，赤沈，凝固検査，血清電解質，総コレステロール，中性脂肪，HDL-コレステロール，尿酸，ECG(特に不整脈，虚血性心疾患)，胸部 X 線，高血圧(原因の検査)，血糖，75 gOGTT, IRI, HbA1c，尿糖 日の計測と follow-up
2) 痙攣	① 脳波 ② 頭部単純 X 線 ③ 頭部 CT，頭部 MRI ④ 髄液検査	血清電解質(Ca を含む)，血糖，血液ガス，酸塩基平衡，胸部 X 線
3) 脳腫瘍	① 頭部 CT，造影 CT ② 単純頭部 X 線 ③ MRI，造影 MRI ④ 脳血管写	胸部 X 線，ECG，末梢血，血清電解質，腫瘍マーカー，尿検査，尿電解質，血清と尿の浸透圧
4) 中枢神経系感染症	① 頭部 CT(単純ヘルペス脳炎，結核性髄膜炎，脳膿瘍では有用) ② 髄液検査，圧，外観，細胞数，糖，蛋白，Cl，墨汁染色，培養，抗体価	赤沈，CRP，末梢血，血清電解質，血糖
5) 脱髄性疾患 (脳・小脳・脳幹および脊髄)	① 頭部および脊髄 MRI(CT よりよい) ② 髄液の oligoclonal IgG band, myelin basic protein, CSF のリンパ球増多 ③ 大脳誘発電位(VEP) ④ 血清 NMO-IgG	赤沈，末梢血
6) 変性疾患	① 頭部および脊髄 MRI ② 髄液検査 ③ 髄液 HVA(homovanillic acid)	血液検査，赤沈，CRP，電解質，血中のホルモン(甲状腺ホルモン，コーチゾル，ACTH)，血圧測定(臥位と立位)，cystometry，発汗試験，R-R interval，尿中 17-OHCS, 17-KS

(表 3-8 つづき)

疾患の部位	神経学的臨床検査	一般臨床検査
2. 脳幹, 小脳疾患	① 頭部 CT, 頭部 MRI(後者がよい) ② 髄液検査 ③ 末梢神経伝導速度(失調がみられる Refsum 病でニューロパチーもある) ④ 聴性脳幹反応(ABSR)	胸部 X 線, 肝機能検査, 血清脂質, 末梢血液像, ECG
3. 脊髄疾患	① 脊椎 X 線(正面, 側面) ② 脊髄, 脊椎の MRI ③ ミエログラフィー ④ 髄液検査(蛋白, 細胞数, 細胞診), 通過障害の有無をみる ⑤ 針筋電図(前角細胞の障害を診る)	胸部 X 線, 腹部エコー, 尿検, cystometry, 末梢血, 肺活量, 血液ガス
4. 末梢神経疾患	① 末梢神経伝導検査, 針筋電図 ② 末梢神経生検 ③ 髄液検査	末梢血, 血糖, BUN, creatinine, 糖負荷試験, HbA1c, アルコールによる肝障害の有無(AST, ALT, γGTP, 蛋白分画), 尿の Schwatz-Watson 検査, 胸部 X 線
5. 神経筋伝導障害	① テンシロンテスト ② 神経反復刺激検査 ③ 胸部 X 線(側面とその断層撮影) ④ 抗 Ach レセプター抗体価 ⑤ 胸部 CT(胸腺の検査)	末梢血, 肺機能, 血液ガス, 喀痰の細胞診
6. 筋疾患	① 血清 CPK(CK), aldolase, LDH ② 針筋電図 ③ 筋生検, 組織化学染色	赤沈, CRP, 末梢血, 腫瘍マーカー, 尿検, RA, RAHA, ANA, LE test, 胸部 X 線, 腹部エコー, 乳酸, ビルビン酸

〔栗原照幸, 他(編):モダンコンセプト神経内科II. pp105-106, 医学書院, 1991 より〕

4 臨床検査の進め方

　表3-8は，大脳から筋肉にいたるまで上から下へ神経系を各レベルで考え，一般検査と神経学的臨床検査をまとめたものである．

　このように，神経系は各レベルで独特の徴候を呈するので，次にその原因が何であるかを臨床検査から見出していくわけである．そして，原因に応じて治療計画を立てる．いったんこの流れが身につくと，神経疾患は理路整然とした，親しみやすい，興味深い分野であると考えられる．

参考文献
1) 厚東篤生，阿部敏明，岩田　誠，栗原照幸（編）：NIM FUNDAMENTALS 神経．p23, 60, 153, 155，医学書院，1986
2) 栗原照幸，木下和夫：神経病レジデントマニュアル．pp4-10，医学書院，1987
3) 栗原照幸：運動麻痺・失調．治療71：204-210, 1989
4) 本多虔夫：ベッドサイドの神経学的検査．medicina 20：1258-1265, 1983
5) 栗原照幸：ベッドサイドでのneurological work-up．栗原照幸，田代邦雄，水野美邦（編）：モダンコンセプト神経内科1．pp96-106，医学書院，1991
6) Devinsky O, Feldmann E：Examination of the cranial and peripheral nerves. p33, Churchill Livingstone, 1988
7) Estanol BV, Marin SM：Mechanism of the inverted supinator reflex. A clinical and neurophysiological study. J Neurol Neurosurg Psychiatry 39：905-908, 1976
8) 栗原照幸：神経症候—リアルタイムの診療．medicina 29：2158-2179, 1992
9) Nakamura K, Morrison SF：A thermosensory pathway mediating heat-defense responses. Proc Natl Acad Sci 107(19)：8848-8853, 2010
10) Webb Haymaker：Bing's Local diagnosis in neurological diseases, Fifteenth edition. The C. V. Mosby Company, 1969
11) 小幡邦彦，外山敬介，高田明和，他：新生理学　第2版．文光堂，1999
12) Hong JH, Son SM, Jang SH：Identification of spinothalamic tract and its related thalamocortical fibers in human brain. Neurosci Lett 468：102-

105, 2010
13) Polgár E, Wright LL, Todd AJ : A quantitative study of brainstem projections from lamina I neurons in the cervical and lumbar enlargement of the rat. Brain Res 1308 : 58-67, 2010
14) Kashiwamura Y, Kawai M, Ogasawara J, et al : Hyperalgesia with loss of temperature sensation in one side of the body due to pinpoint infarction of contralateral spinothalamic tract. Rinsho Shinkeigaku 49 : 262-266, 2009
15) Ren Y, Zhang L, Lu Y, et al : Central lateral thalamic neurons receive noxious visceral mechanical and chemical input in rats. J Neurophysiol 102 : 244-258, 2009

4 意識障害・昏睡

1 一般原則

　昏睡患者では一般に重篤な状態にあることが多く，また生体の防御反応が低下しているため，まず**救命処置**を行って，バイタルサインを確保しつつ，**原因診断を進める**ことが必要である．診療の手順は以下のようになる．
　① 蘇生(呼吸，循環の確保)
　② 原因診断
　③ 経時的変化の把握(serial monitoring)
　④ 治療

2 救命処置およびバイタルサインの確保

　脈拍，呼吸，血圧，体温，瞳孔を検査し，特に患者の気道を確保することが大切である．

1. 入れ歯，吐物などで**気道閉塞**が起こらないように観察し，異物は除去する．必要に応じエアウェイを入れ，チアノーゼがあったり自発呼吸が不十分なら気管内挿管をする．呼吸管理にあたっては動脈血の血液ガスの所見をみながら行う．外傷に起因しているときは，頸椎の損傷を伴っていることを念頭におき，挿管時の頸の捻転に注意する．

2. 嘔吐のある患者では，顔を横に向けて吐物で気道が閉塞しないような体位をとらせることが大切である．

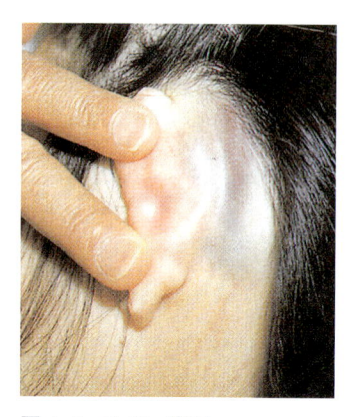

図 4-1　Battle 徴候
耳介後部の皮下出血(木下和夫先生ご提供)

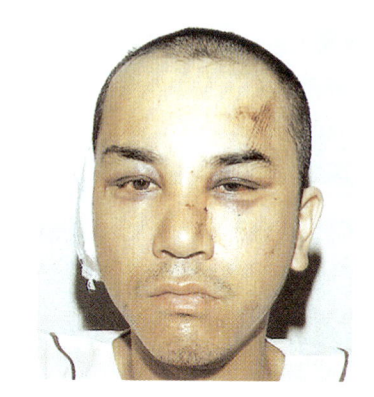

図 4-2　パンダの目徴候(頭部外傷)
眼窩部骨折による(木下和夫先生ご提供)

3 気道が確保されても**循環**が悪ければ酸素や養分が運搬されないので，皮膚，爪，粘膜の色をみて注意しながら，血圧，脈拍を経時的に管理，記録する．尿量を記録して腎血流量も十分あることを確認する．また**膀胱の充満**がないかどうか，尿閉なども気をつけて尿閉があれば導尿する．得られた尿はすぐ検査し，必要に応じて**中毒・薬物など**の**検出**にも尿をとること．

4 低血糖が疑われながら，採血して血糖値がすぐ判明しない場合には，あまり待つ時間を浪費せずに，50% ブドウ糖 50 mL を静注する．低血糖による昏睡ならば，これで覚醒することがあるからである．

5 体全体をチェックして**外傷**，**出血**，**骨折**などがないかどうか注意深く観察する．

【頭部】

❶ 瞳孔不同と散瞳側の対光反射遅延──→頭蓋内占拠性病変が疑われる(血腫，腫瘍などによる動眼神経の圧迫によって起こる)．

❷ Battle 徴候(図 4-1)，パンダの目徴候(図 4-2)，耳孔，鼻腔からの出血，髄液漏出の有無──→乳様突起骨折，眼窩骨折，頭蓋底骨

折などが疑われる．
　❸ 頭蓋内占拠性病変，頭蓋底骨折などが疑われたら，直ちに脳神経外科へコンサルテーションする．
　❹ 頭蓋内出血でショックを起こすことはない．
【頸部】
　❶ 四肢麻痺，呼吸障害，胸郭の動き──→頸髄損傷，頸椎骨折など．
　❷ 項部硬直──→くも膜下出血や髄膜炎などが疑われる．
【胸部，腹部】
　❶ 脾臓破裂など腹部に出血していることもあるので注意．
【四肢】
　❶ 骨折や外傷による出血に注意．
6 末梢血，血液生化学，電解質のための採血をし，呼吸の状態によっては血液ガスも検査し，PaO_2 が 60〜70 mmHg 以下ならば酸素を与える必要がある（PaO_2 の正常値は 85〜95 mmHg）．

　　$PaCO_2$ は 40 ± 5 mmHg が正常値であるが，$PaCO_2$ が酸素を与えることによって増加するような場合は，CO_2 ナルコーシスになる危険があるので，$PaCO_2$ が 50 mmHg 以上になったときには，酸素を 0.5〜1 L/分と少量与えて様子をみる（15 分後に血液ガスをチェックする）か，人工呼吸に切り換えるとよい．

7 できるだけ大きめの針を入れて早めに血管確保を行い，点滴を開始する．18 か 19 ゲージの針を入れておけば，輸血の必要が生じてもすぐに用いられる．

8 進行する低血圧では，どこかに出血源のある場合が多いので，止血を図るとともに輸血を必要とすることがある．血液型を早めに検査しておく．

9 敗血症によるショックのこともあるので，必要に応じて血液培養をする．

3 病歴の聴取

　速やかに，要領よく，目撃者や家族から問う．また目撃者や家族はすぐには帰さないこと．質問すべきことは次の通りである．

❶ 発症は急性であったか，もしくは緩徐であったか？
❷ 意識障害が起こったときの状況，行動はどうだったか？
❸ 意識状態が経過中に悪化しているようにみえるか，もしくは良くなっているようにみえるか？
❹ 外傷はあるか？
❺ 薬物摂取，空いた薬ビンなどはあるか，うつ病の既往歴はあるか，最近の精神状態はどうだったか？
❻ 痙攣の有無，てんかんの既往歴と服薬状況は？
❼ 糖尿病，高血圧，心肺疾患，胃・十二指腸潰瘍，妊娠，およびその他の全身疾患はあるか，最近の治療状況はどうだったか？
❽ 脳血管障害の既往歴，頭痛の既往歴はあるか？
❾ 酒，タバコの習慣はあるか？

4 意識障害の程度の経時的な観察・記録

■1 意識障害の程度

❶ **傾眠（somnolence）**：意識障害の軽いもので，すぐにうとうとするが，時に清明となる病的眠気の状態で，外界の刺激に対して覚醒は容易である．検者の質問には応じられる．
❷ **昏迷（stupor）**：傾眠より意識レベルは低下しており，軽い刺激に対して覚醒は困難．皮膚をつまむなどの中等度の疼痛，大きな音，強い光に対して反応がみられるが，刺激が与えられないとすぐに意識がなくなる．
❸ **昏睡（coma）**：外部からのいかなる刺激に対しても無反応状態で，最も高度な意識障害の状態である．

2 経時的な観察の必要性

　治療によって良い方向に向かっていれば意識障害は改善するが，血腫が大きくなったり，再出血が起こったり，脳浮腫が増悪したりして，脳ヘルニアが進行する際には意識状態が悪くなる．

　また代謝性脳症でも，低血糖などが改善されたり，電解質異常が是正されれば意識障害は軽くなったり清明になるので，治療がうまく進行しているか否かの目安となる．

3 経時的な意識レベルの評価法

　意識障害が急激に悪化しているようであれば，短時間ごとにバイタルサイン，瞳孔をチェックし，記録しておく．意識レベルを評価する方法として，3-3-9度方式(JCS)〔表3-4(59頁)〕とグラスゴー方式(GCS)〔表3-5(60頁)〕がある．

4 意識レベル，血圧，呼吸，瞳孔の大きさなど，経時的に記録する．

　当直医，交代した看護師にこれらの推移がわかるようにする．

5 原因の検索

　意識障害の原因は大きく3つに分けて考える．

❶ 両側大脳半球が機能的または器質的に障害された場合．片側大脳半球でも出血や広範な障害なら意識障害を来す．

❷ 代謝異常，中毒など，びまん性に機能障害を来し，両側大脳半球と脳幹の両方が障害されている場合

❸ 脳幹(中脳と橋)の機能的または器質的障害がある場合

これら3つを次のように鑑別する．

1 瞳孔および対光反射はどうか？

❶ 一側の瞳孔が散大し，対光反射が減弱もしくは消失する場合——動眼神経の圧迫をまず疑う．瞳孔が散大している側のテント切痕ヘルニアなど同側の占拠性病変(脳腫瘍，脳内出血，硬膜下血腫など)による動眼神経の圧迫や，内頸動脈・後交通動脈分岐部の動脈瘤による動眼神経の圧迫を考え，脳神経外科にコンサルテーショ

ンを行い，早急な処置を要する(83頁)．
❷ 瞳孔の大きさは5～6 mmで対光反射は消失しているが，毛様体脊髄反射(ciliospinal reflex)は保たれている(頸や胸部，上肢をつねると瞳孔が散大する)場合──→中脳の障害を疑う(中脳被蓋に病変があると対光反射が消失する)．
❸ 両側の瞳孔散大と外眼筋麻痺の両方を来している場合──→動眼神経が核から出て大脳脚の間へ出るまでの中脳の中で障害されていると考える(二次的出血)．
❹ 瞳孔が両側ともpin-pointに縮瞳している場合──→橋の障害を疑う(橋の障害では，被蓋を交感神経が通過していて，これが遮断されるので縮瞳が生じる)．
❺ Horner症候群を来し，眼瞼下垂と瞳孔縮小を来しているが，対光反射は消失していない場合──→延髄外側部の障害によるWallenberg症候群を疑う．同症候群では，同側のHorner症候群を来す．
❻ 薬物では，アトロピンとスコポラミンは瞳孔散大，モルヒネなどのオピウム類は針先瞳孔(pin-point pupil)を来す．
❼ 無酸素症では，瞳孔は散大し，対光反射も消失する．
❽ その他，代謝性脳症で縮瞳を認めることが多い．

2 人形の目現象(doll's head eye movement)がみられるか？

　患者の両眼瞼を開けたまま頭を左右に回転させると，正常の場合，眼球は左右とも回転方向とは無関係に元の位置を保とうとする(人形の目現象)のに対し，内側縦束(medial longitudinal fasciculus：MLF)が障害された場合は，共同運動に障害を来し，この現象は消失する．人形の目現象が消失しているときには，より刺激の強い冷水カロリック・テストを行う．

3 冷水カロリック・テストで共同偏視がみられるか？

　耳鏡で鼓膜が破れていないことを確認してから，頭部を30°挙上し，一方の耳に冷水を入れ，外耳道を経て三半規管のうち水平三半規管を刺激する．**昏睡患者で，脳幹に病変がないときには，両眼球が冷水を入れ**

た耳のほうへ共同偏視し，眼振の速い動き（fast phase）がその反対方向にみられる．深い昏睡の際は，この眼振は消失して共同偏視だけが起こるが，共同偏視がみられれば，脳幹を縦に走る内側縦束を通ってⅢ，Ⅳ，Ⅵ番の脳神経核が三半規管からの刺激に応じて働いていることを示し，脳幹の器質的障害はないといえる．冷水カロリック・テストは一側が終了したら，3分間ほど休んで他側を行う．

4 **2**と**3**より昏睡の原因が脳幹の器質的障害によるか否かを確認する．
- ❶ 人形の目現象消失，冷水カロリック・テストで共同偏視なし⟶脳幹の器質的病変
- ❷ 人形の目現象あり⟶次の**5**か**6**のどちらかである．

5 代謝性脳症，またはびまん性脳障害

次の疾患に注意する．
- ❶ 薬物その他の毒物による中毒
- ❷ ビタミン B_1 欠乏症（Wernicke脳症：眼球運動障害，眼振，無欲状態，失調性歩行を主徴とする．アルコール依存症の患者に多い），その他の欠乏症（ビタミン B_{12}），低血糖および栄養障害
- ❸ 低酸素症による脳症
- ❹ 脳炎，髄膜炎
- ❺ てんかん発作（発作後のもうろう状態，および重積発作）
- ❻ 脳振盪

6 両側大脳半球の障害

これを来す器質的疾患としては次のものに注意する．
- ❶ 高血圧性脳出血
- ❷ 脳動静脈奇形からの出血
- ❸ 脳梗塞（特に優位半球の大きな梗塞で周囲に脳浮腫を伴う場合．一側の小梗塞では昏睡とはならない）
- ❹ 脳腫瘍（周囲の脳浮腫および圧排作用，ヘルニアなど，脳腫瘍周囲への影響がある場合）
- ❺ 硬膜下血腫
- ❻ 硬膜外血腫（頭部外傷に際し，中硬膜動脈が切断して動脈性出血が

起こり，急速に血腫ができる）
- ❼ 脳膿瘍（周囲の脳浮腫が強い）

7 眼底検査
うっ血乳頭，眼底出血

8 その他
以上の他に心因性疾患があり，特にヒステリーでは意識消失，失神などを来すことがあるので，鑑別診断を行って不必要な検査はしないよう配慮しなければならない．

6 診断の決め手となる臨床所見

理学的所見で特に決め手となる昏睡患者の臨床所見には次のものがある．
- ❶ 呼吸
  - Cheyne-Stokes 呼吸 ──→ 間脳障害
  - 中枢神経性過呼吸 ──→ 中脳障害
  - 無呼吸性呼吸（持続性吸息）──→ 橋の障害
  - 失調性呼吸，呼吸停止 ──→ 延髄障害
- ❷ 瞳孔の大きさ，対光反射
- ❸ カロリック・テスト
- ❹ 運動機能，体位，麻痺（arm-dropping test をしたり，疼痛刺激に対する回避をみる）
- ❺ 腱反射，病的反射，表在反応

これらを用いた昏睡の原因となる部位診断法を表 4-1 にまとめた．

7 検査プランの立て方と鑑別点

1 尿検査
糖尿病性ケトアシドーシス，腎疾患，肝疾患，薬物や毒物の検査

2 末梢血
貧血，出血によるショックと昏睡，敗血症や重症な感染症がないか

表4-1 意識障害と臨床所見

障害部位	呼吸	瞳孔の大きさ/対光反射	温度試験（カロリック・テスト）	運動機能
器質病変なし心因性	正常または過呼吸	2～3 mm/あり	律動性眼振あり. 右および左でそれぞれ正常	刺激にふさわしい反応
大脳半球	ため息. 正常またはCheyne-Stokes呼吸	2 mm/あり	共同偏視	(不全)麻痺 筋緊張の障害 (paratonia)
間脳	正常またはCheyne-Stokes呼吸	1.5～2 mm/あり	共同偏視	(不全)麻痺 decorticate
鉤回嵌入 (uncal herniation)	正常または中枢神経性過換気	左右不同，ヘルニアのあった側で散大または減弱または消失	病側動眼神経麻痺	瞳孔散大側と同側または反対側の不全麻痺，筋緊張の障害 (paratonia)
中脳	Cheyne-Stokes呼吸または中枢神経性過換気	中央に固定. 4～6 mm/消失	反応減少または核間性眼筋麻痺	decorticateまたはdecerebrate rigidity (除脳硬直)
橋	無呼吸性	瞳孔縮小してpin-point/一時的に消失	反応なし	除脳硬直または下肢の屈曲反射
延髄（ここのみでは意識は消失しない）	失調性または呼吸停止	瞳孔縮小(2 mm)/あり	正常	弛緩性麻痺または下肢の屈曲反射

[Plum F : Organic disturbances of consciousness. Critchley M, O'Leary JL, Jennett B(eds) : Scientific foundations of neurology. pp193-201, FA Davis Company, 1972より]

否か，血小板低下による出血傾向，異常な細胞—腫瘍細胞など

3 血清電解質

低Ca血症によるてんかん発作，高または低Na血症，高Ca血症による精神症状など

4 血液生化学

低血糖：てんかんや意識障害，肝機能・腎機能障害，栄養状態：総蛋白やA/G比

5 血液ガス

低酸素血症，高炭酸ガス血症：CO_2ナルコーシス，アシドーシス，アルカローシス

6 頭部単純X線撮影

正面，側面，タウンの3方向(松果体の石灰化があれば，その左右への偏位がないか否かみる．骨折線や指圧痕をみる．トルコ鞍の拡大や脱灰をみる．瞳孔不同があれば，まずCTを撮る．

7 胸部単純X線撮影

肺炎は昏睡患者によく合併する．頭蓋内圧亢進があると肺水腫をみることも多い．

8 頭部CT

出血や器質的疾患の有無をみる．しかし，動脈瘤などはCTで見出せないこともあるので注意．

9 髄液検査

髄膜炎，脳炎では診断の決め手になる．脳卒中では髄液が血性でないからといって,脳実質内小出血を否定するものではないことに注意．

10 脳動脈瘤，脳動静脈奇形を疑う場合は脳血管撮影

脳動脈瘤では4-vessel angiographyをする．脳動静脈奇形は成人発症のてんかんの原因として重要で，てんかんの他にくも膜下出血を来すこともある．

11 脳波

バルビタール類の中毒(自殺未遂)

8 治療の基本方針

1 バイタルサインの確保

2 輸液：意識障害の原因がはっきりしないときは，ともかく 50% のグルコースを試しに静注してみる．これで低血糖の場合は意識がすぐ改善する．アルコール依存症が少しでも疑われれば，サイアミン（ビタミン B_1）を入れてみる．

3 代謝性異常があれば，その是正

4 低酸素血症，低血糖，電解質異常，酸塩基平衡の異常には特に注意して改善させること（患者が自分で訴えないので，医師側でチェックする必要がある）．低 Na 血症では電解質の補正をゆっくり行うこと（補正を速く行うと，中心性橋脱髄症 central pontine myelinolysis を来すことがある）．

5 CT により器質的病変が見出されれば，原疾患の治療のために早期に脳神経外科にコンサルテーションする．外科的治療を要する疾患は，脳動脈瘤破裂，脳動静脈奇形（の破裂）からの出血や，それによるてんかん発作，硬膜外血腫，硬膜下血腫，脳内出血，小脳出血など．

❶ 20% マンニトール 200 mL，i.v.,
デカドロン注 4～10 mg，i.v. 6 時間ごと

❷ 頭蓋内圧が高いとき，また CT などでそれが疑われるときは，腰椎穿刺による髄液の採取はしない．

❸ 脳神経外科への移送時の注意点
① 医師に同伴してもらう．
② 嘔吐による気道閉塞に注意する．
③ 舗装道路でも 50 km/時以下のスピードで移送する．
④ あらかじめ受け入れ側へ連絡をとり，患者の状態を十分電話で説明しておく．

6 自殺や他殺などのための毒物が考えられるときは，尿・血中の毒物を検出し，キレート剤，血液透析，腹膜透析を行う．または輸液を行っ

て呼吸と循環管理をしっかり行えば，時間の経過とともに自然に排泄される場合も多い．

7 昏睡時には防御反応が低下しているので，そのために起きる合併症や二次的障害を予防しなければならない．看護の重要性が問われる．

❶ 体位変換──→2時間ごとに1回行って褥瘡の予防をする．

❷ 拘縮の予防──→良肢位をとる．

❸ 廃用性筋萎縮の予防──→1日に3%ずつ筋萎縮が進むのでこのことに留意し，受動運動を行ってできるだけ長期臥床は避ける．

❹ 肺炎，尿路感染症の予防
　① 誤嚥に注意し，初期には栄養は輸液で行って鼻腔栄養はしばらく待つ．
　② 体位変換，喀痰の排泄に努める（体位ドレナージ）．
　③ 尿路感染は留置カテーテルを長く入れておくと必発であるから，膀胱洗浄を行ったり尿量を1日2,000 mL以上に保つように努める．可能であれば間欠導尿が望ましい．
　④ 必要に応じて尿検を繰り返し行い，適切な抗菌薬を早期に用いる．
　⑤ 尿を酸性にすると膀胱炎を起こしにくいので，ビタミンCを与えたり，クランベリー（ツルコケモモ）ジュースを与えると，慢性的な膀胱炎の治療となる．キッコーマン（株）から市販されている．
　⑥ 意識が改善すれば，できるだけ早期に留置カテーテルを抜去する．

❺ 結膜・角膜が乾かないよう保護する．

参考文献
1) Plum F, Posner JB：Diagnosis of stupor and coma. FA Davis Company, 1969
2) Plum F：Organic disturbances of consciousness. Critchley M, O'Leary JL, Jennett B(eds)：Scientific foundations of neurology. pp193-201, FA Davis Company, 1972
3) 栗原照幸，荒木淑郎：ベッドサイドにおける意識障害患者の診断．臨床と研究 52：12-17, 1975

4) Weiner HL, Levitt LP：Neurology for the house officer, 2nd ed. pp40-44, Williams & Wilkins, 1980
5) 岩田　誠：意識の消失はなぜ起こるか．厚東篤生，阿部敏明，岩田　誠，他（編）：NIM FUNDAMENTALS 神経．pp100-117，医学書院，1986
6) 栗原照幸：橋中心髄鞘崩壊．荒木淑郎，金沢一郎，柴崎　浩，他（編）：最新内科学大系(69)神経・筋疾患5 代謝性・中毒性・神経疾患．pp208-210，中山書店，1996
7) 矢崎俊二，吉井文均：意識障害．水澤英洋，鈴木則宏，梶　龍兒，他（編）：今日の神経疾患治療指針 第2版．pp1-7，医学書院，2013
8) 栗原照幸：意識障害．杉本恒明，矢崎義雄（総編）：内科学 第9版．pp226-228，朝倉書店，2007

5 頭痛

1 よくみかける頭痛

　神経内科を訪れる患者の約 40% は頭痛を主訴としているという米国での統計(9,120 名の患者)があるが，それによれば，20% 強は片頭痛，15% 強はその他の激しい頭痛であるという．日本でも内科や神経内科を訪れる頭痛患者は多い．

2 一般原則

　頭痛を治療するにあたって大切なことは，①器質的疾患に伴う頭痛を鑑別すること，②頭痛の種類に見合った薬剤を用いること，③緊張型頭痛といわれるもののなかに抑うつ性頭痛が混在するので，精神科的問診も必要であること，などである．器質的疾患に伴う頭痛は次のように鑑別する．

❶ 神経学的局所症状の存在──→脳血管障害，脳腫瘍など
❷ うっ血乳頭の存在──→脳腫瘍，頭蓋内の血腫，水頭症など
❸ 項部硬直の存在──→くも膜下出血，髄膜炎，頸椎症など
❹ 意識障害の存在──→髄膜炎，脳炎，脳出血，くも膜下出血，脳幹梗塞，脳ヘルニアなど
❺ 知能障害の存在──→大脳皮質の広範な障害，脳炎，水頭症など

3 日常臨床に当てはまる頭痛の分類

① 緊張型頭痛
② 抑うつ性頭痛
③ 片頭痛
④ 群発頭痛
⑤ 三叉神経痛
⑥ 高血圧性頭痛
⑦ 側頭動脈炎による頭痛(日本では稀)
⑧ 髄膜炎に伴う頭痛
⑨ くも膜下出血による頭痛
⑩ 脳出血や硬膜下血腫による頭痛
⑪ 脳腫瘍による頭痛
⑫ 眼科的疾患(緑内障など)に伴う頭痛
⑬ 耳鼻科的疾患(副鼻腔炎など)に伴う頭痛
⑭ その他

4 緊張型頭痛およびうつ病に伴う頭痛

●診断の決め手

1 筋緊張または精神緊張に伴って起こる後頭部・側頭部の疼痛で,持続的であり拍動性ではない.バンドで頭を締めるような圧迫感・頭重感として表現され,肩こりをよく伴い,朝よりも疲れの出る夕方に多く起こる.

2 緊張型頭痛患者は,**外的ストレス**と**性格傾向**の両方が頭痛発症に関係している.几帳面な性格および取り越し苦労をする性格の人に多い傾向がある.ストレスとしては年齢層により異なるので**表 5-1** を参照のこと.

表 5-1　何がストレスになっているか

小・中学生：塾，教育ママ，いじめ，進学の心配
高校生　　：校友，教師，父母，進路―将来何をやりたいか自分でもわからない
20〜30代　：就職，結婚，家庭，仕事場のストレス(60%に認める)
40〜60代　：子どもの就職と結婚，子どもの一人立ちと孤独，余暇に何をするのか，夫の無理解(夫は自分の仕事が軌道に乗って楽しいときには，妻や子どもも幸福であると信じている．家族の気持ちを理解していないことがある)，家事(単調であるがやめられない，誰も手伝ってくれない，掃除，洗濯，炊事は当然のことと考えられて，評価されない)
60〜80代　：病気の心配，介護，家族との別れ，入所の心配

● 薬物療法

🔖 処方 1　下記を併用する．

カロナール錠(200 mg)　　　2 錠
セルシン錠(2 mg)　　　　　1 錠
　　1×頓用　頭痛時に服用

1 多くの症例はこの処方で十分である．

2 抑うつ性頭痛の治療

　最近は軽症うつ病が増えていて，内科外来を訪れる患者の 5.8% はうつ状態の患者であるといわれる．そして，うつ状態の患者の 50% は頭痛を訴える．不眠，食欲不振，便秘，意欲低下，罪悪感，易疲労性のある患者の場合は，処方 1 で効果がないことが多く，抗うつ薬を用いると頭痛も改善することがある．うつ病の治療には，SSRI や SNRI，三環系，四環系抗うつ薬を用いた薬物療法，心理的療法として認知行動療法がある他，社会的治療として職場での配置転換や休職，家庭での環境調整，家族のサポートなどがある．近年日本では自殺が多く，1998〜2011 年の 14 年間にわたって，毎年 30,651〜34,427 人の自殺者があり(警察庁統計資料より)，交通事故死の約 6.5 倍であり，G8 の国々の中で，日本が一番自殺の多い状況が続いている．2012 年になってようやく 27,858 人と 3 万人を下回ったが，仕事場でストレスを感じている人は 60% に上っている．企業では人件費を増やさないで，仕事を増やして業績を上げよ

表 5-2 抑うつ性頭痛の特徴と薬物の効果

① 執着性格＋几帳面
② 朝方最も悪く，夕方には軽快
③ 不眠症，熟睡障害，朝早く目が覚める，全身倦怠，食欲不振，便秘，意欲低下，集中力低下
④ 抗うつ薬：有効，鎮痛薬：無効

うとする傾向があり，1人あたりの仕事量が増えている．残業時間が1か月に80時間を超える人には産業医の面接を受けさせるよう労働安全衛生法で決められているのは，過労によってうつ病になったり，自殺することを予防する目的がある．このような状況のもとで，抑うつ性頭痛の患者も少なくない．

表 5-2 に抑うつ性頭痛の特徴と薬物の効果をまとめる．

● SSRI によるうつ病の治療

処方 2

レクサプロ錠(10 mg)　　　1 錠
　　分1　夕食後

　この薬はSSRIの1つであるが，他のSSRIと異なってアロステリック効果があるため副作用が少なく，効果の持続が長いため，1日1回の投与でよい．10 mgから始めて，これでも標的容量になっている．効果不十分なら1日20 mgまで増量できる．中止後の離脱症状が起きにくいので，よくなったときに中止するのも患者にとって楽である．

● その他の SSRI，SNRI

処方 3

パキシル錠(20 mg)　　　1 錠
　　分1　夕食後
　必要なら1日40 mgまで．錠剤の容量としては5 mg，10 mg，20 mgがある

処方 4

デプロメール錠(25 mg)　　　2 錠
　　分 2　朝・夕食後
　　必要なら 1 日 150 mg まで．錠剤の容量としては，25 mg, 50 mg, 75 mg がある

処方 5

ルボックス錠(25 mg)　　　1 錠
　　分 1　就眠前
　　必要なら 1 日 150 mg まで．錠剤の容量としては，25 mg, 50 mg, 75 mg がある．50 mg 以上は 2 回に分服する

　SNRI はセロトニンのほか，ノルエピネフリンも増やして，意欲を改善させたいときに用いるとよい．

処方 6

サインバルタ錠(20 mg)　　　2 錠
　　分 1　朝食後
　　必要なら 1 日 60 mg まで．錠剤の容量としては，20 mg, 30 mg がある

●三環系抗うつ薬

　SSRI や SNRI で効果が十分でないときは**三環系抗うつ薬**や**四環系抗うつ薬**を用いる．
　後者は SSRI より抗うつ作用が強いが，口渇などの副作用も強くなる点が問題で，SSRI より使いにくい．

処方 7

トリプタノール錠(10 mg)　　　3 錠
　　分 1　就寝前

処方 8

ルジオミール錠(10 mg)　　　3 錠
　　分 3　毎食後

❶ うつ病に伴う頭痛で，不安感の強い患者には処方6，不十分なときは量を50〜80 mg/日に増量するか，処方6と処方8を両方用いるとよい．

❷ 処方8はうつ状態を改善し，情緒を明るくする作用が強く，不安を解消する作用も中等度である．精神的な活動を高める作用も少〜中等度あるので，よい治療法である．朝，起床してなにも意欲がわかず，ぐずぐずする状況のときには処方8がよい．1日30 mgで不十分なら60 mgまで増量するとよい．

● 四環系抗うつ薬

🔗 処方9

テトラミド錠(10 mg)　　　3錠
　　分1　就眠前

　三環系抗うつ薬には副作用として，口渇，便秘などの抗コリン作用があり，処方9は四環系抗うつ薬で，口渇などの副作用は軽度になる．特に高齢者のように口渇を訴える患者では処方9の四環系の抗うつ薬を用いるとよい．

● その他の抗うつ薬

🔗 処方10

ドグマチールカプセル(50 mg)　　　3カプセル
　　分3　毎食後

　女性で処方10のドグマチールを用いると乳汁分泌を来すことがある．これは本剤のプロラクチン分泌促進作用による．スルピリドを用いると**薬剤性パーキンソニズム**を起こす可能性があるので，仮面様顔貌や動作緩慢，手首の固縮などの症状に注意して経過を追う必要がある．薬剤性パーキンソニズムが起こってきた場合はスルピリドを中止するとよい．

　抗うつ薬の上手な使い方は内科医，神経内科医にも大切である．**軽症うつ病**では，精神科医を訪れる前に内科医を受診することが多く，情緒

としてもうつ状態より**身体的症状**(**不眠，疲労感，便秘，頭痛**)を前景にすることが多いので，これらの症状をよく確認して見逃さないようにすることが大切である．

もし患者に自殺企図がある場合には，処方した薬を一度に服用して自殺することも考えられるので，必要と考えたら開放病棟ではなく，初めから精神科への入院を勧めたほうがよい．

経口剤による治療の他に，うつ状態にある患者には**家族の温かいサポート**が大切で，理解と思いやりをもってよく話を聞いて，相談相手になってあげると大変助けになることを，配偶者や家族に説明することが必要である．特に中年～高年女性の初老期うつ病では，夫が仕事で多忙であり，妻を顧みず，よく話し合いをしていないケースも多い．また会社の命令によって出張や遠方への単身赴任などで，夫婦ともに**精神的疲労**が蓄積している場合がある．他の人たち，友人，同僚とともに人の輪のなかでよく話し合い，共同作業や趣味を通じて困難な時期を乗り切ることが大切である．

うつ状態に陥る要因には，①**外的ストレス**，および②**本人の性格**(几帳面な性格または神経症的性格)の両方があり，そのコンビネーションで発症してくる．外的ストレスを容易に変更できない人の場合には，気持を楽に持つようにすることが必要である．

うつ病の治療には薬物療法以外に Beck & Beck の**認知行動療法**が有効である．文献 15)に参考資料を示す．

米国の心理学者ジェリー・ミンチントンによれば，人の心は従来どおりに考える傾向があり，同じように考え続けると一定の思考回路ができる．その結果ネガティブ思考な人はずっとネガティブなままで考えるので，さらに不平を抱く傾向がある．幼少時から父母や先生など，自分に影響を与える人からネガティブ思考をプログラムされていると，このようになる可能性があるが，人は心をポジティブ思考にプログラムし直すことができる．文献 17)はその助けになる．

5 片頭痛

●片頭痛予防薬

　片頭痛(migraine)は頭痛の中でも強度が強く，嘔気・嘔吐を伴い勉強や仕事を中断せざるをえなくなることがよくある．小学生，中学生頃から始まることが多く，男性より女性に頻度が多く，母親から娘へと，家族性の発症も多い．片頭痛は予防できるので，頻度が多い場合や，学業や仕事に支障を来すことを考えると，予防薬を用いて，片頭痛が起こらなくしてしまうと，生活が大変楽になる．実際予防薬を用いて効果のある薬を選択できると，片頭痛の頻度，片頭痛の強度とともに軽減してくることが多い．

処方1

> テラナス錠(5 mg)　　　 2-4錠
> 　　分2　朝・夕食後
> 2錠　分2で不十分なときは，4錠　分2とすると有効なことがある

　この予防薬が無効な時は，処方2を試みるとよい．

処方2

> インデラル錠(10 mg)　　　 4-6錠
> 　　分2　朝・夕食後

　処方1, 2で，効果不十分なときは，処方3を用いるとよい．セレニカRは抗てんかん薬であるが，2011年に片頭痛の予防として用いてよいことが保険でも認められた．

　セレニカはバルプロ酸ナトリウムで，抗てんかん薬として用いるときは，これより量が多く(1日800～1,200 mg)，母親が妊娠時にこの抗てんかん薬を服薬していると，催奇形性があり，生まれた子どもに口唇裂，口蓋裂，尿道下裂あるいは，子どもが小学校に入学したあと学習障害が起こることがある．片頭痛に予防薬として用いる量はずっと少なくてよいので，催奇形性はないといわれている．それでも予防薬としては，女性患者では処方1, 2で有効ならばそれらを優先する．

処方3

セレニカ R 錠（400 mg）　　1 錠
　　分 1　就眠前

● 片頭痛頓挫薬（トリプタン系経口薬）

　片頭痛の治療の進歩は著しく，本邦でも 2001 年 8 月よりトリプタン系経口剤を用いることができるようになった．

処方4

イミグラン錠（50 mg）　　1 錠
　　分 1　頭痛発現時に服用
　効果不十分な場合，2 時間以上空けて追加投与

処方5（水がなくても唾液で溶けるので服用しやすい）

ゾーミッグ RM 錠（2.5 mg）　　1 錠
　　分 1　頭痛発現時に服用

　人によって処方 4 または処方 5 が合わない場合は，レルパックス錠（20 mg），マクサルト RPD 錠（10 mg）を試みるとよい．

処方6

アマージ錠（2.5 mg）　　1 錠
　　分 1　頭痛発現時に服用

　この薬は半減期が 5 時間とトリプタン系の中で最も長い．片頭痛は通常は持続が 2〜3 時間であることが多いが，症例によっては持続時間が長いこともあり，スマトリプタンを 1 錠服用して効果はあるが，頭痛が続いて，2 錠目を服用しないといけない症例では，初めから半減期の長いアマージを用いるとよい場合がある．

　なお嘔気・嘔吐があって，スマトリプタンを服薬しにくい片頭痛患者では，イミグラン点鼻薬がある．

処方7

イミグラン点鼻液（20 mg/本）
　　　1 回 1 本　頓用　頭痛発作時に点鼻
　嘔気の場合でも投与できる

片頭痛は嘔気・嘔吐を伴うことが特徴的で，スマトリプタンはセロトニンを増やす方向に働くので，血中でも増えたセロトニンが延髄の嘔吐中枢を刺激して，嘔気・嘔吐が更に増すことがあるので，制吐薬を片頭痛患者に処方しておくと助けになる．

🔴処方 8

ナウゼリン錠(10 mg)	1 錠
嘔気時に服用	

6 群発頭痛

群発頭痛(cluster headache)は 20〜30 代の男性に多く初発して，目の奥がえぐられるような強い痛みが起こり，眼瞼結膜の充血，流涙，鼻汁，鼻閉などの症状を伴い，拍動性の頭痛が起こる．1 回の頭痛発作は 30 分〜2 時間以内と短いが，発作は連日のように 2〜6 週間にわたって群発して繰り返す．しかしそのあとは 6 か月〜1 年くらい何も頭痛発作がない期間がある．発作時は処方 1，発作予防には処方 2 を用いる．

🔴処方 1

酸素吸入(100%酸素)	7 L/分
フェイスマスクを用いて 15 分間	

🔴処方 2

ワソラン錠(40 mg)	6-9 錠
分 3　毎食後	
6 錠　分 3 から始めて漸増して，1 日 360 mg(9 錠)に増量して，群発頭痛の 69% に改善を認めている	

7 三叉神経痛

●診断の決め手

1 三叉神経の領域，特に第 2 枝，第 3 枝に激しい痛みが神経の走行に沿って放散する．**1 回の痛みの持続が短いことが特徴的である**が，これ

を繰り返して起こす.
2 **談話**, **咀嚼**, **歯みがき**などが疼痛の引き金になることがあり, 痛みの性質は鋭い刺すような耐え難い疼痛である.
3 中年以後の**女性**に多い.
4 非定型的であれば腫瘍も考慮する.

● 薬物療法

🔍 処方例

テグレトール錠(200 mg)　　3錠
　　分3　毎食後

❶ テグレトールは人によってふらふらするという副作用が起こり, 1回に1/2錠しか服用できない患者もいる. また1日に2錠を分2・朝夕で投与して有効なこともあるので, 人によって量の加減をする必要がある. 本薬剤は抗てんかん薬であるが, 三叉神経痛やその他の神経痛, および視床痛にも効果があり, 末梢および中枢神経での反復性の発火を阻止するために効果がある. テグレトールには100 mgの錠剤もあり, 高齢者やふらつきを来す人ではそれを1日2〜3回用いるとよい.

❷ 副作用として, ふらふら感, **失調症**(過剰投与のとき), **白血球減少**, **再生不良性貧血**を起こす可能性があるので, 定期的に末梢血検査をしたり, また三叉神経痛の発作のないときには服用しないようにするとよい. 白血球減少, 再生不良性貧血が起きたときは薬を中止する. これらにプラスして三叉神経痛が起きたときは, 他の鎮痛剤を用いるか, またはジフェニルヒダントイン(フェニトイン)を200 mg/日・分2-3・食後に用いる. その他, 麻酔科に神経ブロックを依頼するとよい.

● 外科療法

1 **神経血管減圧術**(三叉神経に近接する血管の拍動性刺激が伝わらないように手術的に血管に糸をかけて硬膜につったりして, 三叉神経か

8 高血圧性頭痛

●診断の決め手

起床時に起こることが多い．この点は緊張型頭痛が疲れの出る夕方に多い傾向と逆である．

●治療のポイント

1. 適切な血圧のコントロールをすれば高血圧性頭痛はよくなる．高血圧の原因療法ができるものがあれば，根本的な治療をすることが大切である．例えば発作性に高血圧を来し，頭痛を来す内分泌疾患に褐色細胞腫があるが，その際は手術療法を要する．
2. その他，Cushing症候群やアルドステロン症なども高血圧を来す内分泌疾患で治療しうるものである．高血圧の多くは本態性高血圧である．

9 側頭動脈炎に伴う頭痛

●診断の決め手

1. **一側性**で**拍動性疼痛**を**頭皮血管**に認め，通常，皮膚は患側血管の走行に沿って発赤し，圧痛を認める．高齢者で**視力低下**を主訴に来院することが多い．
2. 側頭動脈のみでなく眼動脈にも血管炎が起こって，内腔の閉塞を来し，視力低下，時には失明を来すことがあるので，本疾患の存在を疑うことが大切である．
3. 学問的には側頭動脈の生検をしておくことが有用であるが，治療開始が遅くなって失明することもあるので，生検は必須ではない．また，生検することができたとしても，結果を待つ時間を浪費することな

く，すぐ治療を開始したほうがよい．

4 特に55歳以上の年齢層で，**頭痛**，**視力障害**，**赤沈亢進**がある症例では，本疾患を疑って副腎皮質ステロイドホルモンを用いるとよい．幸いなことに本邦では側頭動脈炎は少ない．

● 薬物療法

🖉 処方例　下記を併用する．

プレドニゾロン錠(5 mg)　　　60 mg
　　分3(朝30，昼20，夜10 mg)　毎食後
コランチル配合顆粒　　　　　3.0 g
　　分3　毎食後

10　髄膜炎に伴う頭痛

治療法としては，髄膜炎の治療が先行する(197頁，表13-2)．起炎菌に応じた抗菌薬，鎮痛剤，および頭蓋内圧亢進症状として頭痛，嘔気，嘔吐，うっ血乳頭がある場合にはグリセロールなども用いる．

11　くも膜下出血に伴う頭痛

● 診断の決め手

1 脳動脈瘤破裂によるくも膜下出血では，**今まで経験したことのないような激しい頭痛**という表現をもって患者が訴えることが多い．またそれ以前にも時々頭痛を訴えている病歴がとれることもあり，小出血が何回か起こっている場合もある．

2 くも膜下出血ではHuntの分類(186頁，表11-2)のように頭痛だけのこともあり，また動眼神経麻痺と頭痛のみのこともあるが，神経学的診察を行い，髄液検査でキサントクロミーまたは**血性髄液**を認めることで診断がつく．項部硬直がないこともあるので注意する．

3 CTでは**脳槽に高吸収域**(182頁，図11-7，8)を認めることで，くも

膜下出血の診断がつくことが多い．
4 出血が少ないときは CT 上，正常のことがあるので注意．
5 脳出血や脳梗塞と異なり，脳動脈瘤は頭部 CT が正常でも，その存在を否定できない．今までにないような頭痛，髄液所見，脳血管撮影が決め手になる．

●治療のポイント

1 脳血管撮影をして動脈瘤を2方向で描出して，**脳動脈瘤クリッピング**の手術をするとよい．動脈瘤の血管内手術も進歩してきている．
2 **再出血**は1日以内に起こることが多く，状況がよければ動脈瘤クリッピングはできるだけ早く3日以内にやったほうがよいという意見が多い．
3 脳外科医と早期に連絡を取り，emergency case として入院治療することが大切である（移送時の注意点は83頁）．

12 脳出血に伴う頭痛

●診断の決め手

1 急性発症で神経学的局所症状を呈するので脳血管障害の診断は困難ではないが，脳実質内小出血は脳梗塞との鑑別が臨床所見のみでは困難で，**CT が決め手**となる（182〜183頁）．
2 脳出血では，血腫自体も mass effect を及ぼし，血腫の周囲の脳には浮腫を来して，これも mass effect を呈する．

●治療のポイント

1 脳浮腫は24〜72時間後に強く1週間で消失するというが，CT で経過を追うと，脳出血の場合は脳浮腫はそれより長く続き，1か月間は浮腫は残るように観察される．頭痛を訴える患者もあり，脳浮腫を改善するためにグリセロールなどを特に病初期に用いるとよい．
2 副腎皮質ステロイドホルモンも脳浮腫を改善させるが，効果発現に

は投与後数時間を要し，また脳出血の際は胃・十二指腸にびらんや潰瘍を来すことが多い(stress ulcer)ので，副腎皮質ステロイド薬の使用には注意を要する．**点滴静注でグリセロールを用いたほうがよい**と考えられる(187頁)．

3 意識障害，瞳孔不同があるような例は，手術療法を考慮する．

13 脳腫瘍による頭痛

●診断の決め手

1 脳腫瘍は，頻度的には**グリオーマ**(神経膠腫)が30〜40％，**髄膜腫**が15〜20％，下垂体腺腫が10％，およびその近傍の腫瘍(頭蓋咽頭腫5％など)が16％，聴神経腫瘍が8％，転移性腫瘍が14％などと大きく分けられるが，どの腫瘍も頭痛を伴いうる．

2 脳腫瘍の臨床像は腫瘍の発生部位と発育速度により異なり，一般に脳室系の閉塞を来すものや，後頭蓋窩腫瘍が，早期に頭痛，嘔気，嘔吐，うっ血乳頭を来しやすいが，頭痛などを初期には訴えず，**痙攣**を初発症状としたり，下垂体腺腫のように**内分泌機能障害**や**視野欠損**(特にbitemporal hemianopsia)を初発症状とする場合もある．

3 脳腫瘍では頭蓋内圧亢進症状以外に，局所症状として麻痺や視野欠損や，刺激症状として痙攣発作などに注意する．また視野欠損や，頭部単純X線でトルコ鞍の拡大が認められた際には，内分泌学的検査を行う．

●治療のポイント

　頭部CTが腫瘍の部位および広がり，周囲の圧排像，浮腫などを示してくれるので，脳外科医に早めにコンサルテーションして適切な外科的療法または放射線療法を行うことが大切である．

14 眼科的疾患に伴う頭痛

●診断の決め手

1 眼科疾患で頭痛を来すものには，まず**緑内障**が挙げられる．眼痛も一緒に来す．眼球運動障害と眼痛を来すものに ocular myositis や，**Tolosa-Hunt症候群**がある．

2 眼球内部および後方の痛みは，**球後視神経炎**（retrobulbar neuritis）でみられる．疼痛は同側の前額部に放散する．この場合は，疼痛の他に視力低下や失明を来すことがある．球後視神経炎は視神経の脱髄により起こり，視野欠損としては**中心暗点**が最もよくみられる所見である．これは脱髄病変が視神経の中心部に起こりやすく，この部分は黄斑から神経線維を受けているからである．

●治療のポイント

1 球後視神経炎における痛みと視力障害は，副腎皮質ステロイドホルモンにより軽減する．

2 純粋に眼科的な問題で頭痛や眼痛を来す疾患には，外眼筋の不均衡による斜視や，屈折障害で特に未矯正の場合に眼精疲労が起こり，これが頭痛の原因となる．このような場合には，眼科的治療や適切な眼鏡の処方をすれば頭痛も軽減する．

15 耳鼻科的疾患に伴う頭痛

1 耳鼻科的疾患で頭痛を来すものには**鼻炎**，**副鼻腔炎**がある．副鼻腔炎も早期に耳鼻科的治療をすることが必要で，症例によっては副鼻腔炎から硬膜外蓄膿症を来したり，脳膿瘍，静脈洞炎などを来したりする例もあるので早期に原病の治療を要する．

2 中耳炎では，頭痛というより耳の痛みを訴えるが，放置すると炎症が波及して**横静脈洞**の**血栓症**を来したり，側頭葉や小脳に**脳膿瘍**を

来すこともありうる．このような症例では頭蓋内圧亢進，局所神経症状と髄膜刺激症状(項部硬直)を来して合併症のために頭痛を引き起こすので，早期に原病の治療をすることが必要である．

3 小児では幼児期から10歳頃までの時期に風邪のたびに**中耳炎**を併発することが多く，耳痛を訴えたなら，すぐ耳鏡で観察すると中耳炎の診断がつくので早期に抗菌薬を用いたり，必要な場合は鼓膜穿刺をして排膿するとよい．これは将来伝音性難聴にならないよう，幼児期～小学校低学年生の罹患時に早期に十分な治療を行う必要があるからである．小学校高学年になると風邪に併発する中耳炎は減ってくる．

16 その他の原因による頭痛

1 **歯牙カリエス**，**歯根炎**があると三叉神経痛様の痛みが引き起こされる．歯の健康は，幼児期からの歯みがき，dental floss(糸ようじ)による歯間の清掃が大切で，食習慣，牛乳の摂取，市販の甘い菓子類を避けて母親が手づくりの食べ物を与え，また硬い物(フランスパンなど)を噛んで，咬筋や上顎および下顎骨の発達を促すことが大切である．歯列の不整も早期に気づいて矯正しておくとよい．咬合が円滑に行われないと側頭筋や咬筋の緊張のために緊張型頭痛を来すこともある．

2 **頸椎の変形**があると神経根圧迫のため後頭部～頸部痛を来したり，肩こりを来し，これが後頭部痛を慢性的に引き起こしている場合もある．頸椎単純X線写真を撮り，必要に応じて上部頸椎の**脱臼**があれば固定術を行い，**椎間板ヘルニア**があったり**後縦靱帯骨化症**があれば，整形外科の手術的療法をして頭痛が改善することもある．

参考文献
1) Lance JW：Mechanism and management of headache, 3rd ed. Butterworths, 1978

2) 栗原照幸：処方―私の考え方―頭痛．臨床と研究 57：233-234, 1980
3) 栗原照幸：症例神経内科学．pp53-77, 医学書院, 1986
4) 吉富製薬：難治性頭痛シンポジウム講演集―筋収縮性頭痛．pp1-14, 1985
5) 津田　司, 渡辺洋一郎, 安田　雄, 他：プライマリ・ケアにおける心身医学的疾患の頻度．日本医事新報 3112：28-31, 1983
6) 関西マスクトデプレッション懇話会：第16回関西 masked depression 懇話会抄録．pp1-38, 1984
7) 栗原照幸：筋収縮性頭痛と「肘掛け椅子」現象(armchair sign)．日本医事新報 3246：136-137, 1986
8) 栗原照幸：頭痛の診断と治療．1985 ワンポイント・アドバイス集．p90, 文光堂, 1985
9) 栗原照幸：筋収縮性頭痛．神経内科 26：436-442, 1987
10) 坂井文彦：頭痛．medicina 29：2180-2183, 1992
11) 栗原照幸：緊張型頭痛．臨床成人病 25：1394-1395, 1995
12) Gabei IJ, Spierings FLH：Prophylactic treatment of cluster headache with verapamil. Headache 29：167-168, 1989
13) 五十嵐久佳：難治性片頭痛患者をどのように治療するか．第9回日本神経学会総会　生涯教育セミナー, 2012
14) 西　大輔：うつ病にならない鉄則．pp1-190, マガジンハウス, 2012
15) 古川壽亮：DVD+BOOK Beck & Beck の認知行動療法ライブセッション．医学書院, 2008
16) 厚生労働省・中央労働災害防止協会：労働衛生のしおり 平成25年度．中央労働災害防止協会, 2013
17) ジェリー・ミンチントン(著), 弓場　隆(訳)：うまくいっている人の考え方 完全版．ディスカヴァー・トゥエンティワン, 2013

6 頭蓋内圧亢進

1 症状・病態

頭蓋内圧亢進の症状は，頭痛，嘔吐，うっ血乳頭とされているが，**脳腫瘍患者の10〜20%しか頭痛を訴えない**．

1 頭痛
テント上に病変のある場合は，前頭部・両こめかみに訴えることが多いが，テント下の場合は後頭部に訴えることが多い．**早朝に強い**ことが多い．

2 嘔吐
小児に多い．**早朝に噴射性に吐く**のが特徴とされる．小児の場合，嘔吐が頭痛より早期にみられることがある．大人の場合，急激な頭蓋内圧亢進の際に多い．

3 うっ血乳頭（図6-1）
初期は**静脈の怒張と拍動の消失**がみられる．初期には視力の低下は伴わないが，高度のものが持続すると，視力は低下する．また，急性頭蓋内圧亢進の場合，例えば急性硬膜下血腫などの場合には，うっ血乳頭はみられない．**発現まで数時間〜10数時間**を要する．

4 その他
外転神経麻痺で複視を訴えることがある．これは頭蓋内圧亢進により，神経が牽引・屈曲することによる．病変の局在を示すものではない．
小児の眼筋麻痺は複視を訴えずに頭の位置を変えて補正することもあるので，頭の傾き・眼つきに注意．
次に急性の症状を示す．以下の**急性症状**がみられたら緊急処置を要する．

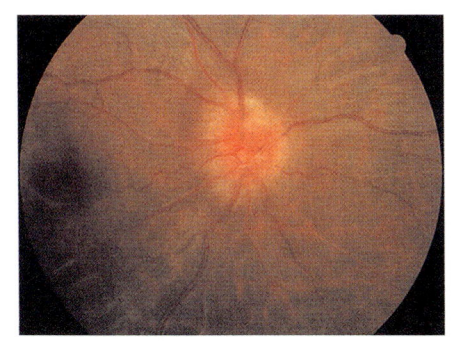

図 6-1　うっ血乳頭
(木下和夫先生ご提供)

❶ 頭痛，嘔吐
❷ 意識障害，通常は進行性
❸ 瞳孔不同，拡大した側の対光反射の減弱，消失
❹ 片麻痺の出現
❺ 血圧の上昇，徐脈
❻ 除脳硬直
❼ 呼吸の変化

2 原因の検索

1 人の頭蓋骨は乳児期を過ぎるとかなりしっかりしたものとなり，頭蓋内容積は急には変化しえない．頭蓋内を占める脳実質，髄液量，血液量の総和は一定であると考えてよく，それらのいずれが増加しても頭蓋内圧は上昇する．乳児では頭蓋が拡大して，圧の上昇が隠されることがある(乳児水頭症).

2 脳その他実質の容積が大きくなるものは，①腫瘍，②血腫，③膿瘍，④脳浮腫などである．

3 **髄液の増加**は，①腫瘍，血腫などによる脳室内髄液路の閉塞，②髄膜炎，くも膜下出血などによる脳表のくも膜下腔の閉鎖，浮腫によ

る髄液の通過・吸収障害などによる．

4 **血液量の増加**は，①中心静脈圧の上昇，頸静脈の圧迫，頭蓋内静脈洞の閉塞などの静脈還流の障害，②呼吸不全などによる血中 $PaCO_2$ の上昇などがある．

3 除外すべき疾患・病態

① 髄膜炎
② 眼筋麻痺性片頭痛
③ 緑内障の発作
④ 一酸化炭素中毒
⑤ 酸素欠乏
⑥ 妊娠

4 緊急処置

1 原因が何であれ，呼吸と循環の障害があれば，これを保つよう処置する(73頁)．

2 意識障害，瞳孔不同と拡大側の対光反射の遅延があれば，まず第一に頭蓋内占拠性病変(血腫，腫瘍，膿瘍など)を考える．

脳神経外科へ移送するまで，**マンニトール**200〜300 mL を急速に点滴静注し，時間をかせぐ(180，187〜189頁)．

腰椎穿刺は禁忌である．

参考文献
1) 荒木淑郎，栗原照幸，岡本定昭：脳血管障害の輸液と脳浮腫の治療．臨床と研究 54：41-45, 1977
2) 後藤文男(編)：頭蓋内圧と脳浮腫．羊土社，1983
3) Langfitt TW：Increased intracranial pressure. Clin Neurosurg 16：436-471, 1969
4) 松角康彦：症例18─顔を左へ向ける運動に始まるけいれん発作を起こし

た壮年男性(脳腫瘍—右前頭葉星細胞腫). 荒木淑郎, 大友英一(編):神経病ケーススタディ— 71例のPO研修. pp77-88, 医学書院, 1980
5) Nagai H:Intracranial hypertension(author's transl). Neurol Med Chir 19:1027-1038, 1979
6) 川村純一郎(訳):昏迷と昏睡の診断 第3版. 西村書店, 1982
7) Samuels MA:Manual of Neurologic Therapeutics, With Essentials of Diagnosis. p253, Little, Brown and Company, 1978
8) 都留美都雄:頭蓋内圧亢進の病態生理—臨床症候から. 外科 33:1115-1123, 1971
9) 篠原幸人:頭蓋内圧亢進症候. 高久史麿, 尾形悦郎, 黒川 清(監):新臨床内科学 第8版Ⅲ. pp1414-1416, 医学書院, 2002

7 てんかん（痙攣発作）

1 一般原則

1. 痙攣発作を主訴に来院する患者の数は，頻度的には頭痛の次に多く，神経内科疾患の中で7〜10%に及ぶ．
2. てんかんの分類には国際分類があるが，日常の臨床では，よくある疾患を薬物療法と脳波所見とを合わせて実際的に分類するとよい．**薬剤は発作型に合ったものを使わなければならない**．抗てんかん薬には原則的に**大発作に用いる薬物**と**小発作に用いる薬物**があり，これらを逆に用いると発作は悪化する．
3. 治療の原則は，①抗てんかん薬の正しい使い方をして発作のコントロールを行い，副作用の少ない治療を行うこと，②特に妊婦では催奇形性についても考慮した抗てんかん薬の選択が大切である．
4. てんかんの治療にあたっては，実際的には次の4つの発作型に分けて治療する．
   1. 大発作の治療
   2. 精神運動発作の治療
   3. 部分発作の治療
   4. 小発作の治療
5. 重積発作の治療は別項に述べる（120頁）．

2 治療の進め方

1. 痙攣発作の臨床にあたっては，次の2つの重要なポイントがある．

❶ 目前の痙攣発作をよく観察すること．
❷ 痙攣発作を止めること．
このうち❶の主眼点は，次の7つである．
　① 痙攣は体のどの部分から始まるか？
　　　⟶脳のどの部分から棘波が出ているか推定できる．
　② 次々に体の他の部位に波及するか？
　　　⟶脳のfocusがどのように他の個所へ刺激を伝え，発作に巻き込んでいくかが明らかになる．
　③ 眼球の位置（共同偏視）
　　　⟶例：右への共同偏視は左frontal gaze centerから刺激性の発火が起こっていることを示す．
　④ 首の傾く方向（共同偏視の方向と同じ）
　⑤ 発作中の動作
　　　⟶精神運動発作では同じ動作を繰り返したり，舌なめずりを繰り返したりする．
　⑥ 舌の咬傷
　　　⟶間代性痙攣があった証拠となる．大発作のときよくみられる．
　⑦ 尿失禁（たまたま膀胱が充満していれば失禁する）
　　　⟶意識消失があった証拠で，ヒステリーでは尿失禁はない．

2 痙攣発作は1回のみの痙攣で意識が回復する場合はよいが，次々と発作が続く状態は**痙攣重積状態**といって，**低酸素症による脳障害**を来すので，目前の痙攣を止めることが急務である（120頁）．

3 当座の管理が一通りできて，時間的余裕があれば痙攣について3つの事項を明らかにする．
　❶ **前兆（aura）の有無**，またauraは何か．
　　例えば，**ものが焼けるような臭い**がして痙攣が起こるとか，**むなしい気分**がしたあと痙攣が起こるとか，患者の訴えから前兆が聞き出せる．これらの前兆から，発作が始まる脳の部分（焦点）を知りうるので重要である．次に発作初期のパターンによる病巣焦点の局在，**脳の機能局在に対応する代表的な前兆と焦点を挙げる**．

① 手，足，顔などの部分運動発作──→中心前回の運動野
② ジャクソン型の発作────────┘
③ 眼球の共同偏視──→前頭葉ブロードマン6野と8野付近（焦点が右なら共同偏視は左へ）
④ 音声発作──→中心前回の下位
⑤ 運動失語──→左側 frontal operculum（前頭葉弁蓋）
⑥ 身体感覚発作──→中心後回
⑦ いやな臭い発作──→側頭葉内側鉤回付近
　　　　　　　　　└→島葉
⑧ 胃部，上腹部不快感──→側頭葉内側
⑨ 口をもぐもぐ動かす，噛む動作，唇をピチャピチャする
　　──→側頭葉内側
⑩ めまい発作（vertiginous epilepsy）──→側頭葉上回
⑪ 光点，暗点──→後頭葉極
⑫ 異常なものが見える，音が聞こえるなどの錯覚，幻覚
　　──→側頭葉
⑬ 既視感──→側頭葉
⑭ 自動症，精神運動発作──→側頭葉
⑮ 夢を見ているような感じ（dreamy state）──→側頭葉

❷ **痙攣の状況（ictal state）**
　これは痙攣の起こり方，広がり，意識消失しているか否か，咬傷，尿失禁，強直性（tonic）か間代性（clonic）痙攣か，または前者に続いて後者がきているかなど，発作の状況の記載をする．

❸ **痙攣後の状態（postictal state）**
　発作が終わったとき，うとうとする，入眠する，昏睡状態になったりするなど，発作後の状態を記載する．**Todd 麻痺**（発作後一過性に手足の不全麻痺を来すこと），言語障害，発作後の頭痛など．
　各患者からは第1回目の発作の状況を聞いたり，家族が目撃していれば，家族より意見を聞くことが助けになる．発作中，本人は意識消失を来すので，aura のみ覚えていて，発作時の様子や発作後

睡眠や発作後のもうろう状態については**目撃者の観察**に頼るしかない．また発作の後には多くの場合，**頭痛**を訴える．

病歴に以前より発作があったか，これが最初の発作か，初発年齢で原因疾患が推定できることがある．**成人になって初発した痙攣発作**は，脳腫瘍や脳動静脈奇形などの器質性疾患を考慮しなければならない．

3 原因の検索

１ 次のような代謝異常や疾患を鑑別しなければならない．
  ❶ 低血糖
  ❷ 電解質異常：低 Na 血症，低 Ca 血症，低 Mg 血症など
  ❸ 酸塩基平衡の異常
  ❹ 中毒，代謝異常
  ❺ 炎症性疾患(髄膜炎，脳炎，脳膿瘍)
  ❻ 器質性疾患

外傷，脳腫瘍，脳動静脈奇形，脳血管障害(特に出血性梗塞，脳出血では脳梗塞の場合より痙攣発作が起こりやすい)，結節硬化症(282 頁)，Sturge-Weber 病(284 頁)など．

２ 検査は次のように進める．

初めての痙攣の際は，下記の❶，❷，❹をできるだけ早く検査する．その理由は，低血糖や低 Ca 血症などのすぐ治療できる疾患が発作の原因になっているか否かを調べ，また脳波で発作型を明らかにして適切な治療を選択するためである．

  ❶ 尿検
  ❷ **血液検査**〔末梢血，血清電解質(Ca, Mg を含む)，血糖，BUN，Creatinine, AST(SGOT), ALT(SGPT)，血液ガス分析：PaO_2, $PaCO_2$, pH〕
  ❸ 頭蓋単純 X 線撮影，胸部単純 X 線撮影
  ❹ 脳波(発作の分類に大切で，臨床的な発作の型と対照したうえで薬

物を選ぶ)
- ❺ **頭部 CT, MRI**(脳器質性疾患の診断に大切)
  - →成人発症のてんかんでは特に大切で,脳動静脈奇形や脳腫瘍がないか否か CT 検査が大きな手掛りになる.
  - →脳動静脈奇形,腫瘍の大きなものは CT で診断できるが,小さな病変は MRI でしか見つからないこともある.
- ❻ **髄液検査**(炎症性疾患,髄膜炎に伴うてんかんで大切)
  - →痙攣の他に発熱などの炎症症状のある際には,痙攣以外に髄膜炎の治療も早く行う必要があるので,原因菌を明らかにするために髄液検査は重要である.
- ❼ **脳血管撮影**(動静脈奇形では特に大切)

３ これらの検索を進めるにあたって比較的早急に改善できる原因があれば,静注や点滴静注をして**低血糖の改善,酸塩基平衡の改善,電解質異常の是正**などを行い(低ナトリウムの補正は急がずにゆっくりと行うこと),脳外科的疾患があるときには急を要するか否か考えながら,原因を除去できるものはできるだけ原因療法を行う方針で検査を進めつつ,てんかんの治療を行う.このような方針がなぜ重要であるかというと,抗てんかん薬で痙攣を一時的に止めても,**背後に疾患が隠れていればそれを見逃してはならない**し,痙攣が脳腫瘍や動静脈奇形の初発症状であることが稀ならずあるからである.特に成人発症のてんかん発作では,脳動静脈奇形や脳腫瘍に伴うてんかん発作や脳梗塞後のてんかんのことが多く,CT や MRI,MRA 検査が重要な手がかりを与えてくれる.

代謝性疾患についても同じで,低血糖の原因が検索の結果 Addison 病であったり,インスリノーマであった例もある.そのような場合は原因療法をしないと根本的解決にはならない.

４ 発作の分類と診断には最終的に次の事項が決め手となる.
- ❶ 病歴
  - →小発作,大発作,精神運動発作,部分発作は病歴だけで,ほぼ診断がつくことが多い.

❷ 発作のパターン
　　→特にどこから発作が始まるか，体の動きをみる．発作の focus がどこか推定できる．
❸ 神経学的診察
　　→特に眼底ではうっ血乳頭の有無に注意し，共同偏視・運動や感覚障害・局所神経症状の有無に気をつける．
❹ 尿，血液，血清化学の所見
　　→低血糖，電解質異常（低 Ca 血症，低 Na 血症など）には特に注意のこと．
❺ 脳波所見
　　→発作の型を決める際，臨床像と照らし合わせると参考になる．
❻ 頭部 CT，頭部 MRI，MRA
　　→脳動静脈奇形，脳腫瘍，硬膜下血腫，脳出血，脳梗塞，結節硬化症，Sturge-Weber 病などの診断に役立つ．
❼ 髄液所見
　　→**細胞増多**があれば髄膜炎，脳炎が疑われる．**髄液の蛋白増加**は，痙攣の原因として脳腫瘍その他の器質性疾患を疑わせる．転移性脳腫瘍では，**腫瘍細胞**が髄液中に見出されることがあるので細胞診を行う．

5 脳波の実際

　正常の脳波，睡眠の脳波，てんかんの脳波，片頭痛，過呼吸症候群の脳波のほか，代謝性脳症，ミトコンドリア脳筋症の脳波，光刺激により誘発される polyspike and wave burst（Hallervorden-Spatz 病の症例）などを示す（図 7-1）．

4　大発作の治療法

　抗てんかん薬には原則的に**大発作に用いる薬物**と**小発作に用いる薬物**があり，これらを逆に用いると発作は悪化するので注意しなければならない．まず大発作に用いる薬物を記載する．

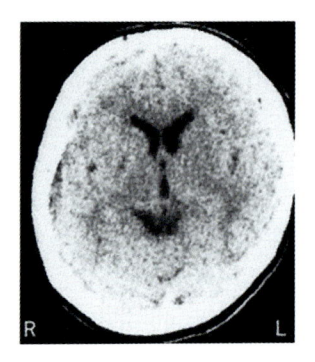

図 7-1 Hallervorden-Spatz 病の CT 所見(14 歳女性,姉に同病を認める)
3 歳頃より眼と頸を右方へ向ける adversive seizure があり,知能低下,固縮,頸の dystonia,失調症,両上下肢の腱反射亢進,手足の athetosis を認める.この CT では右の淡蒼球に小さい低吸収域を認める.本疾患では同部位に鉄の沈着が起こる.

🔴 処方 1

アレビアチン散　　　0.15-0.2 g
　　分 3　毎食後

1 処方 1 で**発作のコントロールができないときには**処方 2 **を用いる**.

🔴 処方 2

アレビアチン散　　　0.15-0.2 g
フェノバール散　　　0.06-0.09 g
　　分 3　毎食後

2 なお患者が学校や仕事の関係で**昼食後の薬を服用できないときは**処方 3 を用いる.

🔴 処方 3

アレビアチン散　　　0.15-0.2 g
フェノバール散　　　0.06-0.09 g
　　分 2　朝・夕食後

3 これらの処方でコントロールできないときには抗てんかん薬の血中濃度を測定し,ジフェニルヒダントインの血中濃度が,有効血中濃

度(10〜20 µg/mL)となるようにする(5〜10 µg/mL でも有効な症例が多い).米国では体重の関係もあってジフェニルヒダントインは1日量で 300 mg を用いるのが通常であるが,本邦ではそれより少なくても有効である.

4 フェノバルビタールの有効血中濃度は 20〜50 µg/mL である.

5 ジフェニルヒダントインは 20 µg/mL 以上になると眼振が出現し,30 µg/mL 以上になると失調症を来し,40 µg/mL 以上になると意識障害を来す.経過を追うときには眼振に注意して,これが出現せず,かつ発作のコントロールが良好であることを確認する.また投与量には関係のない過敏症としては皮疹(麻疹様),リンパ節腫大,貧血などに注意する.そのほか,歯肉の腫脹,多毛症などが副作用としてある.

6 **フェノバルビタールは多量になると眠気が出る**こと,また小児では逆説的に hyperactive となることがある(多動になり,いたずらをし,小学校などでも先生が指導に困る).過敏症のある人では皮疹(多くは下肢の固定疹)が出現する.時に大球性貧血を来すこともあるが,ビタミン B_6 や B_{12} に反応する.

🔵 処方 4

テグレトール錠(200 mg)	2-3 錠
分2または分3　食後	

7 テグレトールは1錠 = 200 mg であるが,1日量 400 mg でコントロールできれば2錠を朝・夕食後に用いる.不十分なら1日量3錠を分3食後に用いる.

　この薬剤は特に中高年者に用いた場合に,"ふらふらする"という患者の訴えをよく聞くので少量で有効となるような量を個人に合わせて選択するとよい.過量に与えると失調症(ataxia)を来す(また,カルバマゼピンの副作用に**骨髄抑制**があり,症例によっては顆粒球減少,血小板減少,貧血を来すことがあるので,末梢血をときどき検査すること).

処方5

テグレトール錠(200 mg)	2錠
フェノバール散	0.06-0.09 g
分2　朝・夕食後	

処方5でコントロール不良ならば，処方6を用いるとよい．

処方6

テグレトール錠(200 mg)	3錠
アレビアチン散	0.15-0.2 g
フェノバール散	0.06-0.09 g
分3　毎食後	

処方7

デパケン錠(200 mg)	3-6錠
分3　毎食後	

8 バルプロ酸は大発作と小発作に有効で，成人では特にSLEなどの膠原病に伴うてんかんが起こったとき，ジフェニルヒダントインは膠原病で使えないので，バルプロ酸を選択することがある．また大発作と小発作の両方ある症例に用いるとよい．

【注意】　副作用として嘔気，嘔吐，胃痛，食欲不振，失調，頭痛，肝障害に注意のこと．

処方8

エクセグラン錠(100 mg)	3-6錠
分3　毎食後	
1日600 mgまでの増量が可能である	

本剤は部分発作，複雑部分発作のみならず全般発作にも有効で，特にジフェニルヒダントイン単剤でコントロールできないときには処方8単独，または処方9のように2剤による治療を要することがある．ゾニサミドは，構造式はbenzisoxazoleを基本骨格として，sulfonamide構造を有し，副作用としては眠気，運動失調，複視などがある．有効血中濃度は20 μg/mL前後であると報告されている．初めは100 mgの錠剤を1日2～3錠用いてみて，発作のコントロールがつかなければ1日6錠

まで増量し得る．
　処方8で不十分なときは処方9を用いる．
● 処方9

アレビアチン散	0.2 g
エクセグラン錠（100 mg）	3 錠
分3　毎食後	

9 大発作の治療で2つの薬物を選ぶときには，一方は眠くならない薬，他方は眠くなる薬との併用を選ぶとよい．発作のコントロールの原則は，あまり催眠作用を起こさずに発作のみをコントロールすることが目標で，発作を止めることができても眠くて仕事にならないのでは困るわけである．

5 精神運動発作の治療法

　精神運動発作（側頭葉てんかん）の治療法は，**大発作の治療**と同様の薬物のほか，プリミドンを用いるとコントロールがよいこともある．

● 処方1

アレビアチン散	0.15−0.2 g
フェノバール散	0.06−0.09 g
分3　毎食後	

● 処方2

アレビアチン散	0.15−0.2 g
プリミドン	750−1,500 mg
分3　毎食後	

● 処方3

テグレトール錠（200 mg）	3 錠
フェノバール散	0.06−0.09 g
分3　毎食後	

💊処方 4

アレビアチン散	0.15-0.2 g
フェノバール散	0.06-0.09 g
テグレトール錠(200 mg)	3錠

　　分3　毎食後

1 側頭葉てんかんはコントロールが難しいこともあるので，処方1で不十分のときは，ジフェニルヒダントインを1日300 mg，フェノバルビタールを1日0.12 gまでは増量できるが，そうでなければ，処方2または処方3を用いてもよい．

2 非常にコントロールしにくい場合は処方4の3剤を用いることもある．

3 側頭葉てんかんでは，脳動静脈奇形や，脳腫瘍（グリオーマ）が原因となっていることもあるので，30歳以後の成人発症では特に**器質性疾患の検索**を十分行うことが大切で，コントロールと併行してCTなどの検査が必要である．通常の脳波の誘導の他，**鼻咽頭誘導**(nasopharyngeal electrode)を用いると棘波を側頭葉下面からよく導出できる．

6　焦点性運動発作・感覚発作の治療法

　この型の発作では原因として器質性病変があることが多いので，その検索をすることが大切である．頭部X線写真，脳波，頭部CT，髄液検査を行って**器質性疾患を見逃さない**ようにする．

💊処方 1

アレビアチン散	0.15-0.2 g
フェノバール散	0.06-0.09 g

　　分3　毎食後

💊処方 2

テグレトール錠(200 mg)	3錠

　　分3　毎食後

　処方1または処方2でコントロール不良ならば，処方3を用いる．

> 💊 処方 3

テグレトール錠（200 mg）	3 錠
フェノバール散	0.06–0.09 g
分 3　毎食後	

7　小発作の治療法

　発作時脳波で 3 Hz の spike-and-wave complex（棘徐波複合）を全誘導でみるのが典型的な小発作であるが，バックグラウンドが正常で，4 Hz の棘徐波複合を全誘導に同期性に認める場合も小発作として扱ってよい．小発作は小児にみられ，成人になると次第に消失する症例が多いが，高校生や 20 歳前後で初診する症例もあり，よく話を聞くと病歴上はさらに若い時から発作を来している場合が多い．20 歳以後に小発作が初発することはまずないと考えてよい．

　小発作は **15 秒以内の意識消失** を来す発作をくり返し，前駆症状はなく，目をぱちぱちさせたり，鼻をこすったりする．また，発作時に噛んだり，飲み込んだりする動作をみる．

> 💊 処方 1

エピレオプチマル散	200 mg
分 3　毎食後	
（体重 10 kg の小児の場合）	

1 小児では体重 1 kg 当たり 1 日量で 20 mg 与える．

　小発作の薬物としては第 1 選択薬は ®エピレオプチマル（エトスクシミド）である．

> 💊 処方 2

デパケン錠（200 mg）	3 錠
分 3　毎食後	
（小児の場合体重から計算して 10-20 mg/kg/日を投与する）	

2 シロップ（50 mg/mL）ではやはり体重 1 kg 当たり 10〜20 mg/日となるように計算して与える．

◆脳波上，棘徐波複合をみたとき，その周波数により以下の3つを鑑別することが大切．

❶ **欠神発作**（short absences）
脳波：3〜4 Hz spike-and-wave complex
周波数は棘波の始まりから徐波の終わりまでを1周期として計測する（3 Hz ではこれが1秒に3つある）．

❷ **Lennox-Gastaut 症候群**
2〜8歳に多発し，原因は未確定．欠神発作と同様の発作を来す．欠神発作より発作の頻度は少なく，持続は長い．知能発達の遅れなど脳障害があることが多く，頭部 CT 上も脳萎縮像をみる．
脳波：1.5〜2 Hz の spike-and-wave complex がみられ，バックグラウンドも異常である点，欠神発作と異なる．

❸ **6 Hz 棘徐波複合**
これは3 Hz の spike-and-wave complex を小型（25〜30 μV 以下の振幅）にしたようであるから，phantom petit mal などと呼ばれる．
脳波：周波数は6 Hz であるが，4〜7 Hz の間を変動することがある．ルーチンの脳波で1〜3%に認める．
精神科領域では出現率はやや高めで，大田原らによれば，**微細脳機能障害**の 33.7%，問題行動児の 16.7% にこの波形を認めたという．Gibbs らによれば，正常者については 0.8% にこの波形を認めるという．
6 Hz 棘徐波複合が脳波上みられて，痙攣発作，自律神経発作をみる症例がある．脳波の波型のみでなく臨床的な発作型をみて投薬を決定する．

8 痙攣重積状態の治療法

呼吸その他生命徴候を確保し，点滴をして薬物療法は**静注**で与えるのが原則である．
しかし与える速度は呼吸，脈拍をみながら注意して与え，**薬物を急速**

に与えすぎたために**呼吸停止**を来したり，**心停止**を来したりしないよう注意する．前者はフェノバルビタールで，後者はジフェニルヒダントインを急激に与えすぎた際に起こりうる．

　もし不用意に多く与えて呼吸停止が起こったときは，気管内挿管して人工呼吸器に接続し，自発呼吸が戻るまで人工呼吸器で呼吸を管理する．心停止が起これば，心マッサージなど蘇生術をする．心停止より呼吸停止のほうがよく起こる合併症である．

処方 1

アレビアチン注	1 回 250 mg (5 mL)
	1 日 3 回まで　静注

1 1 分間 50 mg の静注速度で，それより速く与えないよう脈拍をみながら静注する．本薬剤に含まれる溶媒は PR interval を延長させ，心ブロックを来すことがあるのでゆっくり静注する必要がある．点滴のビンの中に混ぜると白濁することがあるので，側管で静注するとよい．まず 250 mg 静注で与えて，3 時間後に 250 mg 与え，1 日に 750 mg まで与える．翌日より 1 日に朝 1 回 250 mg 静注で維持するとよい．覚醒すれば経口剤に代える．

処方 2

セルシン注	1 回 10 mg (2 mL)
	1 日 4 回まで　静注（ゆっくり静注のこと）

2 これは，当座の痙攣を止めるには有効であるが，持続時間が 15〜20 分間と短いので，次に持続時間の長いジフェニルヒダントインまたはフェノバルビタールを追加して**発作の再発を予防**することが必要である．セルシン注射液は必要なら 1 日 40 mg まで用いてよい．**呼吸抑制に注意**のこと．

処方 3

フェノバール注射液	1 回 100 mg (1 mL)
	1 日 3 回まで　静注

3 フェノバルビタールは**呼吸抑制**があるので，1 日量としては必要なら成人では 300 mg まで使用できるが，呼吸停止には十分な用意を

表 7-1 主な抗てんかん薬の治療濃度と半減期

抗てんかん薬	治療濃度	半減期(時間)
ジフェニルヒダントイン	5〜15 (μg/mL)	20〜24
フェノバルビタール	15〜40 (〃)	70〜100
プリミドン	5〜12 (〃)	8〜10
カルバマゼピン	5〜9 (〃)	8〜15
バルプロ酸	50〜100(〃)	7〜10
ゾニサミド	10〜40 (〃)	50〜60
クロナゼパム	25〜75 (ng/mL)	20〜36
ジアゼパム	180〜700(〃)	24〜48
エトスクシミド	50〜100(μg/mL)	30〜40

して(気管内挿管とレスピレーターの用意)与える必要がある．

4 以上の薬物で痙攣重積状態がコントロールできないときには**全身麻酔**をかけると痙攣を止めることができる．また当座の痙攣を止めることのほか，低血糖や電解質異常などの**原因の追求**も並行して行い，早急に改善できる原因は取り除くことが必要である．

9 抗てんかん薬の血中レベル

投与している抗てんかん薬の血中レベルを検査して有効血中レベルに達しているか否か，または過剰に投与して中毒レベルになっていないか検査することができる．

表 7-1 に主な抗てんかん薬の治療濃度と半減期をまとめた．

10 発作の予後，休薬できるか否か

抗てんかん薬は 1901 年ブロム塩に始まり，1912 年フェノバルビタール，1938 年ジフェニルヒダントイン，1950 年プリミドン，1964 年カル

表 7-2 発作消失率

発作の型	発作消失率(%)
大発作	69
部分発作	57
二次性全汎化発作	39
単純欠神	68
複雑欠神	65
両側性ミオクローヌス発作	50
West 症候群	51
Lennox-Gastaut 症候群	37
痙攣発作との混合発作	37

バマゼピン，1987年ゾニサミドと，過去110年間にわたり開発され，予後もよくなってきた．

　発作の型により，発作の消失率は異なっているが(表7-2)，まとめると，真性大発作や小発作は発作の予後がよく，脳に器質的障害があって発作を起こしている例はやはりコントロールが難しいようである．

　したがって，真性大発作(外因なし)や小発作の症例では休薬できる可能性が高く，1～2年間発作なく経過している症例では，休薬を試みるとよい．なお休薬のときは薬を急に止めずに，漸減して中止するとよい．特にフェノバルビタールを休薬するときには，漸減してから中止しないと発作が起こる(withdrawal seizure)ので注意する．

11 新しい抗てんかん薬

　発作消失率の表(表7-2)でも明らかなように，従来の抗てんかん薬では発作抑制に限界があり，カルバマゼピンとフェニトインの両剤を用いても28％の症例では発作抑制が困難であるので，本邦でも難治性のてんかんに新しい抗てんかん薬が承認されて，保険適用になることが望まれていた．以下に2006年9月～2010年7月にかけて承認された新しい抗てんかん薬であるガバペンチン(ガバペン)，トピラマート(トピナ)，ラモトリギン(ラミクタール)，レベチラセタム(イーケプラ)の4剤を**表**

表7-3 新しい抗てんかん薬

	ガバペンチン（ガバペン）	トピラマート（トピナ）	ラモトリギン（ラミクタール）	レベチラセタム（イーケプラ）
承認年月	2006年9月	2007年7月	2008年10月	2010年7月
効果・適応：他の抗てんかん薬で十分な効果が認められないときの併用療法	部分発作 二次性全般化発作	部分発作 二次性全般化発作	部分発作 二次性全般化発作 強直間代発作 Lennox-Gastaut症候群における全般発作	部分発作 二次性全般化発作 小児：部分てんかん，若年性ミオクローヌスてんかん，特発性全般性てんかん
剤型と薬価（円）	200 mg錠　38.30 300 mg錠　51.40 400 mg錠　62.80	50 mg錠　103.00 100 mg錠　168.00	2 mg錠　16.60 5 mg錠　31.80 25 mg錠　99.80 100 mg錠　267.40	250 mg錠　141.40 500 mg錠　230.80
用法	初日　600 mg 2日目　1,200 mg 3日目以降　1,200～1,800 mg　分3	1回50 mg　1日1～2回　1週間あけて漸増 維持量：1回100～200 mg　1日2回　最大1日600 mgまで	1回25 mg　隔日2週間投与，次の2週間は25 mg 1日1回　その後1～2週間ごとに25～50 mgずつ漸増 維持量：1回50～100 mg　1日2回	1回500 mg　1日2回 1日3,000 mgを超えない 増量は2週間以上あけ，1日1,000 mg以下ずつ
小児の用法			小児用に2 mg，5 mgがある	小児の用法：1回10 mg/kg　1日2回から開始，2週間ごとに1回10 mg/kg　1日2回増量，1回30 mg 1日2回まで増量
副作用	眠気，めまい，発作増悪，精神症状	眠気，めまい，Steven-Johnson症候群（皮膚症状），行動変化（集中力低下，記憶低下，失語，混乱）	眠気，めまい，皮膚症状	眠気，めまい，胃腸症状，行動変化

7-3 に示す．これらは従来の薬より薬価が高いこともあって，従来の抗てんかん薬で十分な効果が認められないときに併用療法として用いることが承認されている．

表 7-3 に掲げたように，新しい抗てんかん薬は薬価も高いためか，第一選択薬として単剤療法が承認されていないので，本邦での治療ガイドライン（日本神経学会てんかん治療ガイドライン 2010）の要旨は次のようになる．

初めての痙攣の場合，神経学的に異常があったり，脳波異常があるときは，抗てんかん薬を始めるが，そうでないときは抗てんかん薬を開始しないで様子をみる．痙攣が 2 回目に起こったときは，その後も発作が起こる可能性が強いので，抗てんかん薬を始める．

てんかんのように慢性的に薬を必要とする疾患では，最大 90 日分の処方が認められているが，新薬では発売されてから 1 年間は 2 週間までの処方となるので，この点で新薬は患者側としては通院が頻回となって不便である．よって，表 7-3 には承認された年月を表記した．

1）部分発作
　第一選択薬：カルバマゼピン（Grade A）
　第二選択薬：フェニトイン，ゾニサミド，バルプロ酸（Grade A）
　新しい抗てんかん薬：ラモトリギン，レベチラセタム，トピラマート
　　　　　　　　　　（Grade B）
2）全般発作
　第一選択薬：バルプロ酸（Grade B）
　第二選択薬：欠神発作：エトスクシミド（Grade B）
　　　　　　　ミオクロニー発作：クロナゼパム（Grade B）
　　　　　　　強直間代発作：フェノバルビタール（Grade B）

　Grade A：有効性の確立している抗てんかん薬
　Grade B：有効性があると考えられる抗てんかん薬
　Grade C：有効性があると思われる抗てんかん薬

参考文献

1) 栗原照幸：症例神経内科学．pp177-205，医学書院，1986
2) 大熊輝雄：脳波判読 step by step，入門編．pp35-56, 284-285, 315-316，医学書院，1986
3) Schmidt RP, Wilder BJ：Epilepsy. pp70-97, F. A. Davis Company, 1969
4) Gomez MR, Klass DW：Epilepsies of infancy and childhood. Ann Neurol 13：113-124, 1983
5) 丸山勝一，平井俊策(編)：神経内科治療ハンドブック．pp103-108，南山堂，1986
6) 平山惠造(編)：臨床神経内科学．pp457-461, 516-517，南山堂，1986
7) 朝倉哲彦：てんかん．荒木淑郎(編)：臨床医のための病態生理学講座—正しい診断と治療のために．pp386-389，メジカルビュー社，1986
8) 日高隆信，栗原照幸：催眠薬，抗てんかん薬．臨床医 16：14-17, 1990
9) 杉本英樹，栗原照幸：てんかん治療の原則．最新医学 45：1565-1569, 1990
10) 佐藤時治郎，兼子　直：主要神経疾患の最近の治療の実際・けいれんとてんかん．medical practice 8：1577-1585, 1991
11) 音成龍司，柴崎　浩：抗てんかん剤．臨床医 14：755-757, 1988
12) 栗原照幸：大発作の最近の経過と予後．神経治療 9：43-47, 1992
13) 熊代　永，大熊輝雄，福島　裕：てんかんの長期予後—多施設共同研究，その2．臨床精神医学 13：529-546, 1984
14) Hakkatainen H：Carbamazepine vs. diphenylhydantoin vs. their combination in adult epilepsy. Neurology 30：354, 1980
15) 山内俊雄：新規抗てんかん薬に対する期待と留意点—主として部分発作治療の観点から．臨床精神薬理(別冊)13(9)：1651-1670, 2010
16) 辻　貞俊：てんかん治療ガイドラインの国際比較—抗てんかん薬治療を主体に．神経治療 29：305-310, 2012
17) 人見健文，池田昭夫：てんかん治療の最先端．小林祥泰，水澤英洋(編)：神経疾患最新の治療 2012-2014．pp29-32，南江堂，2012

8 めまい

1 原因の検索

めまいは大きく3つに分類される．
1. **末梢性の原因(回転性めまい)**：内耳，前庭神経の障害．
2. **中枢性の原因(回転性めまい)**：脳幹，小脳，大脳(側頭葉てんかん)の障害．
3. **一般身体的原因**(非回転性めまい，ふらふら感，眼前暗黒感)：貧血，低血圧，心不全，心不整脈，薬物の副作用，高血圧，頸動脈洞症候群，過換気症候群，出血，脱水など循環血液量減少症(hypovolemia)，および精神的ショック．

2 鑑別

めまい患者の問診および診察にあたって特に注意すべきことは，上記3原因のどれに相当する疾患であるのかを明らかにすることである．そのためにまず下記の項目に注目する．

1. 壁や天井など**周囲が回転するような** vertigo であるのか，単なるふらふら感で**回転性ではないめまい**(dizziness)なのかをまず明らかにする．
2. めまいの他に**随伴する症状**を明らかにする．難聴，嘔気，嘔吐，耳鳴などは特に1つひとつを聞き出す必要がある．中耳炎の既往歴，最近起こった上気道感染や耳下腺炎その他に発熱がなかったか否か．
3. **姿勢とめまいの関係は？** 起立時やある一定の姿勢をとったときに

めまいが起こるのか否か．右を下にするとめまいがする，立ち上がるとめまいがするなど．

4 **神経学的随伴症状**で特に複視，嚥下困難，構音障害，小脳運動失調症，脊髄後索症状(位置覚，振動覚の低下)に注意する．

5 **意識消失**がないか否か(精神運動発作)．特にてんかん発作の一症状として前駆症にめまいがみられることがある(vertiginous epilepsy)．

6 **頭蓋内圧亢進症状**と所見に注意する．頭痛，嘔気，嘔吐，眼底所見(venous pulsation の消失，うっ血乳頭)．

7 心疾患，不整脈，消化性潰瘍(出血による貧血)など，身体的疾患の既往歴および現在の診察所見．血圧の変動(起立性低血圧の有無)．

8 **カロリック・テスト**(caloric test)
　患者が臥床してベッドの頭部を30°だけ挙上した姿勢をとり，鼓膜が破れていないことを耳鏡で確認する．
　2 mL ほどの少量の冷水を外耳道に入れ，入れたのと反対側へ向かう眼振を認める．持続は約1分間．次に休憩して反対側の眼振を診る．左右の耳で差がないか否かを診て，一側のみ眼振がよく出なければ，末梢性の障害であることがわかる．

以上 **1**～**8** までの検査を，他の大がかりな検査や費用のかかる検査をする前に行って，方向づけをするとよい．

3 薬物の副作用で起こるめまい

　めまいを起こす薬物にはどのようなものがあるかリストを示す(**表8-1**)．患者の服用している薬物を問診で明らかにして，もしめまいが副作用として起きているときには，中止できる薬物は中止するとよい．中止すると困る場合は他の薬物に変更する．
　抗菌薬，鎮痛薬，抗痙攣薬，利尿薬の中にめまいを起こす薬剤があるので，めまいの検査に入る前に問診を十分行うとよい．

表 8-1　めまいを起こす薬物

1. 抗菌薬(アミノ配糖体系, 他)
   ①ストレプトマイシン
   ②ゲンタマイシン
   ③トブラマイシン
   ④ミノマイシン
   ⑤カナマイシン
2. 鎮痛薬
   ①サリチル酸剤(アスピリン)
   ②アントラニル酸剤(ポンタール)
   ③インドール酢酸剤(インダシン)
   ④フェニル酢酸剤(ブルフェン)
   ⑤ペンタゾシン(ペンタジン)
3. 抗痙攣薬
   ①ジフェニルヒダントイン
   　(アレビアチン)
   ②カルバマゼピン(テグレトール)
   ③サクシマイド系(ザロンチン)
   ④プリミドン系(プリミドン錠)
   ⑤オキサゾリジン系
   　(ミノアレ)
4. 利尿薬
   ①サイアザイド系(フルイトラン)
   ②フロセミド(ラシックス)
   ③抗アルドステロン薬
   　(アルダクトン A)
   ④炭酸脱水素酵素阻害薬
   　(ダイアモックス)

4　中耳炎

　めまい患者の全員に耳鏡(眼底鏡もペアで購入しておくとよい)を用いた診察をルーチンにしておくと,中耳炎によるめまい(炎症が迷路にも影響を及ぼしていることがある)はすぐに診断ができる.中耳炎に対しては,抗菌薬による治療や,重症なら鼓膜穿刺をして排膿(耳鼻科医に依頼)するとよい.これでめまいがよくなった例を筆者は何人か経験している.

5　急性内耳炎

●診断の決め手

1 **細菌性・ウイルス性**の急性内耳炎は,急に発症して激しい回転性めまいと嘔気,嘔吐を来す.

2 **健側に向かう眼振**を認めることが多い.

3 **難聴は伴うときと伴わないときとがある**.

●治療法

1 対症的に治療する．

2 安静臥床をして投薬としては処方1または処方2を用いる．

▼処方1
```
メリスロン錠(6 mg)      3–6錠
    分3  毎食後
```

▼処方2
```
セファドール(25 mg)     3錠
    分3  毎食後
```

原因が細菌性の場合は処方3を用いる．

▼処方3
```
ビクシリンカプセル(250 mg)   8カプセル
    分4  6時間ごと
```
ビクシリン(アンピシリン水和物)では約1か月ほど遅れて肝機能障害を来すことがあるので，経過を追って肝機能検査を行うとよい

6 前庭神経炎

●診断の決め手

1 **上気道感染の後**，前庭神経にウイルス性の炎症が及び，急にめまい，嘔気を来し，約3週間持続して回復する．

2 カロリック・テストでは患側で反応が低下する．

3 難聴は来さない．

●治療法

治療は安静臥床と処方1を用いるとよい．

7　Ménière 病

● 診断の決め手

■ 本疾患は，内リンパ水腫(endolymphatic hydrops)によって起こるとされていて，特別の誘因なく**発作的に**めまいを来し，数分から数時間持続する．
■ めまいは回転性のときと非回転性のときがある．
■ **発作中眼振**をみることが多く，その他に耳鳴，難聴，耳閉感を来し，嘔気，嘔吐を伴うことも多い．

● 治療法

■ 予防には減塩食，利尿剤を用いる．
■ 急性期の治療では処方1を用いるとよい．
■ めまいや嘔気，嘔吐で食事が摂れないときは輸液を控え目に与える．

8　良性発作性頭位めまい

● 診断の決め手

■ 頭部を回転させたり，上を見上げたり，お辞儀をしたりしたときに，**頭部の位置の変化**によってめまいが数秒間起こることをいう(benign paroxysmal positional vertigo：BPPV)．この疾患では，特定の頭位でめまいが誘発され，めまい出現時に眼振がみられ，眼振はめまい頭位を反復してとらせることにより，軽快または消失する傾向をもつ．本疾患は，内耳性めまい疾患の中で頻度が一番多く，病態生理も次第にあきらかにされてきて，**半規管の中に結石異物**が入り込んでいるのではないかと考えられるようになった．1992 年にはEpley が，後半規管内の結石を頭位によって移動させることにより，後半規管型良性発作性頭位めまい症を治療することができると報告している．それが Epley の耳石器置換法で薬物によらず，頭位を変

化させて治療する方法である．そのやりかたを示す video もあり，文献に示す．本症では難聴はなく，カロリック・テストも正常である．

● 治療法

Epley の耳石器置換法（図解は標準神経病学 第 2 版．p468，医学書院，2012 参照のこと）
薬物としては処方 4 のような抗不安薬も有効なことがある．

🔴処方 4

セルシン錠（2 mg）　　3 錠
　　分 3　毎食後

9　聴神経腫瘍

● 診断の決め手

1 聴神経腫瘍が疑われれば，増強 MRI を行う．5 mm ほどのものは見出せる．
2 カロリック・テストは早期に反応しなくなる．
3 腫瘍が大きくなると，小脳橋角部に出てきて，脳神経を圧迫する．そのため**角膜反射が消失**したり，**顔面神経の麻痺**を来したりする．
4 さらに大きくなると，**小脳失調症**を来す．
5 聴神経の神経鞘から発生する良性腫瘍で，初めは内耳道の中に生じるので，**難聴**，**耳鳴**，めまいを訴える症例では，頭蓋単純 X 線を撮り，内耳道が一側で他側より 2 mm 以上拡大しているか否かをみるとよい．小脳橋角部には髄膜腫ができることがあり鑑別を要する．
6 髄液の**蛋白増加**，頭部 CT も診断に有用である．

● 治療法

脳神経外科的に腫瘍摘出術を行う．一側だけでなく，両側に腫瘍をつくることもあり，von Recklinghausen 病では本症の合併が多い．
　早期に発見し，摘出できれば聴力も温存できる．

10 脳血管障害，特に椎骨脳底動脈不全症に伴うめまい

◆椎骨脳底動脈不全症

●診断の決め手

1. 高齢者ではめまいが本症の初発症状であることが多く，また，めまい発作があって数か月以内に脳幹部や小脳の脳梗塞を来すこともあるので注意を要する．
2. 椎骨脳底動脈系の血管障害では，めまいの他に嘔気，嘔吐，構音障害，嚥下障害，歩行障害を来すことが多い．
3. 高齢者でめまいを来したときには，椎骨脳底動脈系の血管が動脈硬化症のために狭窄してきて，脳幹とくに前庭神経核を含む領域の血流が低下してめまいが起こってくると考えられる場合が多い．
4. 脳幹の脳梗塞に発展することもあるので，11脳血管障害の項（165 頁）で述べるような種々の危険因子を管理する必要がある．

●治療法

1. 血圧はあまり強く下げ過ぎるとさらに脳の虚血を来すことがあるので，めまいのある高齢者の血圧コントロールは軽度にとどめ，170〜150/80〜90（mmHg）くらいにコントロールしたほうがよい．血圧を 120/80（mmHg）というような正常値にしようとすると，症例によってはかなり無理がきて，かえってめまい発作の回数が増えたりする．さらに，めまいのあるときには血圧が普段より高くなっていることが多い．
2. また，血圧が下がったために脳梗塞を来すこともある．

◆ Wallenberg症候群（延髄外側症候群）

● 診断の決め手

1 本症では後下小脳動脈または椎骨動脈の血栓症により，延髄上部の背外側部に梗塞が起こる．

2 めまい，嘔気，嘔吐，眼振，病側の軟口蓋麻痺，Horner症候群，上下肢の失調症，顔面の感覚低下，および病巣と反対側の温痛覚障害が起こる．

● 治療法

1 本症は**脳梗塞**として治療する．

2 脱水を来さないよう輸液(1,500 mL/日)を行い，めまいには処方2を用いる(130頁)．

3 本症は脳幹の梗塞であるが回復はよい例が多い．

◆ 小脳出血

● 診断の決め手

1 頭痛，嘔気，嘔吐，めまいなどで急性に発症し，頭部CTを撮ると，多くは小脳歯状核からの出血のため**第4脳室が病巣と反対側へ偏位**するという所見が診断上有用である．

● 治療法

1 本症は脳神経外科的に**血腫除去術**が適応になるので，早急に診断して，脳神経外科医へ連絡することが大切である．

11 側頭葉てんかんに伴うめまい

●診断の決め手

1. 発作が始まる際の病歴をよく聞くと，めまいがあってから意識消失と痙攣が起こる症例があり，vertiginous epilepsy という．
2. 側頭葉てんかんの1つにこのような例があり，脳波をとり棘波を認めれば診断は容易である．
3. 側頭葉てんかんでは**鼻咽頭誘導**（鼻孔から長い電極を挿入し，側頭葉の内側下面近くに電極を位置させることができる）を用いると棘波を記録しやすい．

●治療法

1. 抗てんかん薬を用いる．
2. 側頭葉てんかんの原因が**脳動静脈奇形**や**脳腫瘍**による場合には，脳神経外科的手術療法を行う．

12 脳神経外科的疾患に伴うめまい

●診断の決め手

1. 小脳出血以外に，**後頭蓋の脳腫瘍**で前庭神経核を圧迫する際にはめまいを来すことがある．具体的には脳幹の神経膠腫や小脳橋角部の髄膜腫，小脳腫瘍などが挙げられる．聴神経腫瘍は前述の通りである．
2. **頸椎症**も椎骨動脈の圧迫によってめまいを来すことがあり，頸部の回転で誘発されることもある．外科的治療を要することもある．
3. **鎖骨下動脈盗血症候群**（subclavian steal syndrome）は，心臓から出てすぐの鎖骨下動脈に狭窄または閉塞があると，上肢の運動をする際に上肢への血流が増加するので，本来椎骨動脈を介して脳へ行く血流が上肢のほうへ奪われて流れ，椎骨脳底動脈系の血流不全を来し，めまいが起こる．ベッドサイドでは，両方の橈骨動脈の脈拍を

触れる際に，左右をよく比較すると，一側で 0.1 秒ほど遅れて脈を触れるようなときには，そのほうの側に本症が疑われる．診断は，大動脈弓の血管撮影をして鎖骨下動脈起始部の狭窄または閉塞を見出すとよい．本症の原因としては左鎖骨下動脈の狭窄が 70％以上に及ぶ場合が最も多い．

● 治療法

根本的な治療は血管外科的治療法である．胸郭外でできるバイパス術か，PTA (percutaneous transluminal angioplasty) を行うとよい．後者は経皮的にバルーンカテーテルを挿入して狭窄した血管の部位でバルーンを膨らませることによって狭窄を解除する方法である．

参考文献
1) 渡辺 勧，濱口勝彦，植村研一，他：めまいをめぐる諸問題．medicina 22：2631-2647, 1985
2) 清水夏繪：めまい，めまい感．丸山勝一，平井俊策 (編)：神経内科治療ハンドブック．pp90-96, 南山堂，1986
3) 栗原照幸：中枢神経疾患によるめまい．医学と薬学 28：275-281, 1992
4) Mohr JP：Manual of clinical problems in neurology with annotated key references. pp85-87, Little, Brown and Company, 1984
5) Rowland LP：Merritt's textbook of neurology 7th ed. p154, pp650-652, Lea & Febiger, 1984
6) Fields WS, Lemak NA：Joint study of extracranial arterial occlusion. VII. Subclavian steal—A review of 168 cases. JAMA 222：1139-1143, 1972
7) 山形 専，寺浦哲昭，弓取克弘，他：Subclavian steal syndrome の 2 治験例—Axillo-axillary bypass と percutaneous transluminal angioplasty. Neurol Med Chir 24：876-880, 1984
8) 栗原照幸：Subclavian steal 症候群．診断と治療 75(8)：2001-2004, 1987
9) Glasscock III ME, Cueva RA, Thedinger BA：Handbook of vertigo. pp11-103, Raven Press, 1990
10) Epley JM：The canalith repositioning procedure：for treatment of benign paroxysmal vertigo. Otolaryngol Head Neck Surg 107：399-404,

1992
11) 栗原照幸, 山本昌彦(監)：30分でわかる頭痛, めまいの診かた, 日経メディカル・ビデオ Vol. 49. 日経 BP 社, 2006
12) 山本昌彦：めまい. 水野美邦(監), 栗原照幸, 中野今治(編)：標準神経病学 第2版. pp463-472, 医学書院, 2012

9 認知症

1 一般原則と原因疾患

　認知症患者を診る際には，問診および診察を行う間にも，常に**治療しうる疾患**がないか否かを考えながら進めることが重要である．

1 治療しうる認知症の原因疾患には次のようなものがある．
- ❶ 甲状腺機能低下症
- ❷ 慢性肝疾患
- ❸ 慢性腎疾患
- ❹ ビタミン B_{12} 欠乏症
- ❺ 慢性硬膜下血腫
- ❻ 梅毒
- ❼ 真菌性髄膜炎
- ❽ 正常圧水頭症（認知症，歩行障害，尿失禁を3主徴とする）
- ❾ 脳腫瘍
- ❿ Sheehan 症候群（出産後10年以上して出現する場合，特に見逃さないよう注意する）
- ⓫ 肺癌
- ⓬ Wernicke 脳症，Korsakoff 症候群（アルコール依存症患者に伴うことが多い）
- ⓭ 多発性に起こる脳塞栓症（心房細動その他の不整脈，あるいは細菌性心内膜炎）
- ⓮ 多発梗塞性認知症（治療困難な場合が多い）
- ⓯ パーキンソン病

❶ うつ病

これらをまず除外した後に，治療困難な認知症が残る．

2 治療困難な認知症
❶ アルツハイマー型認知症
❷ 老年認知症
　　❶❷両者とも，病理学的には区別できず，発症年齢により区別している．
❸ 前頭側頭型認知症（Pick 型，FLD 型，MND 型）
❹ Creutzfeldt-Jakob 病
❺ 単純ヘルペス脳炎，その他脳炎の後遺症
❻ 進行性多巣性白質脳症

認知症では前述のように治療しうる疾患が基礎疾患として存在していないか否かを明らかにするため，以下のような検査を行う．

2 認知症患者に必要な臨床検査

❶ **尿検**：尿蛋白，尿沈渣，比重——慢性腎疾患の検索
❷ **末梢血**：貧血，特に大球性貧血がないか否か，多分葉白血球がないか否か，血液塗抹標本を鏡検する——悪性貧血の検索
❸ **肝機能検査**——慢性肝疾患の検索
❹ **電解質**：特に高 Ca 血症による**認知症**がないか検索
❺ **血清ホルモン**：T3（正常値 0.8〜1.0 ng/mL），T4（正常値 5.0〜13.7 ng/mL），TSH（正常値 2.0〜10.0 μU/mL）
　❶ **原発性甲状腺機能低下症**では，病初期には TSH のみ増加し，T3，T4 は正常のことがある（latent hypothyroidism）．
　明らかに低下すれば T3, T4 の低下と TSH の増加をみる．臨床的には，皮膚の乾燥，低音でかすれた声，腱反射の遅延（ハンマーで叩いてゆっくり筋が収縮し，戻りも遅いこと），難聴に注目するとよい．
　❷ **Sheehan 症候群**では，下垂体の疾患であるから TSH は低値で，TRH に対して TSH は反応しない．また T3，T4 も低下する．そ

の他，副腎・性腺機能も低下を認める．

　臨床的には皮膚の乾燥，構音障害（ゆっくり喋り，しかも舌がからまって喋りにくい様子で声も低い），知能低下，気力低下，腱反射の遅延，出産後乳汁無分泌，体毛減少，月経不再来，強い倦怠感などの症状・所見に注目する．また，分娩時の大量出血の既往歴がないか否かよく問診するとよい．分娩後10年以上も経って本症の発症をみることがあるので，見逃さないことが大切である．

6 血中ビタミン

B_1 レベル（正常値 10.0±3.0 μg/dL 全血），赤血球トランスケトラーゼ，B_{12} レベル（正常値 613±189 pg/mL 血清）

　◆B_{12} 欠乏症を疑うときに行う検査は，
　　──→血清 B_{12}，末梢血液像（大球性貧血），骨髄像，胃液検査（無酸症），Schilling test．

7 血清学的検査

血清梅毒反応：緒方法，ガラス板法，TPHA，FTA-ABS

　◆感染後4週以後陽性になる（特異度は TPHA がよいが，初期梅毒では STS の陽性率が高く，4週間もすれば陽性となる）．

8 心電図

不整脈，特に心房細動，心室性期外収縮などが多発している症例では，脳塞栓が起こって麻痺や認知症を来すこともある．

9 胸部X線撮影

肺癌，胸腺腫，肺気腫（低酸素血症を慢性的に来していると認知症が起こる），および心陰影にも注意する．

10 頭部 CT

慢性硬膜下血腫（外傷の既往がはっきりしなくても，治療しうる疾患なので，常に疑って検索する必要がある），水頭症，多発脳梗塞，脳腫瘍の診断に CT は有用で，認知症の原因を見出し，直ちに治療をすることができる．

11 頭部 MRI

多発脳梗塞，海馬の萎縮などが明らかとなる．

12 髄液

　脳炎，髄膜炎（慢性）による認知症では髄液の細胞数，蛋白，糖，培養，顕微鏡検査（墨汁染色による真菌の検索など：図9-1, 2）が診断に有用である．

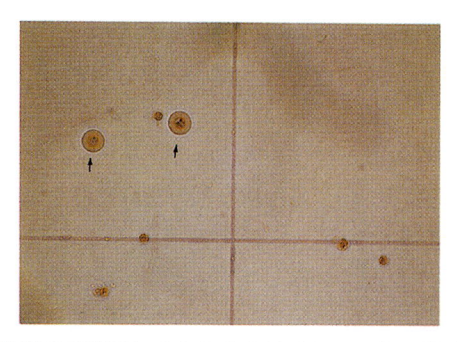

図9-1　髄液細胞数の鏡検時にみられたクリプトコッカス（矢印）
クリプトコッカス髄膜炎の髄液では，サムソン液で染色してFuchs-Rosenthal計算盤で細胞数を数える際に注意してみると，リンパ球より約3倍ほど直径が大きいクリプトコッカスを認める．菌体の周囲にポリサッカライドの被膜がある．

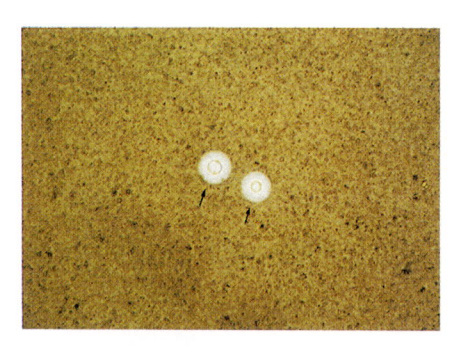

図9-2　クリプトコッカスの墨汁染色
クリプトコッカスの墨汁染色図の中央に2個クリプトコッカスがみられる．クリプトコッカスの検出は髄液をSabouraud培地で培養すると1週間も要するので，髄液をとったらすぐ墨汁染色をして自分で顕微鏡観察するとよい．菌体の周囲にあるポリサッカライドが透明に抜けてみえるので，一度検出した経験があれば次の症例はすぐに診断がつく．

13 正常圧水頭症ではシステルノグラフィを用いる．特に正常ではアイソトープは脳室へ入らないことと24時間後には吸収されることに注意する．脳室内へ入ったり，24時間経過しても吸収されないときには正常圧水頭症を疑って，シャント手術をする．手術により認知症が改善する症例は正常圧水頭症と診断する．

14 脳波

❶ **甲状腺機能低下症**では θ slowing を diffuse に認め，基礎律動も 8 Hz と遅くなったりすることが多い．サイロキシン（チラーヂン S，25 μg から始めて，75～100 μg/日投与．）で治療すると，EEG も改善して基礎律動も正常化し，θ slowing も少なくなったり消失する．

❷ **脳腫瘍や硬膜下血腫，脳梗塞**などの**器質性疾患**では病側で徐波（δ 波や θ 波）を認める．

❸ **発作性疾患**では棘波（spike）を認めたり，棘波の他に徐波を認める．小発作では3～4 Hz の棘徐波複合をみる．重積発作がコントロールできないで長期にわたった場合に，後遺症として知能障害を来すことがある．

❹ **Creutzfeldt–Jakob 病**は脳波所見に特徴があり，周期性同期性放電（PSD）を認める時期がある（生前診断に有用）（362頁，**付図12**）．PSD は他に SSPE（subacute sclerosing panencephalitis）や，PML（progressive multifocal leukoencephalopathy）にも認める．

❺ **単純ヘルペス脳炎**は，血清および髄液の ELISA（enzyme-linked immunosorbent assay）が診断に有用であるが，脳波（363頁，**付図13**）でも側頭誘導で徐波や棘波を認めることが多いので診断上補助となる．また頭部 CT で**図9-3**のように側頭葉（前頭葉にも障害が及ぶことが多い）の低吸収域，脳浮腫による側脳室の圧迫も診断に有用である．

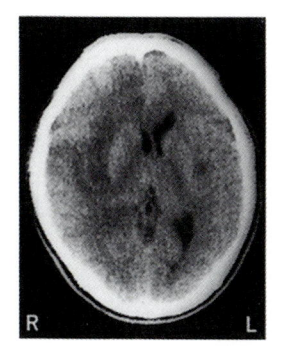

図 9-3　単純ヘルペス脳炎の頭部 CT 所見(30 歳男性)
頭痛，発熱，項部硬直，意識障害(傾眠状態)を主訴に来院し，CT では右前頭，側頭葉に浮腫と腫脹が強く，低吸収域を認めた．右側脳室前角も腫脹のため圧排され右→左へ偏位している．この CT は単純ヘルペス脳炎を強く示唆し，髄液検査では 673/3 と単核球優位の細胞増多があり，外観はキサントクロミーで赤血球も混じっていた(これも本症に特徴的)．蛋白は 150 mg/dL と上昇し，髄液の糖は 57 mg/dL であった．ELISA(酵素抗体法，enzyme-linked immunosorbent assay)で抗体測定を行い，HSV I 型による脳炎であることが判明した症例である．

3　治療法

　原因療法のできる疾患を見出して原病の治療をする．
◆甲状腺機能低下症による認知症
🔴処方 1

> チラーヂン S 錠　　25 μg
> 　　分 1　朝食後(ただし，高齢者では 12.5 μg　分 1　朝食後より始めて，ゆっくり増量し，1 か月に 12.5 μg ずつ上げる)
> 　　次第に増量して，1 日量 75-100 μg(維持量 2 μg/kg 体重)　分 1　朝食後に投与する
> 　薬を増量する場合，**心電図**をとり，**頻脈，狭心症，心筋梗塞に注意しつつ増量**のこと．高齢者では特にゆっくり増量するのがコツである

◆ Sheehan 症候群

🔴 **処方 2**

> コートリル錠(10 mg)　　　2 錠
> 　分 2　朝・夕食後
> 副腎皮質ホルモン剤をまず始めてから，後に甲状腺ホルモンを開始する(処方 1 と同様).

【注意】副腎不全がある際には，甲状腺ホルモンを先に与えると adrenal crisis を起こすので，副腎皮質ステロイド剤の補充療法を先にすること．

◆ ビタミン B_1 欠乏症

Wernicke 脳症では，ビタミン B_1 500 mg・1 日 1 回・筋注

これを 5~6 日続けて，経口に代える(静注でビタミン B_1 を大量投与すると，アナフィラキシーで**心停止**が起こることがあるので注意).

◆ ビタミン B_{12} 欠乏症

ビタミン B_{12} 1,000 μg(1 mg)・1 日 1 回・筋注・7 日間

その後 1 か月に 1 回投与を続ける．

◆ 髄膜炎

起炎菌に応じて治療する．

◆ 慢性硬膜下血腫

脳神経外科的に血腫除去術(190~191 頁)

◆ 脳腫瘍

手術療法，放射線療法

◆ 多発性脳梗塞

脳梗塞の危険因子の検索と，各々のコントロール(血圧，糖尿病のコントロール，高尿酸血症や脂質異常症の食事療法や薬物投与など)をすると再発率を半減できる．

◆ 梅毒

ペニシリン G による駆梅療法

400 万単位・点滴静注・1 日 3 回・10 日間

◆ 正常圧水頭症

脳室腹腔シャント術，または腰部くも膜下腔腹腔シャント術

◆うつ病

　SSRI，SNRI や，**三環系抗うつ薬**．精神的に十分サポートすること．

　自殺企図のあるときは，精神科へ**入院**して治療する．外来で経過を追っている患者では，すべての薬を一度に服用しても致死量にならないよう処方日数に注意する．

◆アルツハイマー型認知症の治療

　病初期，特に初めの 1 年間は有効で自発性がよくなるが，進行例では効果がない．進行を遅くするという程度の効果である．

🔴処方 3

脳内の神経伝達物質であるアセチルコリンを増加させる薬物
　　アリセプト錠（3 mg）　　1 錠
　　　分 1　朝食後（はじめの 7 日間）
　　アリセプト錠（5 mg）　　1 錠
　　　分 1　朝食後（第 2 週以後）
　副作用として，嘔気，嘔吐，下痢が起こる人がある．

🔴処方 4

リバスチグミンパッチ
　　イクセロンパッチ（ノバルティス）　4.5 mg，9 mg，13.5 mg，18 mg
　　　　　　　　　　　　　　　　　　　　　　　　（2011 年 7 月収載）
　リバスタッチパッチ（小野）上と同様で異なる製薬会社が同じ薬を出している．

　第 1 週は 4.5 mg のパッチを 1 日 1 回背中の皮膚に塗布し，第 4 週から 9 mg，次に 13.5 mg，次に 18 mg のパッチと用量を順に 4 週ごとに上げていって，維持量としては，18 mg のパッチを 1 日 1 回貼り換える．

　これは，アセチルコリンを増加させる薬物であるが，側頭葉に多いというブチリルコリンも増加させる．経口投与ではなくて，背中の皮膚に塗布して，1 日 1 回新しいパッチに交換して，経皮吸収させる．認知症患者がアリセプト（ドネペジル）を一度服用して，嘔気や嘔吐，あるいは下痢などの消化器症状を副作用として来すと，次の日から拒薬をすることがある．皮膚に塗布する薬物が保険採用されたので，そのような場合

は，パッチ製剤を用いると便利である．皮膚からゆっくり吸収されるので，嘔気や嘔吐，下痢などの副作用はほとんどない．家族あるいは看護師が1日1回背中の皮膚に毎日場所を変えながら，塗布するとよい．前日のパッチははがす．この塗布薬は**副作用に，皮膚の発赤，かゆみ**が出るので，塗布した皮膚に発赤やかゆみが出た場合は，ステロイドを含む軟膏を塗って，皮膚の副作用を改善できる．また背中の皮膚は，高齢者では，乾燥しやすく入浴時に背中を石鹸で洗いすぎて皮脂を落としすぎないように注意し，ナイロンたわしなどで背中の皮膚をこすらないように注意するとよい．実際にこのパッチ製剤を用いてみると，女性患者より男性患者のほうが，皮膚の発赤やかゆみの副作用が少ない．

　2011年に出た新薬のため，参考までに筆者が読んで要約した論文を2つ示す．

　Sadowskyらは61名のアルツハイマー病患者を対象として，4週間リバスチグミンを用いた．平均年齢76.2歳，MMSE平均で16.7とかなり進行したアルツハイマー病である．ドネペジルの半減期は70時間であるが，長く治療していると，効力が落ちてくる．それはアセチルコリンエステラーゼ（AChE）のupregulationのためである．リバスチグミンは，半減期は10時間で，AChEとBuChEの両方を抑制する．BuChは側頭葉と海馬に多い．そして，アルツハイマー病の病態にBuChがかかわっているという証拠が文献的に増えてきている．ドネペジルの効果がなくなってきたときには，別の抗AChE薬を用いてもよいと考えられる．結論としては，ドネペジルからリバスチグミンにwash-out期間がなくても変換してよい．効果についてはこの論文には記載がない．

　Sadowskyらの研究は5〜10 mgのドネペジルから，4.6 mgのリバスチグミンに変更する場合である．ドネペジルからリバスチグミンに急に変換しても大丈夫であり，wash-out期間を入れなくてよい．副作用としては，2.3%に徐脈がみられたが，症状として問題になる程度ではない．利点としては，皮膚に貼るので安全であることと，胃腸の副作用（嘔気，嘔吐，下痢）などがドネペジルの1/3と少ない．

処方 5

メマリー錠(5 mg, 10 mg, 20 mg)(2011 年 3 月収載)
　　　1 日 1 回 5 mg から始めて，1 週間に 5 mg ずつ増量，
　　　維持量としては，1 日 1 回　20 mg　朝食後　服用

メマリー(メマンチン)は，副作用として初期にめまいが起こることがあるが，ほとんど副作用がない場合が多い．アリセプトのように消化器系の副作用はない．メマリーはアリセプトとは作用機序が異なり，NMDA 受容体アンタゴニストで，神経細胞が壊れるのを抑制するという作用がある．中等度，および高度アルツハイマー型認知症における認知症状の進行抑制のために用いる．副作用として，痙攣，失神，攻撃性，妄想，発疹，めまいがあると記載されているが，実際に用いてみると，ほとんど副作用がない．

アリセプトと，メマリーを両方用いるほうが，認知症の進行を遅らせるにはよいという海外の文献が多い．リバスチグミンパッチとメマリーを両方用いたという論文も出ているが，治験を完了できた症例数が 77 名と少なく，有意な効果はみられなかったという報告がある．

その他の新薬でアリセプトの代わりに用いることができるものとしてはレミニール(ガランタミン)がある．

処方 6

レミニール錠/内用液(4 mg, 8 mg, 12 mg)(2011 年 3 月収載)
　　　1 回 4 mg　1 日 2 回から開始
　　　4 週後に 1 回 8 mg　1 日 2 回に増量
　　　4 週間以上投与後 1 回 12 mg　1 日 2 回まで

◆アルツハイマー病が進行して，行動異常や精神障害を来し，幻覚や妄想が出てきた場合はどのように対処するか

アルツハイマー病以外の認知症でも行動異常(behavioral and psychological symptoms of dementia：BPSD)として，徘徊をして，自宅に帰れなくなったり，乗り物に乗って勝手に別の町に行ったが，帰宅できなくなって警官に連れて帰ってきてもらったり，乱暴な言葉や大声を出して家族を困らせたりということがある．あるいは，自分のお金や

財布を家族が盗んでいるのではないかと疑って(物とられ妄想)，そのことを息子や娘に言ってせっかく身近な介護を一番よくしてくれている人の心を傷つけたりすることがある．物とられ妄想の状態になった場合には，行動異常や妄想を抑えるために薬物療法をする．向精神薬で眠気が出てしまい，何もしなくなるのも困るので，比較的眠気の出ない漢方薬を用いる．

処方 7

抑肝散　　　7.5 g
　　　分 3　毎食後

漢方薬は複数の薬が入っていて，全体として効果を発揮するというが，多くの漢方薬には甘草が入っていることが多く，2 種類以上の漢方薬を服用すると甘草が 2 倍になったりして，血清 K が下がり，低 K 性ミオパチーを来して，全身の脱力を来すことがあるので，注意するとよい．

これでも効果が不十分な場合は，非定型抗精神病薬を用いる．

処方 8

リスパダール錠(0.5 mg)　　　1 錠
　　　分 1　就眠前

この薬は幻覚や妄想を抑制するが，眠気も出るので，認知症患者の自発性も低下させて何もしないで寝てばかりしているというようになる可能性があり，1 日に 1〜1.5 mg 使うことができるが，必要最小限にして用いるとよい．

Creutzfeldt-Jakob 病(CJD)は，頻度は少なく，筆者が大学病院の神経内科で診療していた経験では 1 年間に 0〜1 人の入院があった．ここ 6 年間神経内科外来診療をしていると，年間 1,000 人の新患患者を迎え，再診患者を含めて 10,000 人の患者を診療していく中で，この疾患は 1 人も経験していない．本疾患の発症率は人口 100 万人あたり 1 人といわれている．

認知症を来す疾患として CJD は，稀な疾患であるが，治療法がない．またプリオンによって起こる病気であるが，感染し得る病気であることと，消毒が難しいこと，さらに一旦感染すると致死的疾患であることに

注意を要する．

　プリオン病の感染症因子の滅菌法など詳細は🔳神経感染症の項(194頁)で述べる．

参考文献
1) Wells CE：Dementia. pp164-207, F. A. Davis Company, 1971
2) Adams RD, Victor M：Derangements of intellect and behavior due to diffuse and focal cerebral disease. Thorn GW, Adams RD, Braunwald E, et al：Harrison's Principles of Internal Medicine 8th ed. pp150-157, McGraw-Hill Book Co, 1977
3) 亀山正邦，飯塚礼二：シンポジウム　老年痴呆をめぐる諸問題，司会のことば，松下正明：Alzheimer 病の形態学的特徴，井原康夫：Alzheimer's paired helical filament(PHF)，ほか．第27回日本神経学会抄録，熊本，pp19-29, 1986
4) 栗原照幸：症例神経内科学，Creutzfeldt-Jakob 病．pp165-175, 医学書院, 1986
5) Sadowsky CH, Farlow MR, Atkinson L, et al：Switching from donepezil to rivastigmine is well tolerated：Results of an open-label safety and tolerability study. Primary Care Companion J Clin Psychiatry 7：43-48, 2005
6) Sadowsky CH, Dengiz A, Olin JT, et al：Switching from donepezil tablets to rivastigmine transdermal patch in Alzheimer's disease. Am J Alzheimers Dis Other Demen 24：267-275, 2009
7) Wentrup A, Oertel WH, Dodel R：Once-daily transdermal rivastigmine in the treatment of Alzheimer's disease. Drug Des, Devel Ther 2：245-254, 2009
8) Lopez, OL, Becker JT, Wahad AS, et al：Long-term effects of the concomitant use of memantine with cholinesterase inhibition in Alzheimer disease. J Neurol Neurosurg Psychiatry 80：600-607, 2009
9) Choi SH, Park KW, Na DL, et al：Tolerability and efficacy of memantine add-on therapy to rivastigmine transdermal patches in mild to moderate Alzheimer's disease：multicenter, randomized, open-label, parallel-group study. Curr Med Res Opin 27：1375-1383, 2011

10 不随意運動

1 概要

1 不随意運動は体の一部，または多くの部分に自分の意思でコントロールできずに異常な運動が起こることである．不随意運動の種類により，体の遠位部か近位部または右か左の一側に異常な運動が出現し，運動の速さも種類によって異なる．**電撃的に速いミオクローヌス**から，**虫がはうようにゆっくりなアテトーシス**まで種々の速度がある．また規則性のある振戦のような不随意運動と，不規則な運動がある．具体的に不随意運動の種類を挙げる．
① 振戦（tremor）
② 舞踏病（chorea）
③ アテトーシス（athetosis）
④ ジストニア（dystonia）
⑤ バリスム（ballism）
⑥ ミオクローヌス（myoclonus）
⑦ チック（tic）
⑧ 片側顔面痙攣（hemifacial spasm）
⑨ Gilles de la Tourette 病
⑩ ジスキネジア（dyskinesia）
⑪ 下肢静止不能症候群（restless leg syndrome）

2 不随意運動を観察する際には以下の事項に注意する．
❶ 不随意運動の部位はどこか．
四肢の遠位部──▶振戦，舞踏病，アテトーシス

四肢の近位部──→ジストニア

四肢を近位部から乱暴に投げ出す──→バリスム

一側の場合──→ヘミバリスム

顔面──→チック

❷ 体の一側か両側か.

一側──→ヘミバリスム,片側顔面痙攣,パーキンソン病の振戦(病初期は一側から始まり,進行すると両側)

❸ 規則性があるか否か.

規則性がある──→振戦(拮抗筋どうしが交互に収縮することによって生じるリズミカルな不随意運動)

規則性がない──→他の不随意運動

❹ 運動の速さ

電撃的速さ──→ミオクローヌス

虫のはうような緩徐な速さ──→アテトーシス

❺ くり返し行うか,1回限りか.

くり返すリズミカルな運動──→振戦

リズムがない──→バリスム,アテトーシス,舞踏病(1つの運動につき1回で,それが何回も起こっている状態)

❻ 患者の静止時,ある姿勢をとったとき,または動作をするときに起こるか否か(静止時,定位,企図).

　ⅰ) 患者の静止時に起こるもの──→静止時振戦(resting tremor),ミオクローヌス

　ⅱ) ある姿勢をとると起こるもの──→体位性振戦(positional tremor)

　ⅲ) 行動に伴って起こるもの→企図振戦(intention tremor),動作性ミオクローヌス(action myoclonus)

3 不随意運動の発症機序

大脳基底核やそれを取り巻く伝導路が器質的に障害を受けたり,神経伝達物質の欠乏または**多数の伝達物質間の不均衡**が起こったりすると不随意運動が起こる.そのような障害の他は,**向精神薬の副作用**,肝疾患,甲状腺機能亢進症などの代謝疾患によっても起こり,**心因反応**によって

も痙性斜頸(spasmodic torticollis)，チック，Gilles de la Tourette 病などが起こることが知られていて，原因は多様である．不随意運動と神経解剖学との関連はある程度明らかであるが，未だ完全には解明しつくされていない．神経解剖学の他に神経伝達物質の作用，定位脳手術や深部の脳機能の解明が，不随意運動の発生機序をさらに明確にするために必要な事項である．

2 振戦の治療法

■1 パーキンソン病の振戦，甲状腺機能亢進症に伴う振戦
それぞれ原病の治療を行う．

■2 本態性振戦，家族性振戦
手指と首の振戦，声のふるえを認め，家族歴のある場合とない場合がある．

処方例

インデラル錠(10 mg)	3 錠
セルシン錠(2 mg)	3 錠
分3　毎食後	

3 Wilson 病の flapping tremor(羽ばたき振戦)の治療法

● 診断の決め手

■1 図 10-1 に示したように Kayser-Fleischer 角膜輪は診断上重要な所見で，本疾患患者の 90％に認められる．角膜末梢部を輪状に取り囲む色素沈着で，色は褐色，緑色，または灰色である．

■2 構音障害，行動異常，振戦(時に舞踏病，アテトーシスをみる)がみられて，肝障害(進行すれば輪状肝硬変)があれば，本疾患を疑う．角膜輪を注意して診ることが大切である．症例によって肝機能が正常な場合がある．

■3 検査所見では血清セルロプラスミン低下，血清銅低下，尿中銅増加，

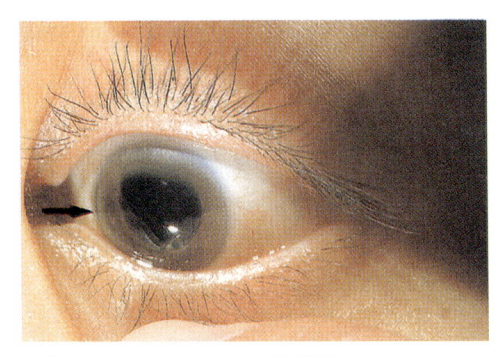

図 10-1　Wilson 病の Kayser-Fleischer 角膜輪
角膜末梢部を輪状に取り囲む色素沈着（→），角膜後面において，上皮細胞直下の Descemet 膜に銅が沈着したものである．色は褐色，緑色，または灰色である．本症の診断に有用で，血清セルロプラスミンの低下，尿酸低値，全アミノ酸尿などとともに重要である．

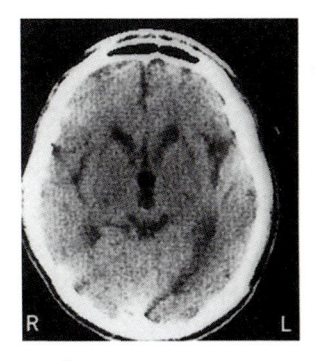

図 10-2　Wilson 病の CT 所見（18 歳男性）
この CT 所見は 18 歳という年齢に比し脳室が拡大し，また両側被殻にスリット状に低吸収域を認める．一般に Wilson 病の CT 所見では，脳室拡大が 73％，大脳皮質の萎縮が 63％，脳幹の萎縮が 55％，大脳基底核の低吸収域が 45％，後頭蓋窩の萎縮が 10％，正常が 18％の症例で認められる．

尿酸低値，全アミノ酸尿，頭部 CT で脳室拡大，大脳皮質萎縮，脳幹，大脳基底核の低吸収域が認められる(図 10-2).

● 治療法

🔴 処方例

メタルカプターゼカプセル®(D-ペニシラミン)(100 mg)　　　9 カプセル
　　分 3　毎食前(空腹時)

【注意】
① ペニシリン過敏の人には，発熱，皮疹，白血球減少などを来す.
② そのほか食餌療法として，銅含有量の多い食品(カニ，エビ，貝類，栗，干しブドウ，ココア，チョコレートなど)は避ける．入院中は銅制限食にする.

〔参考事項〕
成人の 1 日に摂取する食事中に含まれる銅：2〜5 mg
便に排泄される銅：1.2〜2.2 mg/日
尿に排泄される銅：4〜34 μg/日

4　舞踏病の治療法

1 リウマチ熱による血管炎が線条体に壊死巣をつくって舞踏病を来すと考えられている．この際は原病の治療を行う．最近はリウマチ熱がほとんどなくなり，**小舞踏病**もみることが稀になっている．必要に応じて，ペニシリンと副腎皮質ステロイドホルモンを用いるとよい.

2 **Huntington 舞踏病**は中年以後に遺伝性に出現し，認知症症状と舞踏病を来す．CT では尾状核の萎縮，脳室の拡大，大脳皮質の萎縮が認められ診断の助けとなる(図 10-3).

　遺伝子診断：第 4 染色体先端近くに位置する IT 15 遺伝子の CAG リピートが本疾患と深い関係をもつ．しかしこの遺伝子がつくる蛋白は不明である．CAG のリピート数が多いほど発症年齢が低い.

　認知症症状には特効薬がない．舞踏病には下記の処方が助けとなる.

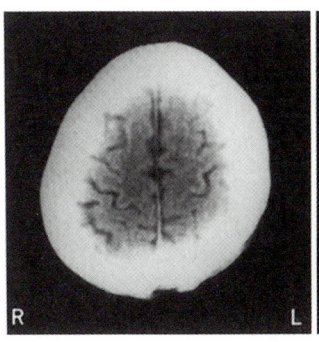

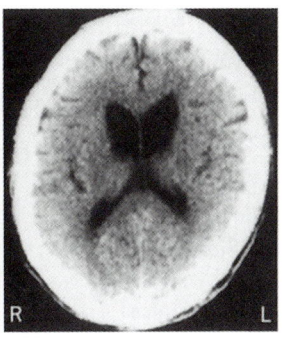

図 10-3　Huntington 舞踏病の CT 所見(25 歳男性)
左：脳溝が拡大し，大脳皮質の萎縮がみられる．
右：側脳室前角をみると，尾状核の萎縮が認められ，これが本疾患に特徴的な所見である．

処方 1

セレネース錠(0.75 mg)	3 錠
分 3　毎食後	

処方 2

コントミン糖衣錠(25 mg)	3 錠
分 3　毎食後	

もし企図振戦がみられるときには，

処方 3

インデラル錠(10 mg)	3-6 錠
分 3　毎食後	

を用いると有効である(処方 3 は**喘息**や**心不全**のある場合には用いないこと)．

5　ジストニアの治療法

1 ジストニアは頭，頸，体幹または四肢近位部を回転したりねじった

りする力強い筋収縮により起こる不随意運動である．具体的には痙性斜頸，腰帯部を回転させる際には tortipelvis とよぶ．
2 病態生理は不明であるが，**心因反応**による場合が多い．
3 器質的な病変は一通り検索して，治療すればよくなる疾患は見逃さないようにする．

● **痙性斜頸の鑑別**

① 頸椎の先天性奇形
② 頸部の外傷による瘢痕，頸椎の回転脱臼
③ 胸鎖乳突筋の線維性拘縮
④ リンパ節炎による頸部の反射的な筋痙攣
⑤ 斜視を補正するための頸の傾き
⑥ 前庭器官障害
⑦ むち打ち症
⑧ 寝違えによる頸の痛みと運動制限
⑨ 関節リウマチによる頸椎の障害

以上が除外されれば，次の処方を用いる．

🔴処方1

| セレネース錠(0.75 mg) | 3錠 |
| 分3　毎食後 | |

4 一方，心因反応である場合には**精神療法**を行う．うつ病がある場合は**抗うつ薬**を用いる．

🔴処方2

| トリプタノール錠(10 mg) | 3-5錠 |
| 分2(朝1錠，就眠前に残りの2-4錠) | |

5 また，**患者の訴え**をよく聞いてサポートすることが助けになる．家人の接し方にも改善の余地があるときには，家族を呼んで説明すること．

6 バリスムの治療法

　バリスムの多くは脳血管障害などで**視床下核**が障害されると脳病変と反対側の上下肢に，**一側だけ投げ出すような乱暴な運動**が起こる．これを**ヘミバリスム**(hemiballism)とよぶ．この不随意運動のため安静が保てず体力が消耗するので，以下の処方を試みる．幸い多くは数週間後に改善する．病側と反対側の上下肢に反射亢進がみられるが，片麻痺はないことが多い．視床下核の障害ではなく，尾状核や視床の脳梗塞でもヘミバリスムが起こることがある．

🖊処方例

セレネース錠(0.75 mg)	3錠
分3　毎食後	

7 ミオクローヌスの治療法

1. ミオクローヌスは最も速い不随意運動で，ピクッと体の一部が**電撃的速さ**で動く．てんかんの一症状である場合と，視床，脳幹，脊髄前角の変性疾患や他の器質性疾患で起こり，中枢神経の**種々の部位の障害**で起こるため，直ちに一定の病変部位を示す不随意運動ではないことに注意する．入眠時や，小児が睡眠している際には正常でも認められることがある．
2. 認知症の患者でミオクローヌスを認めるときには**Creutzfeldt-Jakob病**の可能性があるので，脳波をとって特徴的な周期性同期性放電(periodic synchronous discharge：PSD→362頁，**付図12**)がないか否か検査する必要がある．
3. ミオクローヌスはこのようにして何かの疾患を示唆する一症状でもあるので注意深く観察し，神経症状の全体像をとらえながら診断の助けにすることがポイントである．
4. ミオクローヌスの治療薬剤としては，下記の通りである．

🔹**処方1**
　リボトリール錠(0.5 mg)　　　3錠
　　　分3　毎食後

🔹**処方2**
　リボトリール錠(0.5 mg)　　　1錠
　　　分1　就眠前

処方1が有効であるが，かなりの催眠作用があるので，**必要最小限の量**を**適切な時間**に投与するとよい．夜間のみミオクローヌスのある患者で家族が心配する際などは，処方2で十分な場合がある．

8 チックの治療法

1 チックは心因反応によって起こることが多いので，患者と家族関係，友人，学校関係の問題を話し合って解決するとよい．
2 薬物としては抗不安薬が助けになる．

🔹**処方例**
　セルシン錠(2 mg)　　　3錠
　　　分3　毎食後

9 片側顔面痙攣の治療法

1 片側顔面痙攣は40〜60歳代にピークがあり，右または左の顔面筋がピクピクと痙攣し，ひきつるので，人前に出て恥ずかしいという訴えで患者が訪れる．
2 本疾患は顔面神経が脳幹を出たところで，後頭蓋窩の血管，例えば前下小脳動脈によって拍動性に圧迫を受けて起こることが多く，開頭術をして顔面神経から血管の圧迫を取り除くと症状が消失する．
3 手術の成功率は90％以上で，この**顔面神経減圧術**によって美容面での劣等感や，社会的活動の制限を改善し，根治的治療ができる点，有意義である．

4 経口的な薬物療法は無効で，顔面神経ブロックも効果は一時的なことが多い．ボツリヌス毒素を局所注射すると3～4か月は顔面痙攣を抑制できる．

10 Gilles de la Tourette 症候群の治療法

1 Gilles de la Tourette 症候群は学童にみられることが多く，パリの医師の名にちなんで付けられた不随意運動である．乱暴なジャンプするような運動や，つばを吐き出したり，チック様運動を反復したり，歯ぎしり，犬の吠えるような声を出したりしながら，悪口を連続的に口走る．特に悪い言葉を言う状態をcoprolaliaというが，患児の母親は当惑することが多い．

2 Gilles de la Tourette 症候群は男児が女児に比して3倍多く，思春期に悪化し成年期にまで持続する傾向がある．大脳基底核から**辺縁系のドパミン機能亢進状態**が考えられている．この疾患の病態生理は，完全に明らかにされたわけではないが，大脳皮質-大脳基底核-視床-大脳皮質というループのほか，最近の研究で小脳からの過剰な信号もこのループに影響を与えていることが示されている．遺伝的要因（浸透率の低い常染色体優性遺伝）の関与も示唆されている．また分子遺伝学的研究でToulette 症候群と強迫神経症がある症例で染色体6q16に400kbの欠失があることを見出した研究があり，その母親には強迫神経症があり，遺伝子検索では子どもと同じ欠失が認められたという．今後さらなる研究が期待される．チック様の不随意運動以外に，精神的にはADHD，強迫神経症，うつ状態，自傷行為などがあり，チックを抑制すればすむわけではなく，むしろ精神障害の治療のほうが難しい．

3 薬物としてはハロペリドールが有効であるが，薬物のみでは不十分で，子どもと家族への精神療法も重要である．またTourette 症候群の治療に deep brain stimulation（DBS），脳の深部電極刺激が治療として行われてある程度の効果のあることが報告されている．

処方例

セレネース錠(0.75 mg)　　2錠
　　分2　朝・夕食後

11 ジスキネジアの治療法

　ジスキネジアの中で特に治療効果がある薬物が見出された oral buccal dyskinesia(口をもぐもぐさせる不随意運動)について述べる．これは口周囲や咬筋に現れ，抗パーキンソン薬(L-Dopa)を長期投与したり，量が過剰であったりすると出現する．食物を食べていなくても口をもぐもぐさせて落ち着かない印象を与える．これに対しては L-Dopa を一時中止したり減量したりするとよいが，以下の薬物が著効する．

処方例

ドグマチールカプセル(50 mg)　　3カプセル
　　分3　毎食後

　この不随意運動は**入れ歯**の合わないときにもみられるので，その際は入れ歯を改善するとよい．パーキンソニズムを起こす薬剤なので，注意して用いるとよい．

12 下肢静止不能症候群の治療法

■1 疾患概念と症状

　下肢静止不能症候群(restless leg syndrome)は北欧の Ekbom によって記載され，**Ekbom 症候群**ともいう．症状としては特に睡眠時や安静時に下肢の不快な耐え難い感覚のためじっとしていられずに不穏な運動を生じる疾患である．そのために特に睡眠時に足をむずむず動かさざるを得ない状態になる．病態生理については，まだ完全には明らかになっていないが，脳内の鉄が不足するとドパミン系ニューロンの障害が起こって本症が起こるのではないかと考えられている．血清フェリチンが低い本症の症例には，経口的に鉄剤を与えても，プラミペキソール(ド

パミンアゴニスト）を与えてもよくなるという報告がある．また，5〜11歳の子どもにも本症がみられ，血清フェリチンが低く鉄を経口的に補充すると80％は症状が3〜4か月でよくなるという報告がある．この疾患は症候性の原因がない特発性下肢静止不能症候群と，何らかの原因があってこのような症状を呈する二次性下肢静止不能症候群がある．

2 診断基準

次の4つを認めるとき，下肢静止不能症候群と診断する．
① 脚を動かしたいという強い欲求が存在し，またその欲求が不快な下肢の異常感覚に伴って生じる．
② 静かに横になったり，座ったりしている状態で出現，増悪する．
③ 歩いたり，下肢を伸ばすなどの運動によって改善する．
④ 日中より夕方，夜間に増悪する．

3 疾患頻度と性差

ヨーロッパやアメリカでは本疾患の頻度は高く，有病率は4〜15％である．Sniderによると，家族性に発症することもあり，その場合は発症も治療に対する反応も全く同じような経過をとると報告している．

ドイツの研究では，65歳以上の369名を対象とした調査で9.8％に本疾患が認められ，スウェーデンの研究では，18〜64歳の男性4,000名中5.8％に本疾患がみられた．仕事をしている18〜64歳の女性では200名中11.4％に認められ，女性に多い．アジアでの頻度はこれより低く，シンガポールでは，50歳以上の157名の調査で有病率は0.6％であった．韓国では，18〜64歳までの6,509名の調査で有病率は0.9％であり，男女別では，女性1.3％，男性0.6％であった．日本の研究では，20〜59歳の8,425名の調査で有病率4.0％，男女別では女性4.9，男性3.0％とやはり女性に多く認められている．

4 二次性下肢静止不能症候群

腎不全，鉄欠乏，妊娠などに伴う下肢静止不能症候群があり，脊髄症，糖尿病，末梢神経障害，パーキンソン病との関連もみられる．

この症候群に対しては，2つの薬物が有効である．

処方1

レグナイト錠(300 mg)　　　2錠
　　分1　夕食後

処方2

ビ・シフロール錠(0.125 mg)　　1-2錠
　　分1　夕食後

処方1で有効な症例と処方2が有効な症例がある．ビ・シフロールは0.125 mg(1錠)で有効ならそれでよいが，効果不十分なら2錠用いる．

下肢静止不能症候群は夜間睡眠時に症状が強くなり，日中はあまり問題ないことが多い．レグナイトはガバペンチンのプロドラッグで，下肢静止不能症候群に保険適用で用いることができる．成人では300 mgを2錠・夕食後に用いて有効である．筆者の経験では，抗てんかん薬であるガバペン(200 mg)を1〜2錠・夕食後に用いると，下肢静止不能症候群に有効であるが，本邦ではこれは保険適用でない．

ガバペンには眠気の副作用があるので，車の運転をする人の場合は，眠気に注意するとよい．ビ・シフロールは，ドパミンアゴニストで，抗パーキンソン薬として用いられているが，パーキンソン病に維持量として用いる場合(2〜3 mg/日)よりもずっと少量で下肢静止不能症候群に有効であることが特筆すべきことである．ビ・シフロールは突発性睡眠の副作用が知られていて，車の運転中に急に眠気が出て事故を起こしたという報告もあるが，下肢静止不能症候群に用いる量は0.125 mgを1〜2錠と少量であり，筆者の経験した症例では突発性睡眠の問題はない．

参考文献

1) Yahr MD：Involuntary movements. Scientific Foundations of Neurology. pp83-88, F. A. Davis Company, 1972
2) McDowell FH, Markham CH：Recent Advances in Parkinson's Disease. pp217-227, F. A. Davis Company, 1971
3) 福島孝徳：Hemifacial spasm(顔面痙攣)．症候群 1982—概念の変遷とその今日的意義．日本臨牀(臨時増刊号)40：664-665, 1982
4) 栗原照幸：不随意運動はなぜ起こるか．厚東篤生，阿部敏明，岩田　誠，

他（編）：NIM FUNDAMENTALS 神経．pp132-144, 医学書院，1986
5) 山中　學，村地　孝，林　康之：生体内金属，臨床検査 Mook (No. 22)．p132, pp181-199, 金原出版，1985
6) Williams FJB, Walshe JM：Wilson's disease ; An analysis of the cranial computerized tomographic appearances found in 60 patients and the changes in response to treatment with chelating agents. Brain 104：735-752, 1981
7) Selekler K, Kansu T, Zileli T：Computed tomography in Wilson's disease. Arch Neurol 38：727-728, 1981
8) Lukes S, Aminoff MJ, Crooks L, et al：Nuclear magnetic resonance imaging in movement disorders. Ann Neurol 13：690-691, 1983
9) 栗原照幸：症例 37―Wilson 病（肝レンズ核変性症）．荒木淑郎，大友英一（編）：神経病ケーススタディ―71 例の PO 研修．pp159-162, 医学書院，1980
10) 中村重信：Huntington 舞踏病．中村重信，金澤一郎，辻　省次（編）：分子神経病学．pp40-42, 南江堂，1996
11) Wang Y, Sasaoka T, Dang MT：A molecular genetic approach to uncovering the differential functions of dopamine d2 receptor isoforms. Methods Mol Biol 964：181-200, 2013
12) McCairn KW, Iriki A, Isoda M：Global dysrhythmia of cerebro-basal ganglia-cerebellar networks underlies motor tics following striatal disinhibition. J Neurosci 33(2)：697-708, 2013
13) Hooper SD, Johansson AC, Tellgren-Roth C, et al：Genome-wide sequencing for the identification of rearrangements associated with Tourette syndrome and obsessive-compulsive disorder. BMC Med Genet 13：123, 2012
14) Ackermans L, Neuner I, Temel Y, et al：Thalamic deep brain stimulation for Tourette syndrome. Behav Neurol 27：133-138, 2013
15) 呉屋朝和，木下和夫，山川勇造，他：片側顔面痙攣，Neurovascular decompression 40 例の経験．Neurol Med Chir 23：651-658, 1983
16) 日本神経治療学会治療指針作成委員会：標準的神経治療：Restless legs 症候群．神経治療学 29：71-109, 2012
17) Lee CS, Lee SD, et al：Comparison of the efficacies of oral iron and pramipexole for the treatment of restless legs syndrome patients with low serum ferritin. Eur J Neurol.
18) Amos LB, Grekowicz ML, et al：Treatment of Pediatric Restless Legs

Syndrome. Clin Pediatr (Phila).
19) Snider S : The impact of restless legs syndrome : a familial case study. J Neurosci Nurs 45 : 371-374, 2013

11 脳血管障害

1 治療の現状

　脳血管障害は，急性に発症する疾患で，右や左の片麻痺，不全麻痺，言語障害，視力障害，頭痛，意識障害など脳の障害部位によって症状は異なるが，救急として扱う疾患であり，また最近治療の面でも大きな進歩がみられている．

　2005年に組織プラスミノーゲンアクチベーター（recombinant tissue-type plasminogen activator：rt-PA）による**経静脈的血栓溶解療法**が認可され，脳梗塞では発症後3時間以内で禁忌がなければ，アルテプラーゼを用いることができるようになった．発症後3時間以内という短い時間制限も**2012年8月から4.5時間以内と延長**された．また近年高齢化が進み，**心房細動**をもつ患者が増えたこともあって，心原性の脳塞栓を来す患者が増え，日本では心房細動で起こった脳塞栓症に50年間も用いてきたワルファリン（抗凝固薬）にとって代わりうる**新しいトロンビン阻害薬**が2011年以後認可されて，ダビガトラン，リバーロキサバン，アピキサバン，エドキサバンの4剤が出された．心房細動があって脳塞栓が起こった場合は，その後脳出血が起こりやすかったが（出血性梗塞：hemorrhagic infarction），ワルファリンに比べて新規抗凝固薬は，脳内での出血イベントを少なくすることができるようになり，またワルファリンのようにINRをモニターしなくてよくなった．これらの新薬は医療経済的には，ワルファリンより高価である点が難点である．

　そして，脳神経外科のsubspecialtyとして，**脳血管内治療**が進歩してきて，脳動脈瘤の治療に対する塞栓術では，従来行われてきた開頭ク

リッピング術よりも良好な成績を示すようになった．非侵襲的に X 線透視下でカテーテルを使用し，脳動脈瘤の中にコイルを入れて動脈瘤の閉塞，血栓化をすることができるようになったことは，大きな進歩である．その他，頸動脈狭窄症に対しても，従来行われていた頸動脈内膜剥離術の他に，**頸動脈ステント留置術**が行われるようになり，頸部では外力による変形の問題を避けるために，現在では，自己拡張型ステントが使用されるようになった．

　脳血管障害の治療の進歩がある中で，超急性期の患者は短い時間で治療施設に到着する必要がある．治療を始めるまでに血液検査，心電図，脳 MRI を撮るとなると，病院についてからも 1 時間はかかるため，発症 4.5 時間以内の治療開始ということは，救急病院でも神経内科医，脳神経外科医が居て，24 時間体制で MRI を撮ることができるように救急態勢が整備されている状態でなければならない．また急性期の治療後に麻痺を改善するため，状態が落ち着き次第できるだけ早期にリハビリテーションを開始し，運動能力を後退させないために維持期のリハビリテーションも継続する必要がある．この全体像をみると，急性期の設備を備えた病院にずっと患者がリハビリのために入院していると，次の救急患者が入院を必要としてもベッドが不足するので，急性期を過ぎた 1～2 週間後には，リハビリ病院に転院して治療を続行できるように，病院連携を各地域に作る必要がある．

2 分類

1 一過性脳虚血発作（transient ischemic attack：TIA）

　麻痺，言語障害，単眼の視力低下（黒内障）などの神経症状が 2～3 分から 10 分程度続いて，すぐ回復し長くても 24 時間以内に回復する場合を TIA とする．脳の器質性変化はない．しかし，短い時間で多くは 10 分以内に症状が改善するからといって，放っておいてよいわけではなく，TIA の起こった後 3 か月以内に脳梗塞を発症する可能性が 15～20％あるので，TIA が起こったらその後に脳梗塞が起こる可能性が大きいと

して，入院精査して，治療するとよい．

2 ラクナ梗塞

ラクナ梗塞は脳の深部の穿通動脈の血栓で起こり，視床や大脳基底核，内包がある脳の深部では，大脳皮質のように血管が豊富に分布しているわけではないので，小さな血管に血栓ができると，それが小さい梗塞になる．脳梗塞全体の32％を占める．

3 アテローム血栓性脳梗塞

中大脳動脈，前大脳動脈，後大脳動脈などの脳の大きな血管に動脈硬化が起こって内腔の狭窄が起こったり，閉塞することが原因で血栓によって脳に十分な血液が流れなくなり，脳梗塞が起きたものである．日本では食事の変化によって肉や鶏卵，動物性脂質の摂取が増え，脂質異常症，糖尿病，肥満，高血圧，高尿酸血症などの血管系の疾患を起こす危険因子を複数もつ人が増えてきているので，アテローム血栓性脳梗塞は増加し，脳梗塞全体の34％を占めている．

4 心原性脳塞栓症

心臓にできた血液の塊が心臓の内腔からはがれて飛び，脳の血管に流れ込んで，詰まったものである．原因として圧倒的に多いものは**心房細動**をベースに起こった脳塞栓である．高齢化とともに，心房細動を来す人が増えて，左心房内に血栓ができ，左心室に入ってそれが脳に飛ぶと脳塞栓となることが多い．そのほか心筋梗塞で心室壁の動きが悪くなったところに壁内血栓ができ，それが栓子となって起こる場合もあり，細菌性心内膜炎では心弁膜の疣贅が飛んで，脳塞栓を来すこともある．心原性脳塞栓症は，脳梗塞全体の27％を占める．

5 脳出血

脳出血は，脳血管が破たんして脳実質内に出血したものである．高血圧性脳出血が脳出血の90％を占める．**出血部位は，被殻，視床，橋，小脳**の順に多い．若年者では脳動静脈奇形からの出血，もやもや病での出血，高齢者ではアミロイドアンギオパチーが原因で出血することがある．そのほか脳塞栓の後に出血することがあり，これは出血性梗塞（hemorrhagic infarction）という．脳出血は脳血管障害全体の中では脳

梗塞より少なく27％を占めている．日本では1960年の死因統計では，脳血管障害のうち脳出血は77％，脳梗塞は13％という報告がなされている．なぜ日本では脳出血のほうが，脳梗塞より多いのであろうかという疑問があり，九州大学の勝木司馬之助教授（当時）を中心とした久山町研究で，剖検所見にもとづいて，脳血管障害の疾患別頻度を検討すると，日本でもアメリカでの統計と同じように脳梗塞のほうが多いことが明らかにされた．2010年の日本の統計では，**脳出血が脳血管障害全体の27％，脳梗塞は59％**で脳梗塞のほうが多い．久山町研究はその後も続行されていて，血圧をコントロールすると脳血管障害は減ってくるが，ある程度で下げ止まりがあり，脂質異常症，糖尿病，肥満などの危険因子を改善しないと，血圧のコントロールだけでは，不十分であることを示している．

6 くも膜下出血

くも膜下腔に出血した状態で，原因は脳動脈瘤破裂が多い．そのほか動静脈奇形，頭部外傷，脳出血や脳腫瘍からの出血がくも膜下腔に出ることがある．

原因として一番多く，また緊急に治療を要するものが，脳動脈瘤破裂で，前交通動脈の動脈瘤，後交通動脈の動脈瘤が多いが，複数動脈瘤がある人もあって，脳血管撮影でどれが今回破裂したものかを判断して，開頭クリッピングをするか，血管内塞栓術をするか症例に応じて判断する．症状として，今まで経験したことのない激しい頭痛があり，診察では，項部硬直，動眼神経麻痺，一側瞳孔の拡大（動眼神経の外側からの圧迫による），頭部CTでのくも膜下腔への出血，脳脊髄液検査での出血，髄液を遠沈した上清のキサントクロミーなどを確認することが診断に重要である．くも膜下出血は，脳血管障害全体の中では11％を占める．

なお脳血管障害と分類することは問題があるが，臨床の現場では年に2～3例遭遇する**一過性全健忘**(transient global amnesia：TGA)について，以下に記憶しておくべき病態を示す．

この疾患の症状は，急に24時間くらいの記憶が消失してしまい，患

者としては，どのように行動してよいか前後関係がわからなくなって当惑した状態となる．疾患単位としては，手足の麻痺もなく健忘のみでは TIA とも分類されないため，"てんかん説""虚血説"などがあるが，この疾患の存在を覚えておく必要がある．筆者の経験した例では，40～60 歳の症例が多く，男女差はない．原因がはっきりしないのに，急に記憶がなくなって，自分がどうしたらよいのか，あるいは何をしていたのかがわからないので，周囲の家族からみると，行動が変であるうえ，24 時間以内の記憶がなくなっているので，辻褄が合わない状態となっているが，神経内科診察でも健忘のほかは麻痺もなく，また脳の MRI を撮っても，病変がないことが多い．患者としては，このまま記憶がなくなってしまうのではないかという心配があり，あるいは認知症にでもなったかと心配する人もいる．多くの症例では，このエピソードは 1 回だけで繰り返さないことがほとんどで数年間経過を診た症例でも健忘の発作は繰り返していない．脳血管障害の危険因子がないか，脳波異常はないかなどの一通りの検査を行って，この疾患であると診断すれば，患者にはほとんど再発しないこと，認知症ではないことなどを伝えて，不要な心配を与えないようにするとよい．症例によっては，糖尿病や高血圧があることを経験しているが，それらの治療を行って経過をみるとよい．

3 診断の決め手と一般原則

　脳血管障害は急性発症する特徴があり，右や左の片麻痺または不全麻痺，脳神経麻痺，言語障害，頭痛などの症状や所見があるので見逃すことはないが，アプローチの仕方が脳血管障害の種々の病型で異なる．

　治療前後で治療効果を定量的に診て，治療が有効であるかどうかの判断も科学的に行う必要がある．特に新しい薬剤が出てきた現在では，意識，視野，顔面や上下肢の運動，感覚，協調運動（失調），言語などで症状や神経学的所見が経過によって改善の度合いを数値で表すことができれば，薬物の治療効果の有無が明らかになる．そこで神経診察は，NIHSS を使用する（362 頁，付録 1）．この表にこだわりすぎて，軽度の

麻痺など一般の神経学的診察でとらえられる異常所見は見逃さないことが必要である．

　病歴や診察を要領よくすませて，早期に CT を撮ることが大切である．特に脳実質内小出血は臨床的にも梗塞と鑑別できず，髄液も正常であるから，これらの方法では梗塞と鑑別不可能で，CT 所見による鑑別が必要となる．MRI が 24 時間体制で撮れる施設であれば，MRI と MRA をすぐに撮って脳出血だけでなく，初期の脳梗塞も見出すことができ，また血管系の異常もわかるのでより多くの情報を得ることができる．緊急時には CT 検査は短時間ででき，また患者が 30 分もじっとしていられない状態で体動のある場合は，CT を撮れば出血があるかどうかはわかるので，とりあえず CT を撮るとよい．そして脳出血患者に抗凝固薬を誤って用い，出血をさらに助長することなどは避けねばならない．つまり抗凝固薬を使う前には脳出血を否定しておかなければならない．

◆急性期の治療

　急性の発症，診察所見，頭部 CT，MRI などで脳梗塞であるならば，発症時間を確定して，発症 4.5 時間以内であれば，組織プラスミノーゲンアクチベーター(rt-PA)による，経静脈血栓溶解療法を行う．

🔴処方例

> アクチバシン注
> 　　0.6 mg/kg(最大 60 mg)を 10％ボーラス，残り 90％を 1 時間で点滴静注

　2012 年 10 月に出された日本脳卒中学会脳卒中医療向上・社会保険委員会 rt-PA(アルテプラーゼ)静注療法指針改訂部会の『適正治療指針第二版』により，虚血性脳血管障害患者に対する治療として，従来発症後 3 時間以内であったものが，発症後 4.5 時間以内という治療可能時間の延長がなされ，わが国でも 2012 年 8 月から保険適用となった．

　使用基準を順守しないと，症候性頭蓋内出血の危険性があるので，適正治療指針に従って実施することを促している．そして 4.5 時間以内といっても，発症後早ければ早いほど，それだけ良好な治療効果があげら

れる（「脳卒中治療ガイドライン2009」のエビデンスレベルIa, A）．

アルテプラーゼ静注療法のチェックリストがあり，禁忌と慎重投与が示されているので，これを表11-1で示す．

◆各種脳血管障害の特徴とアプローチの原則

1 昏睡状態で入院してきた患者はまず救命処置をして，診察を進める．

2 脳内出血でしかも血腫が大きい型か，出血の中でも視床出血や脳室へ穿破した症例では昏睡となることが多い．

3 くも膜下出血でも昏睡となる例がある．

4 橋の出血，または大きな脳幹梗塞ではほとんど昏睡となる．

5 小脳出血でも2〜12時間後に昏睡に陥る例がある．

6 脳血栓症発症の特徴

　一側の脳血栓症では原則として昏睡にならないが，優位半球で大きな脳梗塞では昏睡になることもある．脳血栓は夜中の間に起こっていることが多く，朝起きがけにトイレに立とうとして麻痺に気づくことが多い．

7 脳塞栓症発症の特徴

　心房細動その他の心不整脈に伴うことが多く，その他は頸部の内頸動脈，外頸動脈分岐部のplaqueより栓子が飛び，脳塞栓を来すこともある．発症は急激で日中のこともあり，また多発性に塞栓を来すことが多い．多くはただの虚血性の梗塞のみであるが，後に出血性梗塞（hemorrhagic infarction）を来すこともある．塞栓症と判明したならば，出血性梗塞→脳浮腫→脳ヘルニアで死亡，という事態が起こりうるので注意する．心房細動のある患者では，新しいトロンビン阻害薬（ダビガトラン，リバーロキサバン，アピキサバン，エドキサバン）を脳塞栓を起こす前から適切に用いるとよい．

8 TIAまたは可逆性虚血性神経症状（RIND）の発症の特徴と予防

　TIAは24時間以内に，またRINDは24時間以上3週間未満に神経症状が後遺症を残さずに回復する．

　いずれも脳梗塞を将来起こす可能性が高いので，この機会に十分な検索と治療をするため**原則として入院**して，脳卒中の危険因子10項目（下

表11-1 アルテプラーゼ静注療法のチェックリスト

適応外(禁忌)	あり	なし
発症～治療開始時刻 4.5 時間超	□	□
※発症時刻(最終未発症確認時刻)[　：　]　※治療開始(予定)時刻[　：　]		
既往歴		
非外傷性頭蓋内出血	□	□
1 か月以内の脳梗塞(一過性脳虚血発作を含まない)	□	□
3 か月以内の重篤な頭部脊髄の外傷あるいは手術	□	□
21 日以内の消化管あるいは尿路出血	□	□
14 日以内の大手術あるいは頭部以外の重篤な外傷	□	□
治療薬の過敏症	□	□
臨床所見		
くも膜下出血(疑)	□	□
急性大動脈解離の合併	□	□
出血の合併(頭蓋内，消化管，尿路，後腹膜，喀血)	□	□
収縮期血圧(降圧療法後も 185 mmHg 以上)	□	□
拡張期血圧(降圧療法後も 110 mmHg 以上)	□	□
重篤な肝障害	□	□
急性膵炎	□	□
血液所見		
血糖異常(<50 mg/dL，または>400 mg/dL)	□	□
血小板 100,000/mm^3 以下	□	□
血液所見：抗凝固療法中ないし凝固異常症において		
PT-INR>1.7	□	□
aPTT の延長(前値の 1.5 倍[目安として約 40 秒]を超える)	□	□
CT/MR 所見		
広汎な早期虚血性変化	□	□
圧排所見(正中構造偏位)	□	□

慎重投与(適応の可否を慎重に検討する)	あり	なし
年齢　　81 歳以上	□	□
既往歴		
10 日以内の生検・外傷	□	□
10 日以内の分娩・流早産	□	□
1 か月以上経過した脳梗塞(特に糖尿病合併例)	□	□
3 か月以内の心筋梗塞	□	□
蛋白製剤アレルギー	□	□
神経症候		
NIHSS 値 26 以上	□	□
軽症	□	□
症候の急速な軽症化	□	□
痙攣(既往歴などからてんかんの可能性が高ければ適応外)	□	□
臨床所見		
脳動脈瘤・頭蓋内腫瘍・脳動静脈奇形・もやもや病	□	□
胸部大動脈瘤	□	□
消化管潰瘍・憩室炎・大腸炎	□	□
活動性結核	□	□
糖尿病性出血性網膜症・出血性眼症	□	□
血栓溶解薬，抗血栓薬投与中(特に経口抗凝固薬投与中)	□	□
※抗 Xa 薬やダビガトランの服薬患者への本治療の有効性と安全性は確立しておらず，治療の適否を慎重に判断せねばならない．		
月経期間中	□	□
重篤な腎障害	□	□
コントロール不良の糖尿病	□	□
感染性心内膜炎	□	□

〈注意事項〉1. 一項目でも「適応外」に該当すれば実施しない．2. 一項目でも「慎重投与」に該当すれば，適応の可否を慎重に検討し，治療を実施する場合は患者本人・家族に正確に説明し同意を得る必要がある．3. 「慎重投与」のうち，下線をつけた 4 項目に該当する患者に対して発症 3 時間以降に投与する場合は，個々の症例ごとに適応の可否を慎重に検討する必要がある．
〔日本脳卒中学会医療向上・社会保険委員会 rt-PA(アルテプラーゼ)静注療法指針改訂部会：rt-PA(アルテプラーゼ)静注療法適正治療指針 第二版(2012 年 10 月)．脳卒中 34：443-480, 2012 より〕

記①〜⑩)の精査をして，完全なコントロールをすることによって脳梗塞が起こることを予防する必要がある．

① 高血圧
② 糖尿病
③ 脂質異常症〔特に中性脂肪(TG)高値とHDLコレステロール低値〕
④ 高尿酸血症
⑤ 動脈硬化性心疾患
⑥ 頭蓋内の血管病変
⑦ タバコ
⑧ 肥満
⑨ 多血症
⑩ ストレス

当座の治療の他，上記10項目を病歴，身体所見および尿検，血液検査によって見出し，脳卒中の治療とともに危険因子の治療を並行して行うと，再発率や死亡率を半減できる．

9 くも膜下出血発症の特徴

くも膜下出血の発症は突然に起こる頭痛である．多くの場合，今までに経験したことのないような激しい頭痛と表現される．時には殴られたような，頭の中で何か破裂したような感じがして，頭痛が始まったと訴えることもある．しばらくして後頭部が痛くなることが多い．麻痺は通常伴わない．

発症時期は日常生活中に発症するのが半数である．排便時(10%)，起立や前屈時にやや多く(10%)，わが国では他国に比して風呂場動作中に発症することが多い．

好発年齢は50〜60歳で，高血圧の病歴がある人にも発症が多い．くも膜下出血は脳動脈瘤の破裂によるものが70〜80%，脳動静脈奇形破裂が約10%，原因不明が約10%，その他は腫瘍，もやもや病などである．

10 もやもや病(ウィリス動脈輪閉塞症)発症の特徴

幼小児の場合は，一側または左右別々に発症する一過性の片麻痺発作である．特に強く泣いた後や，熱いものを食べながら息を吹きかけて冷

ますようなときに起こることが多い．

　成人の場合は，くも膜下出血と同様の出血発作で，以前はくも膜下出血として発症すると考えられていたが，CT が普及するにつれて，側脳室近くの白質への出血が脳室へ穿破するものが多いことが明らかとなった．

4　一過性脳虚血発作(TIA)の治療法

　TIA では 5 年以内に 22〜51％が本格的な脳梗塞を来す．24 時間以内に症状(多くは 2〜3 分間の麻痺)が改善するといっても油断せずに，以下の治療をする．

🔴処方 1
バイアスピリン錠(100 mg)　　1 錠
　　分 1　朝食後

🔴処方 2
ペルサンチン錠(25 mg)　　3 錠
　　分 3　毎食後

🔴処方 3
サアミオン錠(5 mg)　　3 錠
　　分 3　毎食後

❶ 処方 1，処方 2 のどちらかを用いて初期に治療し，2 週間後に処方 3 に変え，サアミオンは 6 か月〜1 年用いる．

❷ 米国とカナダの研究で，男性の TIA 患者ではアスピリンが TIA および脳卒中の発症率を 50％に減らすことができたという報告がある．アスピリンとペルサンチンの両方で治療しても同様に有効である．サアミオンは，血小板凝集能抑制と血管拡張作用があり，虚血性の脳病変に対しては，発症後 2 週間して用いるとよい．副作用は少なく，アスピリンのように胃腸障害も少ないので，1 日 3 錠なら 6 か月〜1 年続けてもよい．TIA 発作が少なくなったり消失したりすれば休薬する．この間に危険因子 10 項目の治療をする．

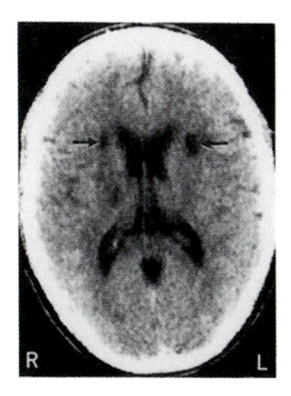

図 11-1　両側穿通枝動脈領域の梗塞 CT 所見（矢印）

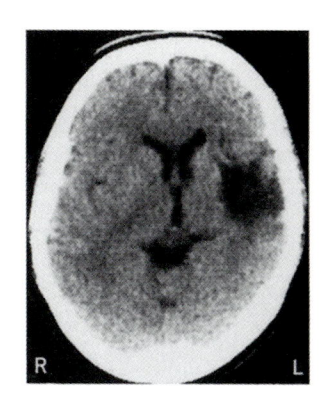

図 11-2　中大脳動脈分枝領域の梗塞 CT 所見

❸ TIA という症状で発症しても，発作が頻回に起こったり，脳卒中の危険因子が血液検査や血管撮影で明らかになれば，原病の治療を要する．必要によって頭蓋外の血管病変ならば内膜剝離術を脳外科医に依頼する．欧米では内頸動脈，外頸動脈分岐部の plaque のため手術を受ける患者が多く，日本では従来この部分の疾患は少ないとされてきたが，食事の変化により頸動脈疾患も増加すると考えられ，血管撮影は脳内の血管のみでなく頸動脈分岐部もよく描出して観察することが必要である．

❹ 内頸動脈の狭窄・閉塞，中大脳動脈の狭窄・閉塞などがあれば，外頸動脈の分枝（浅側頭動脈）と脳内動脈との吻合術を行う場合もある．

5　脳血栓発症後 4.5 時間を過ぎている場合の治療法

　脳実質内小出血は臨床的判断だけでは，項部硬直もなく，髄液も血性にならないうえ，症状も比較的軽く，意識障害もないことが多いので，脳血栓と誤りやすい．したがって，頭部 CT を撮って出血でないことを確認する必要がある（図 11-1，図 11-2）．

🔴 処方 1

トロンボキサン A_2(TXA$_2$)合成酵素阻害薬
　カタクロット注(20 mg/V)　　　1 回 80 mg
　ソリタ-T3 号注　　　　　　　　1 回 500 mL
　　1 日 2 回　2 時間かけて点滴静注
　　朝・夕　2 週間

処方 1 をしないときは処方 2 による治療法もある.

🔴 処方 2

ウロキナーゼ注(60,000 単位/V)　1 回 2 V
ソリタ-T3 号注　　　　　　　　　1 回 500 mL
　　1 日 2 回　点滴静注
　　朝・夕　5 日間

処方 1 と処方 2 は脳血栓には用いてよいが,心房細動があって脳塞栓が疑われるときは,出血性梗塞が起こりやすいので注意する.

　高齢者では脳血栓であっても出血性梗塞を起こすことがあるので,1 日 1,500 mL くらいの輸液をソリタ-T3 号などの電解質の入った維持液で行って脱水を避け,静かに経過をみるほうがよい場合がある.抗凝固療法や血小板凝集能抑制薬を用いて出血性梗塞が起こると,脳浮腫も強くなり,意識レベルも低下して麻痺も増強して予後が悪くなる.この判断は各症例に応じて,一例一例検討することになる.血小板数が低下している症例や,点滴を入れても末梢血管が弱くてすぐに漏れるような症例では,抗凝固療法は行わないほうがよい.抗凝固療法は実質内小出血でないことを確認してから行う.

◆脳代謝賦活剤の分類と効果

　薬効のうえから脳代謝賦活剤を分類すると,①エネルギー代謝賦活剤,② GABA 関連物質,③抗うつ薬系の薬物,④神経伝達物質および受容体にはたらく薬物の 4 つに分けられるが,以前発売されていた,アバンやカランなどは,現在は発売されていない.サアミオンは保険適用薬剤として残っている.これは,血小板凝集能減少,赤血球変形能促進,血

管拡張作用の3つの機能がある．バイアスピリンを用いると副作用として起こることがある鼻出血などもサアミオンでは起こりにくく，高齢者にも使いやすい．

意識があるときには経口的，意識障害があるときには経管的に処方3を与えて便秘を防ぐ．

処方3

酸化マグネシウム末	0.8-1.2 g
分3　毎食後	

粉薬を飲みにくい患者では，以下を用いる．

処方4

マグラックス錠(330 mg)	3-6錠
分3　毎食後	

脳血栓症では脱水にならないように，1日1,500 mLの水分は輸液(維持液，ソリタ-T3号など)と経口を併せて摂るようにする．ヘマトクリットが50%以上になると脳梗塞を来す危険因子がさらに増えるので，脱水に注意する．しかし多量に5%グルコースを輸液すると脳浮腫を助長する．食塩は1日4〜6g以内に抑えながらかつ輸液中にも電解質が入っているほうがよいので，尿量，血圧，皮膚のturgor，口腔粘膜の湿り気などを観察し，また検査ではヘマトクリット，血清電解質に注意して輸液を適切に行う．

治療と並行して脳梗塞危険因子の検索を早急に行い，改善できる項目は1つずつ改善させるよう，以下のように入院当初からリハビリテーションの計画を立てる．

❶ 初日から良肢位をとる(拘縮の予防)．
❷ 2時間ごとに体位変換(褥瘡の予防)．
❸ 褥瘡の予防をして，尿路感染症，肺炎を合併しないよう注意する．
❹ 廃用性筋萎縮が1日に-3%もあることを考えて，全身状態が落ち着き次第，早期にリハビリテーションを始める．

6 脳塞栓症の治療法

　脳塞栓は心臓の不整脈，特に心房細動に伴うことが多く，また塞栓が起こった後に出血性梗塞となりやすいので，病初期は原則として抗凝固療法はしない．脱水にならないよう輸液する．

1 心電図を撮る．どのような心不整脈かを明らかにする．

2 頸動脈の bruits (雑音) を聴診器で聴く．内頸動脈，外頸動脈の分岐点に plaque があって狭窄を来し，雑音が聴取できないか否か検査する．

3 上室性または心室性不整脈が多発している際は，不整脈の治療をする．心房細動は当座はそのままにしておく．脳塞栓急性期には洞調律に戻そうとしないほうがよい．

　❶ 心房細動があっても心拍数が 70〜80/分なら放置する．心拍数が 100 以上なら，

🔴処方 1

　ジゴキシン錠 (0.25 mg)　　　1 錠
　　　分 1　朝食後

　❷ 心室性不整脈 (VPC) が多発するときは，

🔴処方 2

　キシロカイン注　　1 回 50 mg
　　　静注 (体重 50 kg の人)
　1 mg/kg 体重で計算して静注で与える．次に，維持量としてキシロカイン注 1-4 mg/分を点滴静注

　❸ 慢性的に VPC が出現している際は，以下が有効である．

🔴処方 3

　リスモダンカプセル (100 mg)　3 カプセル
　　　分 3　毎食後

　なお，筆者らの卒後研修では，3〜4 年間の一般内科の研修の後に神経内科の研修を行っていることが多く，CCU でのローテンションも行っ

ていて，抗不整脈薬や心不全の治療も経験してきているが，これらの経験がない場合は，不整脈の治療などは循環器科のコンサルテーションのもとで，抗不整脈薬を用いるとよい．

4 脳血管撮影は必要に応じて行い，内外頸動脈分岐部に plaque があれば適当な時期を選んで内膜剥離術や血管内治療を行う．

抗凝固療法は，塞栓のときは行わないこと．不用意に行うと，出血性梗塞で脳浮腫を来して死亡することが多いので注意．抗凝固剤を用いずに，しかも脱水にならないように維持液を輸液して経過をみるのが原則である．

7 脳出血の治療法

1 CT を撮って被殻出血であれば(図 11-3)，小さい出血は保存的に，大きな出血は脳外科医のコンサルテーションを直ちに受ける．外科的に血腫除去術をするか否か決定する．
2 視床出血(図 11-4)でも定位脳手術によって除去が行われることがある．

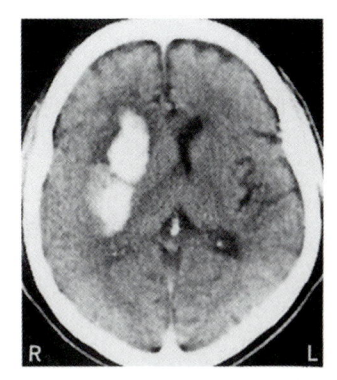

図 11-3　被殻出血の CT 所見

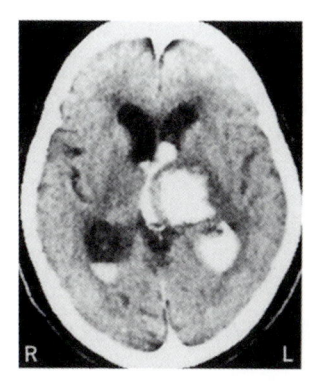

図 11-4　視床出血(脳室穿破)の CT 所見

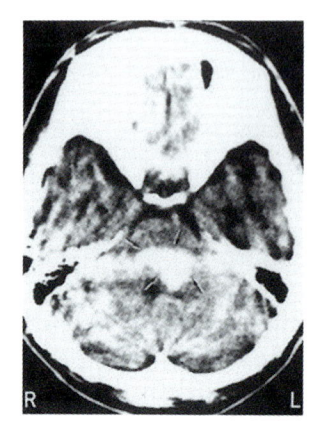

図 11-5　橋出血(矢印)の CT 所見 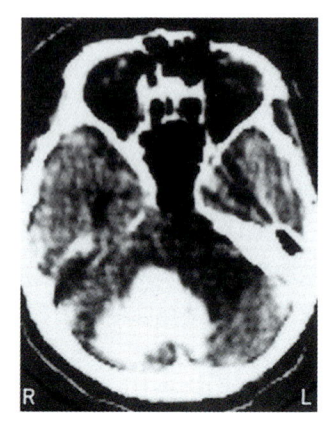　　図 11-6　小脳出血の CT 所見

　定位脳手術による血腫除去術は，局所麻酔で行うことが可能である．高齢者や合併症のある患者でも手術可能であり，侵襲が少ない．また頭部 CT が多くの病院に設置されているので，CT 装置に直接定位脳手術装置を組み込み，CT 画像から直接的にデータを得て，穿刺針の方向を修正したり深さを決めることができるようになった．最近では被殻出血のみならず視床出血や橋出血(図 11-5)にも適応され，適応例が国の内外で報告されている．脳室内に穿破した大きな血腫は脳室ドレナージを行う．

3 小脳出血(図 11-6)は CT で第 4 脳室を血腫と反対方向へ偏位させる．また血腫は多くは小脳深部に高吸収域として見出される．小脳出血は意識障害があれば手術の適応がある．

　頭痛，めまい，嘔吐と CT 所見で小脳の血腫，第 4 脳室の偏位があれば小脳出血を考えて脳外科医を呼ぶ．

● **手術適応患者の移送までの処置**

1 呼吸管理(エアウェイ，必要あれば酸素吸入，気管内挿管)
2 脳浮腫の治療：D-マンニトール 200〜300 mL の急速点滴.

3 バイタルサインの確保：血圧のコントロール（20％）（血圧は 170/80～90 mmHg 位に軽度にコントロールする）

● 脳出血で保存的療法を行うと決定したときの治療方針

1 血圧のコントロール

　脳および腎血流量は下げないで血圧を下げるように配慮するのが原則．非常に高ければ降圧剤を用いて 170/80～90 mmHg 位に下げておく．

🖋処方例

アプレゾリン注	1 回 10 mg
静注	

2 呼吸，脈拍，体温の観察と適切な処置

① 呼吸が不規則で，意識障害も強く，手指にチアノーゼがみられたり，血液ガスが悪ければ，挿管して人工呼吸器に付ける．血液ガスを再検してよい状態に保つ．
② 不整脈があれば前述の処置を行う．
③ 体温が上昇したら，合併症として尿路感染症，肺炎などに注意して，尿検査，胸部打聴診，胸部 X 線撮影をする．必要に応じて抗菌薬を用いる．

3 ストレス潰瘍の予防，便秘の予防

🖋処方 1

酸化マグネシウム末	0.8-1.5 g
アルミゲル細粒	1.5 g
分 3　経管	

🖋処方 2

マーロックス液	40 mL
分 4　経管	

4 脳浮腫の治療

🖋処方例

グリセオール	1 回 200 mL
1 日 2-3 回　2 時間かけて点滴静注	

5 褥瘡，肺炎，尿路感染の予防
体位変換は2時間ごとに行う．
6 廃用性筋萎縮，拘縮の予防
　リハビリテーションの概念を病初期からもち，良肢位を保つことは第1日目から行う．その後，血圧やその他全身状態が安定すれば，ベッド上で受動運動を行って関節の拘縮を防ぐようにする．できるだけ早期に，しかし無理のないように，リハビリテーションの専門家の意見も聞いてリハビリを開始する．

8 くも膜下出血の治療法

●診断の決め手

1 CTをまず行うのがよい．くも膜下腔に高吸収域がみられる（図11-7，8）．
2 どこに高吸収域が強いかによって出血部位（動脈瘤部位）が推定できる．

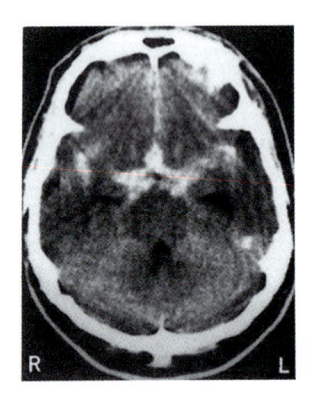

図11-7　くも膜下出血の単純CT所見
脳底部，シルビウス裂内の高吸収域．

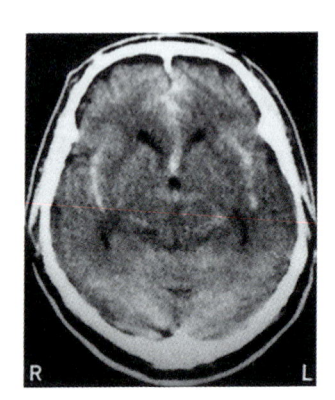

図11-8　くも膜下出血の単純CT所見
大脳縦裂，シルビウス裂，中脳を取り囲むくも膜下腔に高吸収域がある．

3 ごく軽度の出血だった場合にはCT上，異常を見出すことができない．
4 血腫を伴う場合（図11-9）は，高血圧性脳出血との鑑別が難しいことがある．
5 CT検査がすぐできないか，またCTでくも膜下腔が正常であった場合は患者の状態がよければ腰椎穿刺で出血を確かめる．ごく軽い出血であれば肉眼で判定困難なときもあるので，遠沈して上清を別の試験管に分け，色がキサントクロミーで沈渣に変形した赤血球（金米平状）をみることも重要なことである．
6 くも膜下出血は脳動脈瘤破裂の可能性が多く，他の原因であっても脳神経外科的治療を要する疾患であるので，くも膜下出血の診断がついたら，すぐ脳神経外科へ転送する．
7 くも膜下出血の原因の確定には血管造影が必要であるが（図11-10～13），これは手術を行う脳神経外科医のもとで行うべきである．

● 移送の注意点

意識障害，脳血管障害の場合に準じる（83，180～181頁）．

● 手術適応の基準，目的，手術法

1 原因の70～80％は脳動脈瘤であるから，治療の目的は再出血を防止

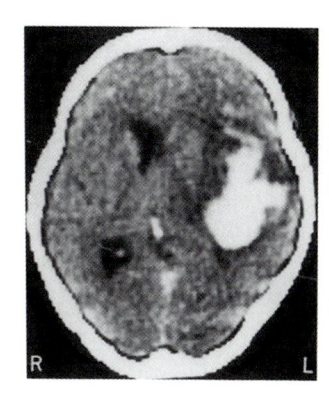

図11-9 中大脳動脈瘤破裂によるシルビウス裂内の血腫CT所見
被殻出血との鑑別が重要である．

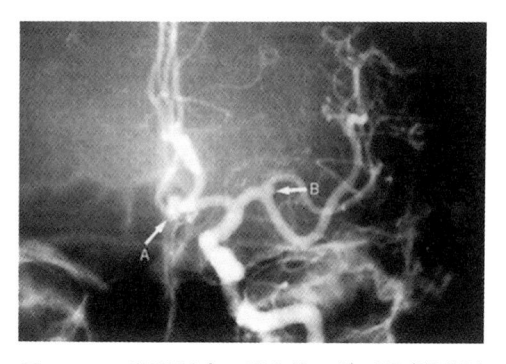

図11-10　脳動脈瘤の脳血管X線所見(頸動脈
　　　　造影正面像)
Aは前交通動脈の動脈瘤.Bは中大脳動脈の動脈瘤.

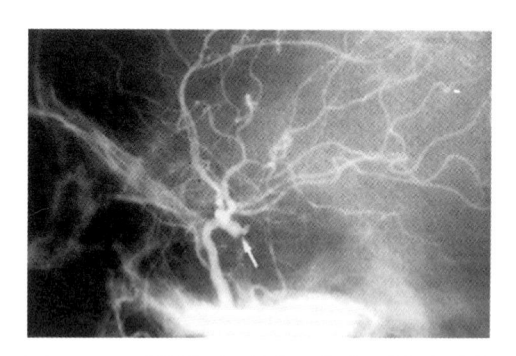

図11-11　内頸動脈の後交通動脈分岐部動脈瘤
　　　　の脳血管X線所見(矢印)側面像

するため，脳動脈瘤をクリップすることにある．再出血は第1回目の出血より1日以内のことが多いため，3日以内に手術したほうが予後もよい．
2 脳動静脈奇形は摘出可能なものは摘出するのが最もよい．
3 小型(直径3cm以下)で深部のものはガンマ・ナイフ．
4 出血源不明のものは予後がよいとされている．

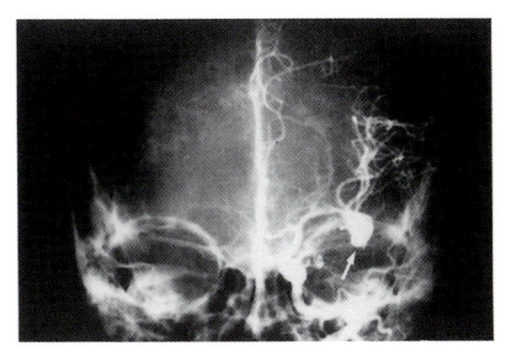

図 11-12　中大脳動脈の動脈瘤の造影所見（正面像）

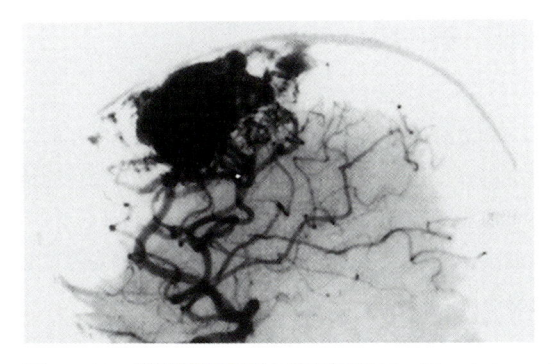

図 11-13　脳動静脈奇形の造影所見（サブトラクション法）
（図 11-10〜13 は木下和夫先生ご提供）

5 脳動脈瘤破裂患者の重症度分類(Hunt and Kosnik)の Grade I および II のものに対しては，早期手術の適応であるとする意見が強い(**表 11-2**).

6 Grade III の症例については，年齢，全身症状などを考慮して適応を考えるというのが一般的である．大きな血腫を伴っていて，そのため意識状態が悪いと考えられる場合は，早期手術の適応である．

7 脳室内に大きな血腫のあるものは，脳室ドレナージの適応である．

表 11-2 脳動脈瘤の重症度判定基準

grade 0	非破裂例
grade I	意識清明で神経症状のないもの，またはあってもごく軽度の頭痛，項部硬直のあるもの．
grade Ia	意識清明で急性期症状なく神経症状の固定したもの．
grade II	意識清明で中等度か強い頭痛，項部硬直はあるが，神経症状（脳神経麻痺以外の）を欠くもの．
grade III	意識障害は傾眠，錯乱である．軽度の局所神経障害をもつことがある．
grade IV	意識障害は昏迷，中等度から強度の片麻痺，時に除脳硬直，自律神経障害の初期症状を示すもの．
grade V	深昏睡，除脳硬直，瀕死の状態のもの．

（付）下記を認めるときには grade を 1 つ下げる．
①重症の全身疾患（高血圧，糖尿病，高度の動脈硬化症，慢性肺疾患）
②脳血管撮影上，高度の脳血管攣縮像

(Hunt and Kosnik, 1973による)

8 Grade IV, V においては手術成績が悪いので，保存的に治療し，状態の改善を待って手術すべきである．この間の保存的治療は動脈瘤からの再出血を防止するため，抗プラスミン剤（トランサミンなど）の投与，最高血圧を 170 mmHg 以下位に保ち，安静にして，緩下剤などで便秘を防ぐ．

🔴処方例

> トランサミン注　　8-16 g/24 時間
> 　静注
> イプシロン・アミノカプロン酸（EACA）　24-36 g を 800-1,000 mL の 5%デキストロース水溶液に溶解して点滴 10 日間，さらに経口的に 14 日間

9 くも膜下出血後 7〜14 日ほどで脳動脈の攣縮（vasospasm）が起こり，そのため脳虚血，強い場合は脳梗塞を発生することがある．くも膜下出血の出血量の多い部位に発生しやすい．手術時，血腫をできるだけ取り除くことは，攣縮予防にとって重要であるが，必ずしも容易でない．今のところ，攣縮を寛解させるよい薬剤はない．

10 術後に血管攣縮が起これば（脳虚血としての神経症状），できるだけ早期に hypertension（高血圧），hypervolemia（循環血液量増加）治療を行う．血圧を上げる方法は，ドパミン，ドブタミンなどを使用，hypervolemia には大量アルブミン溶液などを使用する．またデキサメタゾン多量療法 30〜50 mg/日（成人）を行う．

11 くも膜下出血の後期合併症に正常圧水頭症（NPH）がある．

9 脳浮腫の治療法

🔵処方 1

20%マンニトール注　　　1 回 500 mL
　　1 日 2 回　朝・夕　3 時間かけて点滴静注（作用は点滴開始後すぐに始まり，5-6 時間持続する）

🔵処方 2

グリセロール　　　1 回 300 mL
　　1 日 2-3 回　2 時間かけて点滴静注（作用は点滴開始後すぐに始まり，数時間持続する）

🔵処方 3

①デキサメタゾン　　　1 回 10 mg
　　筋注（初回量）
②デキサメタゾン　　　1 回 4 mg
　　6 時間ごとに筋注（作用は 4-6 時間で始まり，十分な効果は 24 時間後に出現する）

副腎皮質ステロイドホルモン剤を用いるときには，制酸剤を併用して胃・十二指腸潰瘍を防ぐ．

🔵処方 4

イソバイドシロップ（700 mg/mL）　　　70-140 mL
　　分 3　内服

1 処方 1 または処方 2 と処方 3 を同時に始めてもよい．抗潰瘍剤または制酸剤を一緒に用いる処方 5．

2 処方4は急性期が過ぎて1週間経ってから経口的に用いうる薬剤で，経口または経管的に用いることができるので便利である．

🔴処方5

コランチル配合顆粒　　3.0 g
　　分3　経管または経口

ストレス潰瘍があることが明らかならば，以下を用いる．

🔴処方6

タガメット錠(200 mg)　　4錠
　　分4　経管または経口

経口投与ができないときは，

🔴処方7

タガメット注(200 mg)　　1回 200 mg
　　1日4回　静注

3 CTを脳出血患者で経時的に観察した経験では，脳出血後の浮腫は約1か月持続する．脳梗塞では24〜72時間続き，1週間すればよくなることが多い．なお出血性梗塞では脳浮腫は強くなることが多く，脳出血と同様，またはそれ以上に脳浮腫の治療を要する．なかには脳ヘルニアを起こして死亡する症例もあるので，心房細動に伴う脳塞栓には，初めから出血性梗塞の可能性を考えて抗凝固療法は行わず，また脳浮腫の治療を必要に応じて早めに開始する．

　次の徴候がみられたら，脳ヘルニアが進行していることを示唆するので注意する．

　❶ 瞳孔の散大(脳ヘルニアによる動眼神経圧迫)
　❷ 意識障害が強くなる．
　❸ 麻痺が強くなる．
　❹ 呼吸の変化(中脳レベルに圧迫が進めば，中枢神経性過呼吸：central neurogenic hyperventilation が起こる)

4 脳浮腫の予防として，その他には，初めから低張の輸液を避けること，および急ぐときには過呼吸をさせて脳血流量を減じることによって頭蓋内圧を下げる方法もある．後者は気管内挿管をして過呼吸をさ

せ（$PaCO_2$ を 25〜35 mmHg にするとよい），脳ヘルニアによって脳幹が圧迫され器質的障害を受けるのを急いで止める試みとして，別の方法と併用することがあるが，血腫除去術などの根本的な治療をする前の一時しのぎである．過呼吸のみで脳浮腫を長時間にわたってとることはできない．

参考文献

1) Leonberg SC, Elliott FA：Prevention of recurrent stroke. Stroke 12：731-735, 1981
2) Tanaka H, Ueda Y, Hayashi M, et al：Risk factors for cerebral hemorrhage and cerebral infarction in a Japanese rural community. Stroke 13：62-73, 1982
3) Von Arbin M, Britton M, De Faire U, et al：Accuracy of bedside diagnosis in stroke. Stroke 12：288-293, 1981
4) 賀来素之，松角康彦：基底核部出血分類と予後における血腫量の意義．神経外科 20：1115-1121, 1980
5) 新妻　博，鈴木二郎：高血圧性脳出血の手術適応．Medical Way 3：149-153, 1986
6) Bosch DA, Beute GN：Successful stereotaxic evacuation of an acute pontomedullary hematoma. J Neurosurg 62：153-156, 1985
7) 栗原照幸：脳梗塞の再発予防．1985 ワンポイント・アドバイス集．p74, 文光堂, 1985
8) 栗原照幸：症例神経内科学，脳血管障害およびそれと鑑別を要する疾患の診かた〔症例 1-15〕．pp7-64, 医学書院, 1986
9) 工藤達之(監), 半田　肇, 北村勝俊, 後藤文男, 他(編)：ウィリス動脈輪閉塞症．p330, シュプリンガー・フェアラーク東京, 1993
10) 栗原照幸：髄液検査—頻度の高い神経疾患の早期診断のために．日本医事新報 3292：14-19, 1987
11) 栗原照幸：脳代謝賦活剤．医薬ジャーナル 30：2510-2515, 1994
12) 鈴木則宏：神経内科ゴールデンハンドブック増補版．南江堂, 2012
13) 橋本洋一郎, 中山博文：脳卒中プライマリ・ケア—脳卒中を発症させない見逃さない．プリメド社, 2011
14) 山口武典：インフォームドコンセントのための図説シリーズ—脳梗塞の予防と再発防止 改訂 3 版．医薬ジャーナル, 2012
15) 小林祥泰, 水澤英洋：神経疾患最新の治療 2012-2014．南江堂, 2012

12 頭部外傷

1 慢性硬膜下血腫

1. 頭痛を主訴として神経内科医を訪れる患者で，頭部外傷が問題となるのは，軽度な頭部外傷後にくる慢性硬膜下血腫が挙げられる．頭部外傷があっても2～3か月前であったりして，本人も気にしていない場合や忘れていることがある．慢性硬膜下血腫による知能障害があるときには特に本人の言う病歴が不十分となって，本疾患を疑わない限り病歴と診察だけでは見逃すことがある．比較的高齢者に多いので，脳血管障害との鑑別に注意する．

2. この点，頭部CTを撮ると，①高吸収域(図12-1)，②低吸収域(図

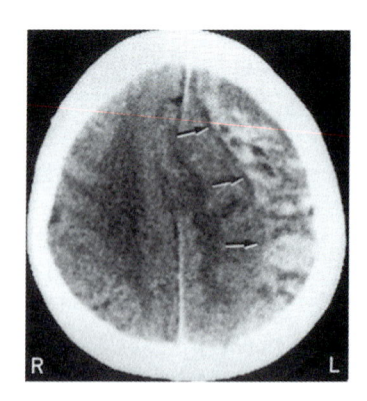

図12-1 慢性硬膜下血腫のCT所見—高吸収域の例

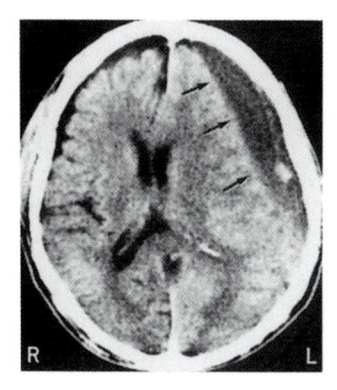

図 12-2　慢性硬膜下血腫のCT所見―低吸収域の例

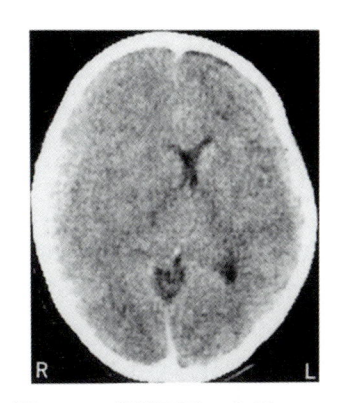

図 12-3　慢性硬膜下血腫のCT所見―等吸収域の例

（図12-1～3は木下和夫先生ご提供）

12-2），③等吸収域（図 12-3）の硬膜下血腫を見出すことができる．特に等吸収域のときには診断が難しいようであるが，脳室の圧排像や変形，脳溝の状況を注意して診れば助けになる．

3 慢性硬膜下血腫（片側または両側）の診断がつけば，すぐに脳外科医の意見を求めて，手術療法にふみ切るとよい．

4 高齢者では慢性硬膜下血腫の特徴として，麻痺が軽いか全くないのに，知能障害が強い点が大切で，若い患者では頭痛が強く増悪することや，眼底でうっ血乳頭を見出したり，瞳孔異常（血腫側で散大）を見出すことが多い．高齢者では脳の萎縮があるため，頭蓋内圧亢進症状をあまり認めず，認知症として来院する傾向がある．これらが診断のポイントとなる．

2　脳挫傷，硬膜外血腫

1 頭部外傷にはその他に脳挫傷，硬膜外血腫があるが，これらは交通事故，転落事故など頭部外傷の既往が明らかで急性の症例が多く，初めから脳外科へ入院する例が多い．事故の原因がくも膜下出血や

てんかんなどで一時意識を失ったことによる場合もあるので注意を要する．

3 外傷後てんかん

1 外傷後てんかん(post-traumatic seizure)は，神経内科を訪れることがある．外傷後てんかんは部分てんかんの型をとることが多く，全身型痙攣，特に大発作や小発作の型をとる例は少ない．Gibbs らによると部分てんかん，またはジャクソン型痙攣の 1,057 症例中 159 例(15％)が頭部外傷後てんかんであったのに対し，335 例の小発作で頭部外傷が原因らしいという症例は 9 例(2.7％)と少ない．Smith, Robinson, Lennox らの 1,648 例のてんかん患者中，頭部外傷が原因と考えられる例は 4.5％であった．

2 一般に前頭・頭頂部の脳挫傷に比較的てんかんを来す可能性が高く，頭部外傷後意識消失の長かった症例や，外傷後の記憶喪失が長時間にわたる症例，また頭蓋骨骨折や硬膜の障害を来すような深い外傷や，脳内血腫や神経学的には片麻痺などの局所症状を残した症例では外傷後てんかんが起こりやすい．

3 外傷後てんかんは，起こるとしても 1 年以内に起こることが多く，2 年後までに 90％の症例が入り，それ以後になって起こるものは 10％ となるので，頭部外傷後 2 年間無事に経過すればその後てんかんが起こる可能性は低いと考えてよい．また外傷後てんかんは自然に発作がなくなる症例も多く，外傷後 1 年以内に何回か発作があり，初めは抗てんかん薬を用いるが，その後休薬しても発作がみられなくなる例が多い．

4 外傷後てんかんの治療

🔴 処方例

アレビアチン散	0.15−0.2 g
フェノバール散	0.06−0.09 g
分 3　毎食後	

発作の型にもよるが，外傷後てんかんで小発作ということはまずないので，大発作型の薬物を用いるとよい．部分てんかん，精神運動発作，または部分てんかんから二次的に全身痙攣に発展する型が多いので，ジフェニルヒダントイン，フェノバルビタール，カルバマゼピンなどを用いるとよい．

　処方例を2～3年用いて発作が治まれば，休薬できる症例も多い．脳波所見も参考になるので，1年に2回くらい経過を追って脳波検査をする．

参考文献
1) 佐野圭司，工藤達之，喜多村孝一(編)：頭部外傷のすべて．金原出版，1974
2) 佐野圭司(編)：頭部外傷．外科Mook，金原出版，1985
3) 中村紀夫：頭部外傷―急性期・メカニズムと診断．文光堂，1986
4) Kooi KA：Fundamentals of electroencephalography. pp198-205, Harper and Row, 1971
5) Gibbs FA, Wegner WR, Gibbs EL：The electroencephalogram in posttaumatic epilepsy. Am J Psychiatry100：738-749, 1944
6) 日本脳神経外科学会，日本脳神経外傷学会(監)，重症頭部外傷治療・管理のガイドライン作成委員会(編)：重症頭部外傷治療・管理のガイドライン 第3版．医学書院，2013
7) 中村俊介，有賀　徹：頭部外傷治療上の一般的注意点．水澤英洋，鈴木則宏，梶　龍兒，他(編)：今日の神経疾患治療指針 第2版．pp542-544, 医学書院，2013

13 神経感染症（脳炎・髄膜炎・プリオン病など）

1 徴候

　脳炎では特に単純ヘルペス脳炎，髄膜炎では細菌性髄膜炎，真菌性髄膜炎，結核性髄膜炎，無菌性髄膜炎，癌性髄膜炎について検査の進め方と治療法を述べる．

　臨床症状と所見で**発熱，頭痛，項部硬直，Kernig徴候，意識障害，知能障害を認め，中枢神経系の感染症が疑われるとき**には，一通りの神経学的診察，眼底検査（うっ血乳頭に注意）をしてから髄液検査をする．

　ウイルス性疾患の病歴，またそれらの予防接種の既往も調べる．

2 髄液所見の診かた，および治療法

1 髄液所見の診かたとしては，髄液の外観，細胞増多（多核球かリンパ球か），髄液の糖，蛋白，Cl，トリプトファンなどが参考になる．髄液のグラム染色，墨汁染色および培養が診断上重要で欠かすことができない．

2 髄液の糖が下がっているか否かは治療上重要で，下がっているときには細菌性，結核性，真菌性，癌性髄膜炎のどれかか，または知能障害などもあれば単純ヘルペス脳炎，ムンプス脳炎を疑う．髄液の糖が正常で，細胞は主にリンパ球であれば無菌性髄膜炎を考える．
　以上を**表13-1**のように鑑別するとよい．

3 **結核性髄膜炎**では糖が低くなる他，Clも低下し〔抗利尿ホルモン不適合分泌症候群（SIADH）を伴うことが多いので，**血液および髄液の**

表13-1 髄膜炎診断へのアプローチ

1. **髄膜炎の症状**
   1) 髄膜刺激症状
      ① 頭痛，嘔気，嘔吐，項部硬直，Kernig 徴候，羞明
      ② 乳児では大泉門圧の上昇
   2) 発熱(高齢者では微熱程度で，反応が乏しいことがある)
   3) 痙攣，麻痺(髄膜脳炎)
2. **眼底検査**：うっ血乳頭の有無を確認
3. **神経学的局所症状**(髄膜脳炎で起こる)
   1) 脳神経麻痺(結核性髄膜炎でよく起こる)
   2) 上下肢の麻痺
4. **髄液検査**

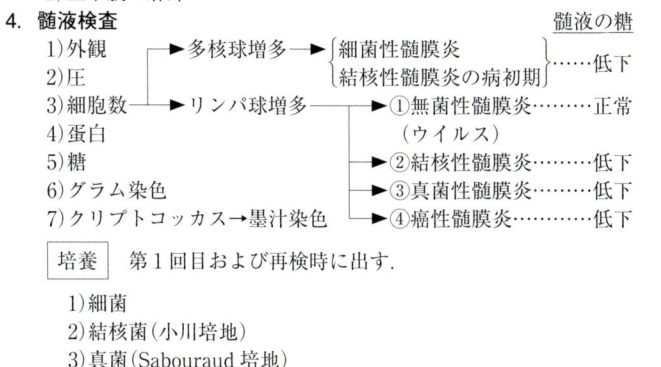

		髄液の糖
1) 外観 → 多核球増多 → 細菌性髄膜炎 / 結核性髄膜炎の病初期	…… 低下
2) 圧		
3) 細胞数 → リンパ球増多 → ① 無菌性髄膜炎(ウイルス)	…… 正常
4) 蛋白	→ ② 結核性髄膜炎	…… 低下
5) 糖	→ ③ 真菌性髄膜炎	…… 低下
6) グラム染色	→ ④ 癌性髄膜炎	…… 低下
7) クリプトコッカス → 墨汁染色		

   培養　第1回目および再検時に出す．

   1) 細菌
   2) 結核菌(小川培地)
   3) 真菌(Sabouraud 培地)

Cl が低下することが多い]，リンパ球主体の細胞増多，トリプトファン(+)．胸部X線写真で石灰化を伴う病変がある場合とない場合もある．結核の既往は参考になるが決定的ではなく，髄膜炎で初発することもある．培養の結果は6週間要するので，臨床的に診断をつけて**早期に抗結核薬治療を開始**する必要がある．松島らによれば，結核性髄膜炎患者の**髄液中アデノシンデアミナーゼ(ADA)**を3例で測定したところ，活動期では 10.9～13.2 U/L と高く，回復期では 2.1～3.7 U/L と下がってくることが示された．髄膜炎以外の神経疾患では ADA は，0～2.7(13名の平均 0.7 U/L)である[7]．結核性髄膜炎発病期で高値であることから，ADA は結核性髄膜炎の早期診断に有用であると考えられる．また，ADA は治療により下がってくるの

で経過を追うのにもよい.
4 **真菌性髄膜炎**では糖の低下，**墨汁染色**ではポリサッカライドのカプセルをもったクリプトコッカスを認め，細胞増多はリンパ球優位であることで診断可能である．基礎疾患のあることが多い（膠原病，悪性リンパ腫など）．Sabouraud 培地で培養すれば約 1 週間後に培養されてくる (141 頁).
5 **癌性髄膜炎**ではやはり糖が下がり，リンパ球を主体とする細胞増多があるが，癌細胞を見出すことがあるので注意して細胞をみることが必要. 専門家に細胞診を依頼すると原発巣も推定しうることがある.
6 **細菌性髄膜炎**では髄液の外観は黄色混濁を認め，多核球の細胞増多，糖の減少があるので比較的診断しやすい．患者の年齢により起炎菌をある程度推定し，培養結果を待つ間はその推定より抗菌薬を選択する．培養のための髄液を採取する前には抗菌薬を投与しない.

❶ 乳児期まで (0～1 歳)：大腸菌，B 群溶連菌
❷ 幼児期：インフルエンザ菌，肺炎球菌，髄膜炎菌
❸ 成人：肺炎球菌，髄膜炎菌
❹ 高齢者：肺炎球菌，リステリア，腸内細菌，ブドウ球菌

どの菌か不明ではあるが細菌性であろうと推定される際，髄液所見で圧が上昇し，混濁を認め，多核球を主とする細胞増多，糖の減少，蛋白増加があるときには，培養結果が出るまでは**アンピシリン**を体重 1 kg あたり 200～300 mg/日用いる．本剤で注意することは，使用 10～14 日間には肝機能障害が出なくても，約 1 か月後くらいに，AST (SGOT)，ALT (SGPT) の上昇（多くは 100 IU/L 程度まで）がみられることがある．ときどき肝機能検査をしておくとよい.

7 各髄膜炎の治療法と薬物の投与量を**表 13-2** に示す.
　反復する化膿性髄膜炎の場合は，以前の頭部外傷などによる髄液漏，腰仙部の dermal sinus などを疑う.

8 単純ヘルペス脳炎
　側頭葉，大脳辺縁系が初発部位で，Ⅰ型（口唇ヘルペス）とⅡ型（陰部ヘルペス）があり，どちらのウイルスも脳炎を来しうるが，Ⅰ型は小児

表 13-2 髄膜炎の治療

1. **大腸菌**
   - セフォタキシム　　　　　200 mg/kg/日　　分4　静注
     （クラフォラン，セフォタックス）
   - アンピシリン　　　　　　300 mg/kg/日　　分3　静注
   - ゲンタマイシン　　　　　　5 mg/kg/日　　分4　筋注

2. **肺炎球菌，B型溶連菌，髄膜炎菌**
   - ペニシリンG　　　　　25万単位/kg/日　　分4　静注
     または，
   - セフォタキシム　　　　　200 mg/kg/日　　分4　静注

3. **インフルエンザ**
   - アンピシリン　　　　　　300 mg/kg/日　　分4　静注

   E. coli., H. flu. などの起炎菌が不明な細菌性髄膜炎のときにはアンピシリンを用いる．

4. **結核菌**

	〔成人〕	〔小児〕
INH（イソニアジド）	400 mg 経口	20 mg/kg/日
RFP（リファンピシン）	600 mg/日（初め3か月）その後 400 mg/日	10〜20 mg/kg/日
SM（ストレプトマイシン）	1 g/日，筋注（初期2〜3か月）	20 mg/kg/日
EB（エタンブトール）	25 mg/kg/日　初めの2か月 15 mg/kg/日　その後の量	

   PASは血液脳関門を通らないので使用しないこと．

5. **真菌（クリプトコッカス）**
   ① ジフルカン注（100 mg/50 mL/V）　400 mg（4 V）
      5%グルコース 500 mL
      点滴静注　1日1回
   ② アムホテリシンB
      初回，1 mg/5%グルコース 500 mL
      次に，1日量 0.2 mg/kg を，
      5%グルコース 500 mL　隔日　点滴静注
      毎回 0.2 mg/kg ずつ漸増して，1.0〜1.5 mg/kg/日となるまで投与，総量で 1.5 g．
   ③ 5-フルオロシトシン（5-FC）
      　150 mg/kg/日　分4　内服
      最低6週間続ける．
      アムホテリシンBを中止した後も，5-FCはさらに数か月続けるとよい．
   ④ ミコナゾール
      a) 400 mg　8時間ごと　静注．隔日投与，8週間
      b) Ommaya's CSF reservoir で，10〜20 mg/日を髄腔内隔日投与，6〜8週間
      a) と b) を交互に用いて治療する．
      　例：奇数日 a)，偶数日 b)

と成人の急性脳炎，Ⅱ型は良性の髄膜炎，脊髄炎を来す傾向がある．

頭部CTを撮ると単純ヘルペス脳炎では一側または両側の側頭葉に低吸収域を認める．CTのなかった時代は脳血管撮影で両側の側頭葉が腫大していることを見出して診断の手がかりとしたり，米国では脳生検を初期にして治療にふみ切ることもあるが，実際的には①臨床症状，②髄液所見，③血清・髄液中の単純ヘルペスウイルスに対する補体結合反応や酵素抗体法，④CT所見から早期に治療を開始するとよい(143頁)．⑤1990年代に入り，髄液中の単純ヘルペスウイルスのDNAをPCR法によって検出することができるようになり，早期診断に有用である．

処方1

ゾビラックス注(250 mg)　　1回10 mg/kg
　　1日3回　8時間ごと　点滴静注　7日間

脳炎では，点滴を続けている症例がほとんどなので，8時間ごとにゾビラックス10 mg/kgをピギーバッグで1回あたり1時間かけて投与する．髄液を再検して，細胞増多が続けば，**投与期間**を延長して20～30日間与える必要がある．

処方1が何らかの理由で使えないときは処方2を用いる．要はCTで側頭葉の低吸収域や一部出血している高吸収域があるなど，入院当日単純ヘルペス脳炎が疑われるときには，血清や髄液のELISAの結果が帰るのを待たずに早急に処方1を始める．治療が1日遅れれば遅れただけ予後が悪くなるので，緊急として対処する必要がある．処方1が無効なら処方2を用いる．

処方2

アラセナ-A注(300 mg)　　1回10-15 mg/kg
　　1日1回　5%ブドウ糖注射液を用いて輸液500 mLあたり
　　2-4時間かけて点滴静注　10日間

3 プリオン病感染因子の滅菌法

　2008年に厚生労働省プリオン病及び遅発性ウイルス感染症に関する調査研究班から,「プリオン病感染予防ガイドライン」が出されている. このガイドラインでは，看護ケア，プリオンの滅菌，手術器械などに対する処理方法，消化器内視鏡検査，脳神経外科手術，歯科治療，眼科治療，整形外科治療，剖検・病理標本作成，倫理的問題と心理支援，社会問題，ハイリスク手技に用いた手術器具を介する Creutzfeldt-Jakob disease(CJD)二次感染予防についてガイドラインが示されている. 過去において，CJD 患者からとった角膜を移植された人がCJDを発症したり，日本でも輸入された脳の硬膜を，脳外科手術で用いられたあと遅発性に CJD を発症した73症例があるので，二次感染予防は，大切な事項である. このガイドライン(要約版)はインターネットで PDF としてダウンロードできる(http://prion.umin.jp/guideline/cjd_2008summary.pdf). 多数のページに及ぶので，ここには，プリオン病感染因子の滅菌法について引用するにとどめる. 実際の患者に接した場合に，診療状況で必要に応じて上記ガイドラインを参考にするとよい.

　プリオン病はその他の感染症と全く異なる新しいタイプの感染症である. 従来の常識としての滅菌法は無効であることが多く, プリオン病の滅菌法は特別のものとして各施設で導入すべき課題である.

■ 完全な滅菌法

- ❶ **焼却**：最も完全である.
- ❷ **蟻酸処理**：60%以上の濃度の蟻酸で, 室温2時間処理で感染性は認められなくなる. 60%と80%濃度で室温2時間処理で有効という結果であったが, WHO などでは1時間処理でも十分であると推奨している. 蟻酸によって, 金属製品などは腐食するので注意が必要である.
- ❸ **SDS(Sodium Dodecyl Sulfate)処理**：3% SDS 溶液で, 100℃ 3分間で完全に感染性は消滅する. 大切なことは, SDS の濃度では

なく処理温度である．60℃では2時間処理しても効果が得られない．必ず100℃で処理することが大切である．沸騰状態を確認後3～5分間の処理時間で十分である．この方法は，その他の方法と比べて簡便であり，比較的金属腐食なども起こりにくい．ただし，処理後金属を長期間溶液中につけたままにすると腐食が起こるので，翌日には水洗いすべきである．

❹ **その他の処理**：刺激臭が強かったり，またかなりの蛋白変性剤でもあるのであまり推薦できないが，完全に感染性をなくす処理法を紹介しておく．いずれも，処理時間は2時間である．

- 塩酸グアニジン，7 M
- グアニジンチオシアネート，3 M
- トリクロロアセテート，3 M
- フェノール，50％以上

② 不完全ながら有効な処理(感染性を0.1％以下にするもの)

❶ オートクレーブ処理：できる限り高温で使用するのが有効．例えば，132℃で1時間．

❷ 水酸化ナトリウム処理：1 Nの水酸化ナトリウムで2時間処理．一般的には2 Nが用いられているが，我々の経験では2 Nよりも1 Nのほうが有効であった．完全な滅菌法が使えないような，テーブルなどを拭くときに利用可能である．

❸ 次亜塩素酸ナトリウム処理：1～5％の濃度で，室温2時間．刺激臭が強い．金属製品に関しては，腐食傾向が強い．

③ 無効な従来の滅菌法

誤解のないように，あえて無効な従来の滅菌法を列挙しておく．

- ガス滅菌
- 100℃程度の高温処理
- UV照射
- ホルマリン固定

④ 滅菌物別の具体例

❶ **手術器具など，金属類**：SDS煮沸法が最も有効である．SDS煮沸

処理後，オートクレーブ処理を行えばさらに完全である．
❷ **燃える物**：焼却が完全である．焼却に至るまでの安全性を確保するために，オートクレーブ処理を行うべきである．
❸ **ガラス器具など**：SDS煮沸処理などが応用できない壊れやすいものは，60％以上の濃度の蟻酸が有効である．
❹ **実験机，解剖台，手術台，床など**：あまりにも大きく蟻酸など刺激臭が強いものの滅菌に対する考え方は，まず汚染しないようにポリエチレンろ紙で覆うことが大切である．それでも，汚染したと考える場合には，1Nの水酸化ナトリウムで清拭することを薦める．もちろん，従来からの次亜塩素酸ナトリウムでも清拭可能であるが，かなりの刺激臭を伴う．

トピックス：遅発性ウイルス感染症，プリオン病，牛海綿状脳症，非定型的 Creutzfeldt-Jakob 病

近年，**遅発性ウイルス感染症**といって，感染後数か月〜数年という非常に長い潜伏期間をもち，発症すると遷延性，進行性の経過をとって予後の非常に悪い一群の疾患が注目されている．
ヒトの遅発性ウイルス感染症には，次の3つの疾患が挙げられる．
1) 亜急性硬化性全脳炎（subacute sclerosing panencephalitis：SSPE）
2) 進行性多巣性白質脳症（progressive multifocal leukoencephalopathy：PML）
3) 進行性風疹脳症（**progressive rubella encephalitis**）

以前は遅発性ウイルス感染症の中に入れていた疾患であるが，遅発性ウイルス感染症から除外されて，プリオン病という**グループ**に入る疾患は，次のようなものである．
プリオン病（prion disease）
1) 動物種：羊，ヤギ　病名：スクレイピー

2)動物種：ミンク　　病名：伝染性ミンク脳症
3)動物種：オオジカ　病名：慢性消耗病
4)動物種：牛　　　　病名：牛海綿状脳症(狂牛病)
5)ヒト
　孤発性――――Creutzfeldt-Jakob 病
　地域流行性――クル(kuru；パプアニューギニアのフォア族)
　遺伝性――――Gerstmann-Straüssler-Scheinker 病(GSS)
　　　　　　　家族性 CJD
　　　　　　　痙性麻痺型 GSS
　　　　　　　家族性致死性不眠症

　ヒトのプリオン病には，慢性遺伝性の家族性プリオン病と遺伝歴のない孤発性プリオン病がある．前者は，第 20 染色体上のプリオン遺伝子に異常(点変異が多い)があり，変異型プリオンが生成され，脳に蓄積して発症する．

　プリオンとは，蛋白質からなる感染粒子との意味で，プリオン病の動物や患者の脳に特異的に検出される粒子である．プリオンは，ウイルスやその他の異物ではなく，宿主の遺伝子によって産出される細胞膜の構造蛋白である．プリオン病はプリオンが脳に蓄積されて，神経細胞を破壊して起こる疾患である．

牛海綿状脳症(bovine spongiform encephalopathy)

　この疾患は，1986 年にイギリスで初めて見出され，1986 年 11 月～1995 年 5 月までに 15 万頭の牛がこの病気にかかって大きな社会問題となっている．この原因としては，スクレイピーに感染した羊の内臓・骨粉に病原体が含まれていて，これが牛の濃厚飼料として用いられ，特に 1981～1982 年に濃厚飼料の加工法が変更されたために，加熱処理過程が省かれ，消毒が不完全になって牛に経口感染したものと考えられる．本疾患の臨床症状としては，牛が音に対して異常反応を示したり，不安行動，持続的な鼻なめ，地面を蹴るなど

の行動異常を示し，痙攣も起こす．さらに，音や接触に対する過敏反応，運動失調（後足開脚，ふらつき歩行）がみられるようになる．末期になると，攻撃的になり，転倒しやすくなり，起立不能となる．

1989年には濃厚飼料の禁止がなされたが，それ以後にイギリスで生まれた牛にもこの病気が発症している．在庫の飼料が流通過程にあるためらしい．本疾患の潜伏期間は3〜6年で，発症数は1992〜1993年に減少してくるはずである．

本疾患がさらに広まらないために，発症した牛や感染が疑われる牛は焼却されている．

非定型的な Creutzfeldt-Jakob 病の 10 症例

1996年4月に，Willらによってイギリスの非定型的 Creutzfeldt-Jakob 病10症例が報告された．これらは1994〜1995年にかけてイギリスで発症した症例である．前述のように牛海綿状脳症が流行しているため，イギリスでは1990年から Creutzfeldt-Jakob 病の調査がなされていて，1990年5月から，207例の Creutzfeldt-Jacob 病の症例について神経病理学的な検索がなされている．

その中で10症例は他の症例と異なるので，その特徴をまとめている．これら10例のうち，8例は剖検例で，生存している2例は脳の生検がなされていて，脳は全例海綿状の変化がみられている．8名の剖検例は，死亡時の年齢が19〜41歳で，平均29歳と若いことがまず特徴的である．生存している2名の年齢は，16歳と31歳である．

生存期間は，7.5〜22.5か月（平均12か月）と長く，他の孤発例では，生存期間は2.5〜6.5か月と短く，平均年齢も65歳であることが異なっている．

10人中9人には，**行動異常**が病初期にみられ，**失調症**を認めている．全員進行性の認知症であり，7名にはミオクローヌスを認めた．脳波では，1人も**周期性同期性放電**を認めていないことが特徴

である．8名について検索が行われたプリオン蛋白遺伝子のコドン129はメチオニンであって，突然変異は認められなかった．

神経病理学的には，全例で海綿状変化を認め，kuru 斑の認められるのが特徴的であった．

ここで述べた非定型例が牛海綿状脳症とどのような関係があるのかについては，今のところ結論が出ていない．

SSPE の治療の試み

これらの疾患に対する治療には特効薬はなかったが，岡田はSSPE の細胞工学的治療を動物実験で試みて成功したので，今後は患者治療に応用できる日の来ることが期待される．岡田らの実験によれば SSPE は麻疹ウイルスの野生株ではなく，ウイルス粒子構成物質の1つである M 蛋白質に欠損を示す変異ウイルスが脳細胞に感染して起こる．病因因子を細胞内にもった SSPE 細胞を選択的に殺すために，細胞融合現象を利用して破傷風の毒素をリポゾームの中に入れ，これによって SSPE 細胞を殺すという方法が考案された．SSPE 細胞表面が正常細胞と異なっているため，単純リポゾームと融合できる構造をもっていることが，正常細胞には影響を与えずにSSPE 細胞は死亡するというよい結果を得ることになった．岡田らにより実験的にはこの治療法が可能になったので，今後スローウイルス感染症の新しい治療法としてヒトへの応用が期待される．

参考文献

1) 小林裕二：化膿性髄膜炎．medicina 21：222-224, 1984
2) 庄司紘史：単純ヘルペス，Varicella-zoster ウイルス感染．medicina 21：246-248, 1984
3) 栗原照幸：真菌性髄膜炎(クリプトコッカス)．medicina 21：232-234, 1984
4) 藤平隆司，井上尚英，村井由之：クリプトコッカス髄膜炎治療の問題点と miconazole 治療．医学のあゆみ 117：990-991, 1981

5) 中村次弘, 井上尚英, 有村公良, 他：重症全身クリプトコッカス症に対する miconazole 治療. 神経内科 15：385-387, 1981
6) 栗原照幸：症例神経内科学, 中枢神経系の感染症の診かた〔症例 25-28〕. pp137-175, 医学書院, 1986
7) 松島敏春：結核性髄膜炎. 結核 60：88-91, 1985
8) 岡田善雄：SSPE(亜急性硬化性全脳炎)の細胞工学的治療. 第 27 回日本神経学会抄録集, 特別講演Ⅳ, 熊本, p9, 1986
9) 綾部光芳, 庄司紘史, 福田紀彦：脳炎の治療方針. 栗原照幸, 田代邦雄, 水野美邦(編)：モダンコンセプト神経内科①. pp137-141, 医学書院, 1991
10) 水谷智彦：感染性疾患. 水野美邦(編)：神経内科 Quick Reference 第2版. pp427-430, 文光堂, 1995
11) 山内一也, 立石 潤：スローウイルス感染とプリオン. pp268-282, 近代出版, 1995
12) Will RG, Ironside JW, Zeidler M, et al：A new variant of Creutzfeldt-Jakob disease in the UK. Lancet 347：921-925, 1996
13) 黒田康夫：遅発性ウイルス感染症―研究の進歩と診断のポイント. 日本医事新報 3768：18-23, 1996
14) Tateishi J, Tashima T, Kitamoto T：Inactivation of the Creutzfeldt-Jakob disease agent. Ann Neurol 24：466, 1988
15) Tateishi J, Tashima T, Kitamoto T：Practical methods for chemical inactivation of Creutzfeldt-Jakob disease pathogen. Microbiol Immunol 35：163-166, 1991

14 脳膿瘍

1 感染経路

脳膿瘍は慢性中耳炎，副鼻腔炎などが減少した現在は稀になったが，見逃すと重大である．最近はチアノーゼを伴った先天性心疾患に合併した症例をみることが多い．感染経路は以下の通り．

1. 血行性：チアノーゼを伴った先天性心疾患，肺感染症，敗血症など．
2. 脳に接した部の化膿巣からの感染：中耳炎，副鼻腔炎，頭蓋骨骨髄炎などから血栓性静脈炎を介して発生することが多い．
3. 開放性脳損傷より化膿菌が直接脳に侵入する．

2 診断の決め手

1. 急速に進行する頭蓋内圧亢進症状．
2. 脳の局所症状(片麻痺，小脳性失調，言語障害，痙攣など)．
3. 炎症症状(これははっきりしないことも多い)：髄膜刺激症状，末梢血の白血球増加，赤沈亢進，CRP 高値など．
4. 感染源となる疾患がある．
5. 禁忌である腰椎穿刺を行った．
6. CT：単純 CT では低吸収の mass lesion で，増強するときれいな ring enhancement がみられる(図 14-1, 2)．

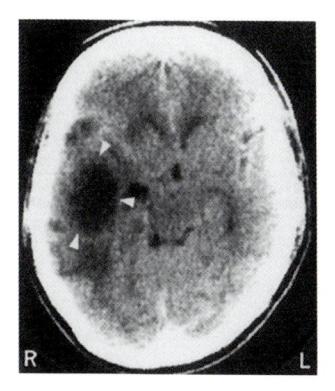

図 14-1　脳膿瘍の単純 CT 所見
（木下和夫先生ご提供）

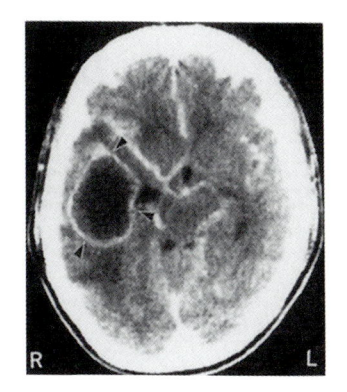

図 14-2　脳膿瘍の増強 CT 所見
（木下和夫先生ご提供）

3　治療法

1 穿頭術で膿瘍を穿刺排膿する．
2 全身的に抗菌薬を投与する．
3 膿は必ずグラム染色をして鏡検して菌を推定する．菌の培養と同定，抗菌薬に対する感受性を調べる．菌が培養できないことも多い．
4 膿瘍が小さいときは抗菌薬だけで治療することもある．

参考文献
1) 加川端夫：脳膿瘍．荒木淑郎（編）：臨床医のための病態生理学講座・神経．pp216-222, メジカルビュー社，1986
2) Kagawa M, Takeshita Y, Yato S, et al：Brain abscess in congenital cyanotic heart disease. J Neurosurg 58：913-917, 1983
3) 木下和夫：脳膿瘍とその関連疾患．medicina 21：259-261, 1984
4) 庄司紘史：脳膿瘍．水野美邦（監），栗原照幸，中野今治（編）：標準神経病学 第2版．pp358-359, 医学書院，2012

15 脳腫瘍

1 症状・病態

　本邦では癌による死亡の中で，脳腫瘍による死亡は子宮癌，乳癌より多い．また，高齢者の増加に伴い転移性脳腫瘍が増加することも念頭において診断しなければならない．

1 発生頻度

　Kurlandらの発表によれば，ミネソタ州ロチェスターにおける原発性脳腫瘍(脊髄腫瘍を含む)の発生率は，年間10万人に15.7人としている．本邦にこれを当てはめると，年間約1万5,000人の患者が発生することになるが，脳腫瘍の全国統計によると，登録される数は年間3,000例くらいである．本邦の発生率が低いのではなく，治療を受ける患者の数が少ないと考えられる．

2 主要脳腫瘍発生頻度

　グリオーマ(神経膠腫)33.8％，髄膜腫23.6％，神経鞘腫9.0％，下垂体腺腫16.2％などである(表15-1)．本邦では松果体部の胚芽腫(germinoma)が欧米に比し，4倍くらい多いのが特徴である．

3 脳腫瘍の診断

　徐々に進行する神経症状，頭蓋内圧亢進症状，内分泌症状などをとらえることが大切で，病歴聴取がまず第一である．同時に脳腫瘍を疑うことが大切である．以下に年齢による特徴を挙げる．

❶ 乳児期

　　頭蓋の拡大 ─────→ 大脳腫瘍，脳室内腫瘍

表15-1 原発性脳腫瘍の種類とその頻度

	日本全国統計 (1969〜87)(%)
神経膠腫	33.8
髄膜腫	23.6
神経鞘腫	9.0
下垂体腺腫	16.2
先天性腫瘍	9.6
（頭蓋咽頭腫）	(4.5)
血管芽腫	2.3
germinoma	2.3
他の germ cell tumor	0.8
腫瘍総数	42,628

❷ 幼児期

早朝の噴射性嘔吐 ──┐
頸の傾き ──────┤
斜視の発症 ─────┼→ 小脳，脳幹部腫瘍
転びやすくなる ───┘

斜視 ──────────→ 視神経腫瘍

❸ 小児，学童期

尿崩症 ──────────→ 鞍上部 germinoma，頭蓋咽頭腫

視力障害 ─────────→ 鞍上部腫瘍（頭蓋咽頭腫，奇形腫など），
　　　　　　　　　　　　視神経膠腫

歩行障害 ──────┐
　　　　　　　　├→ 小脳腫瘍
後頭部痛，嘔吐 ──┘

脊髄障害のない排尿障害 ──→ 第4脳室腫瘍

片麻痺 ──────────→ 大脳腫瘍

思春期早発症 ───────→ germ cell tumor（松果体部・鞍上部腫瘍）

上方注視障害 ───────→ 松果体部腫瘍

❹ 青年期

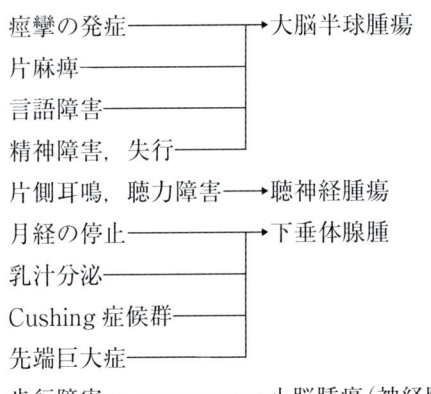

- 片麻痺 ──────────┐
- 焦点性てんかん ────┴→ 大脳半球腫瘍
- 視力障害 ─────────→ 下垂体付近の腫瘍
- 月経の停止 ───────┐
- 巨人症，先端巨大症 ┴→ 下垂体腺腫

❺ 成人期

- 痙攣の発症 ───────┐
- 片麻痺 ───────────┤
- 言語障害 ─────────┼→ 大脳半球腫瘍
- 精神障害，失行 ───┘
- 片側耳鳴，聴力障害 → 聴神経腫瘍
- 月経の停止 ───────┐
- 乳汁分泌 ─────────┤
- Cushing 症候群 ────┼→ 下垂体腺腫
- 先端巨大症 ───────┘
- 歩行障害 ─────────→ 小脳腫瘍（神経膠腫，血管芽腫）

　一般にゆっくり発育する良性腫瘍〔例えば髄膜腫，神経鞘腫，類表皮腫（epidermoid）など〕では，かなり大きくなるまで頭蓋内圧亢進症状は出ない．

2 検査

1. 疑わしければ CT（contrast enhancement を含め），MRI（磁気共鳴画像）を行うのがよい．直径 1〜2 cm 以上のものはたいてい見つけることができる（図 15-1〜5）．
2. 神経症状とともに十分注意して読影すれば，腫瘍の診断は比較的容易である．疑わしければ，時間をおいて再検査することが大切である．シンチグラムも有用である．
3. 下垂体腺腫は X 線写真でトルコ鞍を真横から撮影し，ballooning と

2. 検査 211

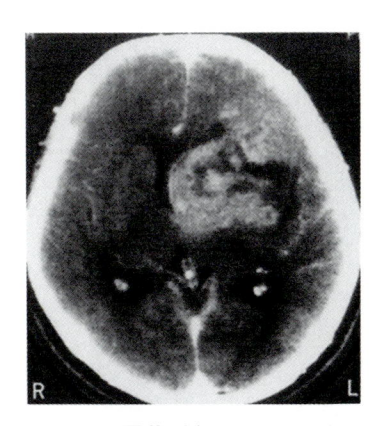

図15-1 膠芽腫(glioblastoma)の増強CT所見

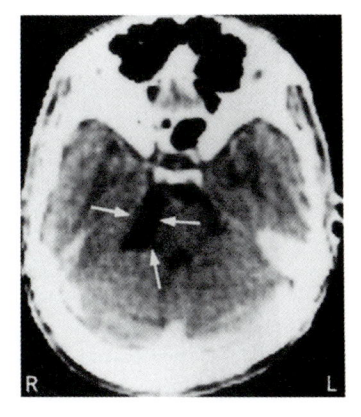

図15-2 三叉神経痛で発見された類表皮腫のCT所見
低吸収域としてみられ,増強されない.

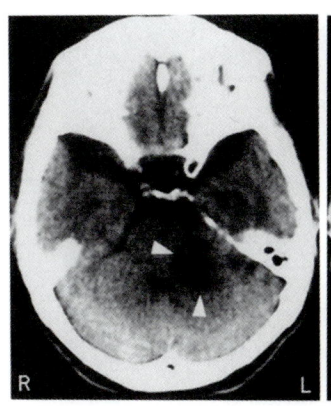

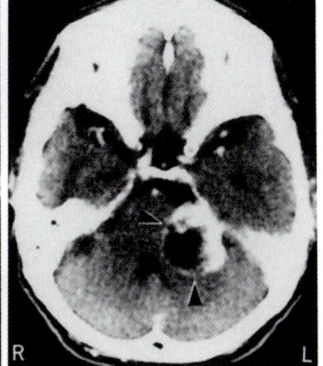

図15-3 聴神経腫瘍のCT所見
左:単純像　右:増強像

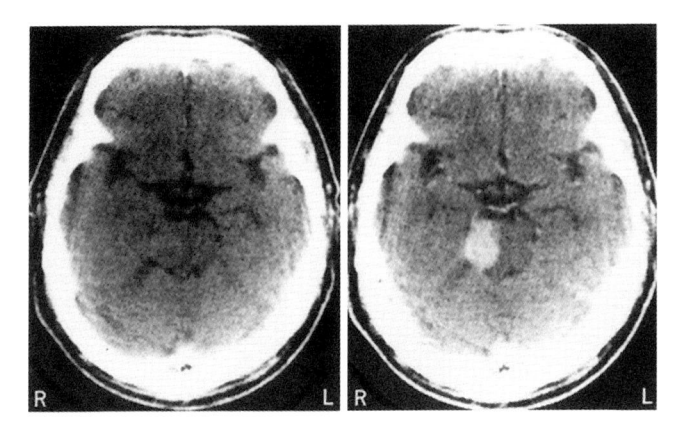

図 15-4　小脳橋角部の小型髄膜腫の CT 所見
単純 CT（左）で，はっきりしない．造影剤静注により強く増強され（右），橋は反対側に圧迫されている．

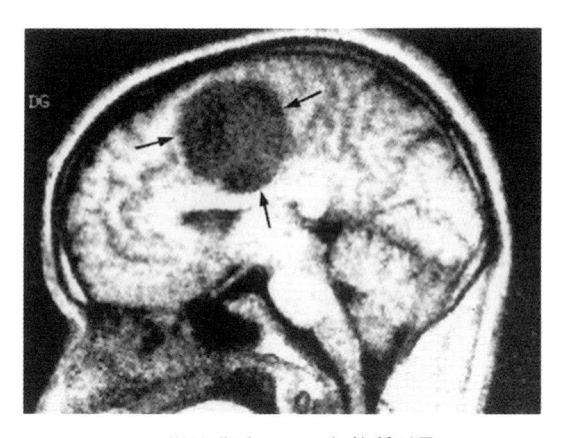

図 15-5　大脳鎌髄膜腫の MRI 矢状断所見

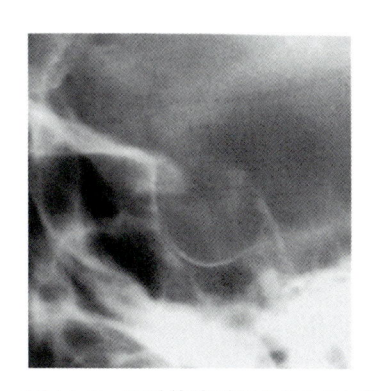

図15-6 下垂体腺腫によるトルコ鞍のballooning（風船様拡大）

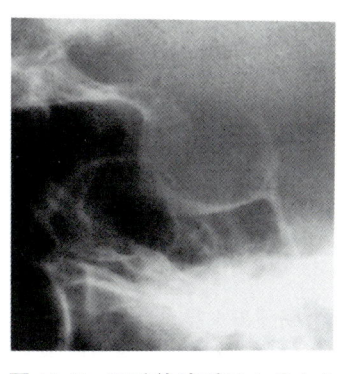

図15-7 下垂体腺腫によるトルコ鞍のdouble floor

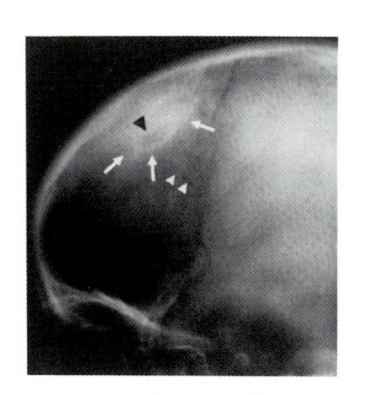

図15-8 髄膜腫による頭蓋骨内板の肥厚（矢印），中央部の小さな骨吸収像（黒矢頭），および拡張した中硬膜動脈分枝（白矢頭）

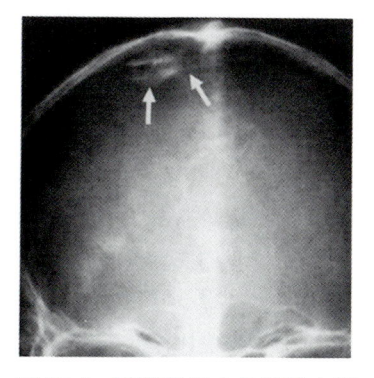

図15-9 髄膜腫による頭蓋内板の骨肥厚

（図15-1～9はいずれも木下和夫先生ご提供）

double floor を見出すことが大切である（図15-6, 15-7）．

4 髄膜腫は発生部位に接した頭蓋骨内板の**骨増殖**（hyperostosis）と，付近の**血管溝の拡大**が多いので，頭蓋単純写真でも診断可能のことが多い（図15-8, 15-9）．聴神経腫瘍では**内耳孔の拡大**が多くみら

れる．
5 高齢者の脳腫瘍には転移癌が比較的多いので，**病歴を重視**するとともに，胸部X線写真を注意して読影すべきである．
6 脳波は腫瘍の診断には役立たない．

3 脳神経外科医への移送上の注意

1 脳腫瘍を見つけ次第，直ちに脳神経外科医に連絡して，指示を待ったほうがよい．意識障害が高度でない限り，移送に問題はない．
2 **意識障害が高度な場合**は，呼吸に注意し(気道確保)，ステロイド注，マンニトール静注などを行い(この場合，導尿しカテーテルを留置する)，移送する(180～181頁)．

4 治療法

1 治療の原則は，できるだけ全摘出に努めることである．
2 聴神経腫瘍，下垂体腫瘍，転移性腫瘍などで，いずれも直径が2.5～3.0 cm以内かつよく限局された病変には，ガンマ・ナイフやLinacが適応となる*．特に深部または重要脳局在にあるものが適応である．
3 全摘が最も困難なものは**グリオーマ**で，肉眼的に正常脳との境界が比較的よく見える場合でも，腫瘍細胞は浸潤性に広がっていると考えるべきである．
4 **膠芽腫**(glioblastoma)には，術後，全脳と局所に放射線治療を行い，

＊**定位的放射線治療**(stereotactic radiosurgery)(ガンマ・ナイフ，Linac応用)
　放射線を細いビームとし，小さな範囲に集中させ，その焦点を目標とする部位に正確に一致させるように定位的手法(stereotaxis)を用い，位置決めと固定を行って放射線を照射する方法である．ガンマ・ナイフとLinacを用いる方法がある．
　ガンマ・ナイフは，放射性コバルト(^{60}Co)のガンマ線を特殊な金属ヘルメット状のコリメーターを用いて，ある一点に集中させる方法である．
　Linacを用いる方法は，発生装置の回転中心を目標(病巣)に合わせ，この病巣に高い放射線量を集中させる方法である．

さらに化学療法を加える．

5 **髄芽腫**（medulloblastoma）には，術後，全脳と全脊椎管に放射線療法を行い，化学療法も加える．

6 **星細胞腫**（astrocytoma）（小児の小脳星細胞腫を除く），**上衣腫**（ependymoma）には，術後局所に放射線療法と化学療法を行う．

7 **髄膜腫，神経鞘腫**は，可能な限り全摘出をする．

8 **下垂体腺腫**は，鞍上進展が著明でない限り，経鼻経蝶形骨的に可能な限り全摘出をする．上方，側方に進展が大きい場合，または経蝶形骨的手術が不十分で，視力回復が悪いときには前頭開頭で腫瘍を摘出する．

9 **プロラクチン産生腫瘍，成長ホルモン産生腫瘍**で術後血中ホルモン値が正常化しない場合は，ブロモクリプチン療法を行う．放射線療法も有効である．

10 下垂体腺腫の治療後，各種ホルモンの血中濃度を測定し，不足分はそれぞれ補充する．

11 **転移癌**は，原発巣，全身状態を考慮したうえで，延命効果が十分期待できれば摘出する．

12 **胚細胞性腫瘍**〔germ cell tumor（germinoma, teratoma, choriocarcinoma, embryonal carcinoma, endodermal sinus tumor）〕が疑わしければ，一応，20 Gy ほど放射線療法を行い，CT で照射前と比較し，照射が無効であれば摘出手術を行う．化学療法は，ビンクリスチン，シスプラチン，ブレオマイシンの三者併用療法がよい．

13 **頭蓋咽頭腫**は，可能な限り全摘出に努めるが，視床下部に癒着している場合は無理をせず，残した部分には放射線療法を行う．嚢腫の場合，Ommaya 槽を入れ，内容を吸引したり化学療法を行うこともある．

14 脳室系に閉塞があり，**内水頭症**を呈している際は，脳室-腹腔シャント，トルキルドセン-シャント手術（側脳室-大槽シャント）を行う．

参考文献

1) 北村勝俊(編)：脳神経外科学. 南山堂, 1985
2) Burger PC, Scheithauer BW：Tumors of the central nervous system, Armed forces institute of pathology. Bethesda, 1994
3) Tindall GT, Barrow DL：Disorders of the pituitary. Mosby, Toronto, 1986
4) Zülch KJ：Brain tumors. Their biology and pathology, 3rd ed. Springer, 1986
5) 下垂体 Workshop. 講演集(1)-(4). サンド薬品, 1980-1984
6) 日本脳腫瘍全国統計委員会：脳腫瘍全国集計調査報告8号. 1993
7) 景山直樹, 井村裕夫(編)：下垂体腺腫. 医学書院, 1986
8) 河本俊介：ガンマナイフ. 栗原照幸, 田代邦雄, 水野美邦(編)：モダンコンセプト神経内科[4]. pp28-30, 医学書院, 1994
9) 高安武志, 栗栖 薫：脳腫瘍. 小林祥泰, 水澤英洋(編)：神経疾患最新の治療 2012-2014. pp171-173, 南江堂, 2012
10) 黒崎雅道, 渡辺高志：下垂体腫瘍. 同上, pp174-176

16 後頭骨頸椎移行部の骨奇形

1 一般的な注意

1. この部の骨奇形はさまざまの中枢神経障害，奇形を伴うことがあり，また発症時期も20～30代のことが多い．
2. 症状も複雑で診断が難しい．
3. 合併しやすい骨奇形と中枢神経障害を表16-1に示す．

2 診断の決め手

1. 頸が短く，傾いていることが多い．
2. 初発症状は，後頭部痛，項部痛，肩凝り，歩行障害，めまいなどである．
3. 下部脳神経，下部脳幹，上部頸髄の複雑な症状を呈したとき，この部の腫瘍，変性疾患ともに骨奇形に伴う疾患を考慮しなければならない．
4. 頭蓋骨計測（craniometry）：図16-1に示す頭蓋底陥入症，斜台-軸椎角（clivo-axial angle：CAA）が問題である．
5. 頭蓋単純X線撮影，後頭骨-頸椎移行部の正中断，前額断撮影が頭蓋骨計測には欠かせない．
6. 頭蓋と上部頸椎正中断MRI：Arnold-Chiari奇形，脊髄空洞症，脊髄圧迫などが明らかとなる（図16-2）．

16 後頭骨頸椎移行部の骨奇形

表16-1 合併しやすい頭蓋頸椎移行部の骨奇形(A)と中枢神経障害(B)

(A)	(B)
1) 頭蓋底陥入症 basilar impression	1) Arnold-Chiari 奇形
2) 後頭骨環椎癒合 atlanto-occipitalassimilation	2) 脊髄空洞症 syringomyelia
3) 環軸転位(脱臼)atlanto-axialdislocation	3) 延髄空洞症 syringobulbia
4) 歯突起形成異常 displasia of the dens	4) Dandy-Walker 奇形
(os odontoideum, ossiculum terminale, aplasia of dens, etc.)	5) 延髄圧迫
	6) 水頭症
5) Klippel-Feil 症候群	7) 小脳奇形

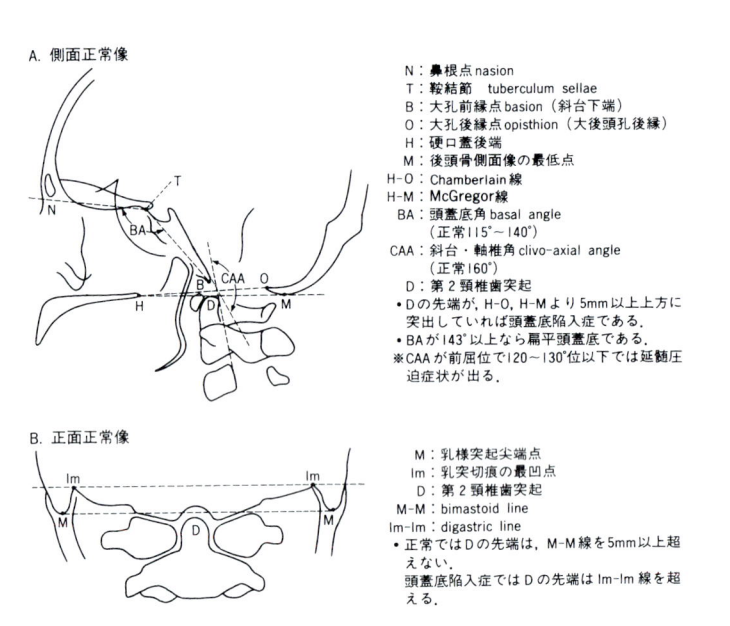

A. 側面正常像

N：鼻根点 nasion
T：鞍結節 tuberculum sellae
B：大孔前縁点 basion (斜台下端)
O：大孔後縁点 opisthion (大後頭孔後縁)
H：硬口蓋後端
M：後頭骨側面像の最低点
H-O：Chamberlain線
H-M：McGregor線
BA：頭蓋底角 basal angle
　　(正常115°〜140°)
CAA：斜台・軸椎角 clivo-axial angle
　　(正常160°)
D：第2頸椎歯突起
・Dの先端が、H-O, H-Mより5mm以上上方に突出していれば頭蓋底陥入症である．
・BAが143°以上なら扁平頭蓋底である．
※CAAが前屈位で120〜130°位以下では延髄圧迫症状が出る．

B. 正面正常像

M：乳様突起尖端点
Im：乳突切痕の最凹点
D：第2頸椎歯突起
M-M：bimastoid line
Im-Im：digastric line
・正常ではDの先端は、M-M線を5mm以上超えない．
頭蓋底陥入症ではDの先端はIm-Im線を超える．

図16-1 頭蓋底部の基準線
〔田崎義昭，吉田充男(編)：神経病学(NIM LECTURE)．医学書院，1987 より改変〕

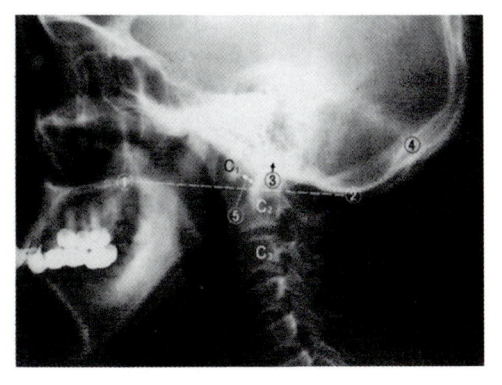

図 16-2　頭蓋・頸椎移行部骨奇形
①〜②は McGregor 線で，③は陥入した歯突起先端（basilar impression），④は低位の内後頭隆起．第 1 頸椎（C_1）は後頭骨に癒合し，後方ははっきりしない．⑤は環椎・軸椎変位を示す．頭蓋全体は前後に長く，後部は下がっている．Arnold-Chiari 奇形を合併していた（木下和夫先生ご提供）．

3　治療法

1. 手術により大孔部で延髄，脊髄，小脳を減圧する．
   1. 後方より後頭骨，第 1 頸椎椎弓の切除．
   2. 前方経口腔的に歯突起切除．
2. 環軸転位では固定が必要である．
3. 脊髄空洞症に対しては，syrinx-subarachnoid，または peritoneal shunt をつくる．

参考文献
1) 佐野圭司, 名和田宏：頭蓋底陥入症および大孔付近の骨異常. 神経進歩 8：263-287, 1964
2) 朝長正道：大孔部骨奇形の臨床(1). 脳神経外科 3：531-540, 1975

3) 朝長正道：大孔部骨奇形の臨床(2). 脳神経外科 3：621-630, 1975
4) Cranio-cervical dysplasias. Neurosurgical Review, 特集号 6(4)：168-237, 1983
5) 木下和夫：頭蓋底陥入症. 荒木淑郎(編)：神経：臨床医のための病態生理学講座―正しい診断と治療のために―. pp183-187, メジカルビュー社, 1986
6) 吉岡　博：先天奇形. 水野美邦(監), 栗原照幸, 中野今治(編)：標準神経病学 第2版. pp335-336, 医学書院, 2012

17 脊髄障害

1 徴候

1 脊髄障害を疑う3徴候
1. **レベルのある運動障害**
2. **レベルのある感覚障害**
3. **膀胱直腸障害**(排尿困難,膀胱充満,便秘など)

　これら3つの徴候は,患者のほうから整理して訴えてくるわけではないので,診察する医師が問診と理学的所見の中から3つを見逃さないようにすることが診断の決め手になる.

　その原因はさまざまであるが,脊髄の障害であると疑ったならば,**できるだけ早く適切な診断と治療を開始**することが,機能回復のために必須である.特に内科的治療を行うか,急いで外科的治療(椎弓切除による緊急減圧術など)にふみ切るかを早急に決定する必要がある.

2 原因疾患

1. **外傷による脊髄損傷**
2. **脊髄腫瘍**:硬膜内髄外腫瘍が多い.神経鞘腫と髄膜腫で80%を占める.
3. **転移性腫瘍**:硬膜外腫瘍が多い(患者は**背部痛**を訴えることが多い).
原発巣:肺,乳房,腎,甲状腺,前立腺が多い.
4. **変形性脊椎症,椎間板ヘルニア,後縦靱帯骨化症**:これらの疾患は脊髄圧迫症状とともに神経根症状を伴っていることが多く,末梢神

経障害(260頁)の症状も合併している．
5 脊髄の出血と梗塞：動静脈奇形および前脊髄動脈血栓症
6 急性横断性脊髄炎
7 多発性硬化症：視神経脊髄炎(neuromyelitis optica：NMO)では視神経炎と脊髄障害を来す
8 硬膜外血腫
9 硬膜外膿瘍，脊椎カリエス
10 脊髄空洞症：感覚障害は解離性感覚障害を呈し，温痛覚は障害されるが，位置覚，振動覚は保たれる．MRI で空洞が明らかとなる．メトリザマイドを用いたミエログラフィーを行い delayed CT を撮ると，脊髄中心管の部分に造影剤が流入して空洞を満たすので診断できる(図 17-1，2)．

● 鑑別診断

1 対麻痺を来した患者では，脊髄障害の他，脳では両側前大脳動脈の閉塞症や上矢状洞血栓症，傍矢状洞・大脳鎌髄膜腫は両下肢の麻痺と排尿障害を来し，脊髄疾患と鑑別を要する．
2 頭部 CT を撮れば，これらの疾患は明らかとなる．

3 一般的診療の進め方

一定のアプローチの仕方をまず箇条書きにまとめる．
1 病歴では**背部痛**に特に注意して病歴をとる．悪性腫瘍の既往を聞く(本人または家人より)⟶疼痛が脊髄症状に先行するものは**硬膜外転移腫瘍**が多い⟶外科的緊急減圧術．また内科的には，上気道感染症の先行がないか否かを尋ねる(post-infectious transverse myelitis)．
2 神経学的診察でレベルを決定する．
横断性脊髄障害のレベルは，①胸髄，②頸髄，③腰髄の順に多い．
3 脊椎単純 X 線写真を撮る．

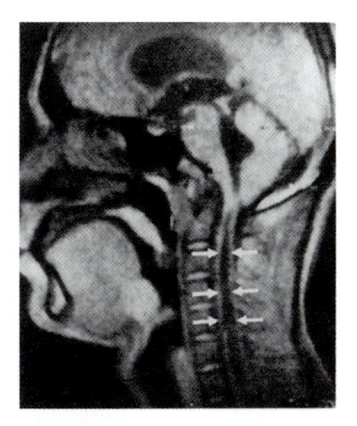

図 17-1 脊髄空洞症(syringomyelia)の MRI(磁気共鳴画像)の正中断(矢印)

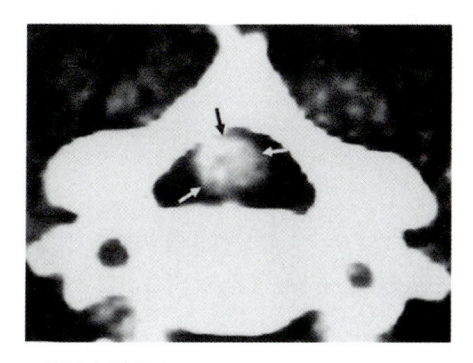

図 17-2 脊髄空洞症の delayed CT
脊髄造影後十数時間後に CT を撮ったもので,空洞内に造影剤が流入している.

　神経学的障害レベルと椎弓根消失(**図 17-3**),椎体の破壊を見出すとき──→硬膜外転移腫瘍や椎体への転移腫瘍または椎体の腫瘍を考えて,すぐに脳外科医へコンサルテーションする.
4 CT,MRI を撮る.
5 腰椎穿刺をする.
　Queckenstedt 試験をして陽性なら,腰椎穿刺針を抜かずに直ちにミ

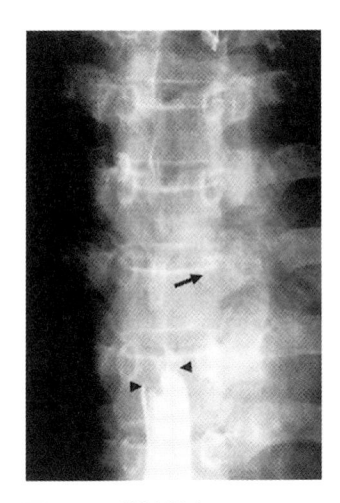

図 17-3　脊髄腫瘍
硬膜外悪性腫瘍による椎弓根(pedicle)の破壊(矢印)と脊髄造影(ミエログラフィー)による完全ブロック(矢頭).

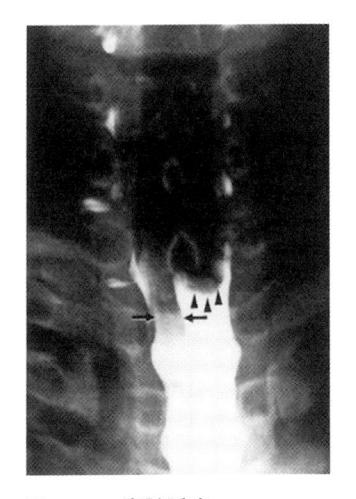

図 17-4　脊髄腫瘍
T_1部の神経鞘腫(硬膜内・髄外腫瘍).矢印は変位した脊髄で,矢頭は腫瘍の下極(図 17-1〜4 は木下和夫先生ご提供).

　エログラフィーをしてブロックのレベルを決める(図 17-3,4).CT で脊髄くも膜下腔を造影し,脊髄の状況を明らかにする──▶脳外科医による緊急手術.

6 Queckenstedt 試験が陰性なら,髄液の細胞数,糖,蛋白を検査して,急性横断性脊髄炎か否か診断する.

　上気道感染症,下痢などウイルス感染の先行があって,髄液細胞増多と蛋白増加の両方があれば──▶**急性横断性脊髄炎**(髄液の糖は正常)──▶副腎皮質ステロイドホルモンによる治療開始.結核の既往に注意し,結核による横断性脊髄炎(稀だが経験することがある)では三者併用療法を行う(髄液の細胞増多,糖の減少,蛋白増加).

　このようなステップをとって診断までの時間を短縮し,入院後数時間以内には適切な治療を開始することが大切である.

◆急速に脊髄横断症状が進行するのは，
　──▶脊髄内出血，硬膜外血腫，硬膜外腫瘍(これには悪性腫瘍が多い)，硬膜外膿瘍などが考えられる．
　──▶**急速に進行するものほど急いで脊髄への減圧を行わなければ回復は悪い．**
　──▶L_5–S_1 の椎間板ヘルニアで急速に尿閉を来したときも緊急手術を要する．
　初期の診断と治療開始の早さが対麻痺や膀胱直腸障害の回復の程度を左右するからである．

4 横断性脊髄炎の治療法

1. 尿閉があって膀胱が充満していることが多い──▶自尿が出るまで留置カテーテル挿入または間欠導尿．
2. 麻痺のレベルが上がって肋間筋の麻痺があり，さらに C_4 以上の障害で横隔神経の麻痺を伴うと**呼吸困難**を来すことがある──▶気管内挿管または気管切開してレスピレーター使用．
3. **静脈の確保**．輸液をして水分，電解質，糖分の補給を図るとともに，血圧降下がある場合も対処できるようにしておく．
4. 副腎皮質ステロイドホルモンの投与

治療としてはステロイドパルス療法を行う．

🔴処方 1

ソル・メドロール注　　1,000 mg
　　1–3 時間　点滴静注
1 日 1 回行い，3 日間治療する．

　ソル・メドロール終了翌日から 1～2 週間は次の処方をして症状をみながら 2～3 週間で漸減中止する．

処方2

> プレドニゾロン錠　　　60 mg
> 　　分3(朝30, 昼20, 夕10 mg)　毎食後
> コランチル配合顆粒　　3.0 g
> 　　分3　毎食後

5 褥瘡の予防：体位変換を2時間ごとに行う．
6 良肢位をとって，拘縮の予防をするため受動運動をする．

5 外傷性脊髄損傷の治療法

1 脊髄損傷は，頭部外傷または多発損傷に合併していることが多い．注意して診療しないと見逃すこともあるし，損傷を加重させることもあるので慎重を要する．単純X線写真に異常がなくても脊髄が損傷を受けていることがある．

2 脊椎骨の損傷されやすい部位は，①頸部の過伸展・過屈曲による下部頸椎（C_{5-6}付近）と，②転落などによる胸腰椎移行部（$T_{10,11}$, $L_{1,2}$）である．

3 **対麻痺，四肢麻痺**があれば，脊髄損傷があるのは確実であり，脳神経外科，整形外科に直ちに移送しなければならないが，移送には不注意に損傷を加重しない注意が必要である．

◆移送時の注意

1 **脊髄レベルでC_4以上の損傷**では，横隔膜運動も麻痺し呼吸障害が強いので，**人工呼吸**を要する．C_5-C_6間の脱臼骨折でも呼吸困難を伴うことがある．

2 頸椎損傷の場合，グリソン係蹄を掛けて，体の長軸の方向に軽く牽引し，数人で患者の体を1本の棒のようにして運び，X線撮影，移送などを行う．

3 ほとんど常に尿閉があるので，間欠導尿する．

◆外傷性脊髄損傷の検査

1. **頸髄損傷**が疑われた場合，頭を真っ直ぐ正面を向けたままX線撮影を行う．側面像は両手を下方に引っ張り，肩で下位頸椎が見えにくくならないように撮影する．2方向撮影が原則である．
2. CTで脊椎の状況をみるのが望ましい．骨折の状況，骨片の刺入などがよくわかる．
3. **頸椎の脱臼骨折**の場合，損傷の程度にかかわらずcrutchfield tongや，その他のtongを頭蓋に装着して牽引し，整復する．
4. メチルプレドニゾロン(methylprednisolone sodium succinate：MPSS)大量療法：MPSS大量治療は本邦で脊髄損傷に認められている保険収載薬である．受傷後8時間以内に限って行われる．感覚，運動機能面で有益な効果が認められているが，合併症に注意して投与するとよい．

◆手術の適応

1. 骨折片が明らかに**脊髄を圧迫損傷**している場合
2. 受傷直後より**進行性**に症状が**悪化**していく場合
3. Queckenstedt試験で**ブロック**があり，またメトリザマイドCT，ミエログラフィーで**脊髄が腫脹**している場合
4. 脱臼があり，牽引によって整復できた場合，リハビリテーションを早期に開始するのに**椎間固定**をしたほうがよいと思われた場合
5. 脱臼が牽引で整復できない場合，手術時に整復し，また固定してリハビリテーションに早く備える．

参考文献

1) Austin GM：The spinal cord. Igaku-Shoin, 1983
2) ベッドブルック(編)，井上駿一，北原　宏(監訳)：脊髄損傷のすべて．南江堂，1985
3) Caplan LR：Acute myelopathies. Manual of clinical problems in neurology. pp109-112, Little, Brown and Company, 1984
4) Guttmann L：Spinal cord injuries, 2nd ed. Blackwell Scientific

Publications, 1976
5) 栗原照幸：症例神経内科学．脊髄障害の診かた〔症例35-36〕．pp217-227，医学書院，1986
6) 中村正史，藤原一男：横断性脊髄炎．鈴木則宏(編)：神経疾患・診療ガイドライン―最新の治療指針．pp131-134，総合医学社，2009
7) 橘　滋国：脊髄・脊椎疾患．矢田賢三(編)：標準脳神経外科学　第7版．pp330-345，医学書院，1996
8) 木下和夫，他：急性脊髄性運動麻痺の診断と救急処置．臨床成人病16：2081-2085, 1986
9) 鈴木晋介：脊髄外傷．小林祥泰，水澤英洋(編)：神経疾患最新の治療 2012-2014．pp259-263，南江堂，2012
10) 鈴木晋介：最近の脊椎・脊髄損傷症例の発症傾向の特徴―過去16年間の比較検討から．日本脊髄障害医会誌23：30-31, 2010

18 神経・筋疾患

1 重症筋無力症

1 診断の決め手

1. **眼，咽頭，頸，近位筋**を中心とした**筋力低下**と易疲労性
2. **テンシロン・テスト陽性**
3. 神経反復刺激で 3 Hz でも 25 Hz でも**漸減**を来すこと

重症筋無力症(myasthenia gravis：MG)と診断がつけば，次の順序で検索を進める．

① 血清抗アセチルコリン(Ach)・レセプター抗体
② 胸部単純 X 線撮影：正面，側面
胸部側面の断層撮影(胸腺腫の検索)
③ 胸部 CT(胸腺腫や胸腺肥大の検索)

2 治療の原則

1. これらの検査によって胸腺腫や胸腺の肥大がなくて，眼筋型 MG では，ステロイド療法をする．

🔖処方例

| プレドニゾロン錠　　　10-15 mg |
| 　　分1　朝食後 |

2. 眼筋型でも**胸腺腫**があれば拡大胸腺摘除術を行う．

3 もし全身型であって**胸腺腫**があったり，**胸腺の肥大**があるときには拡大胸腺摘除術を行う．

4 神経反復刺激（3 Hz の刺激）については，漸減（waning）がみられれば診断の補助となるが，漸減が認められなくても臨床症状が MG らしく，またテンシロン・テストが陽性ならば漸減の有無は参考にする程度でよく，MG の診断を否定するものではない．

5 胸部 CT で胸腺腫が存在している場合は，胸腺腫が本当にあるものとして手術療法にふみ切ってよいが，胸腺腫がないときや，単なる肥大であると CT 上認められる場合には，false negative のことがあり，注意して経過を追う必要がある．**全身型の MG** のときは，CT 上の所見にかかわらず 15 歳以上の年齢であれば，脂肪組織を含めた**広範な胸腺摘除術**をすることが望ましい．MG 発症後，抗 Ach エステラーゼ薬で長期，症状のみを改善しようと努めると根本的な治療にならないのみでなく myasthenic crisis をくり返したり，十分な日常生活動作の改善が得られないこともある．症状が重いときや，発症後間もない全身型では胸腺腫の有無は検索するとしても，早期に拡大胸腺摘除術にふみ切ったほうが，その後の臨床経過がよい．Olanow らによれば，thymectomy による改善率はよく，75％の症例が術後薬物療法なしで生活していることからも本療法を奨励したい．ここで大切なことは，外科医の方も拡大胸腺摘除術に慣れた医師に依頼し，胸骨を割って広い手術野で脂肪組織を含めて切除する必要があるということである．

3 拡大胸腺摘除術後の不安定状態への対処法 ——副腎皮質ステロイドホルモン

1 拡大胸腺摘除術を行った後も，すぐには症状の改善が十分でないこともあり，3～6 か月は不安定な時期がある．この際は副腎皮質ステロイドホルモンを用いるとよい．

処方例

① プレドニゾロン錠　　　30-40 mg
　　分3　毎食後(朝20, 昼10, 夕10 mg)(40 mg/日のとき)
　　または, 分2　朝・夕食後(朝20, 夕10 mg)(30 mg/日のとき)
② コランチル配合顆粒　　3.0 g
　　分3　毎食後

2 症状が落ち着いてくればステロイドを漸減し, 20 mg/日以下になれば外来で経過を追う.

4 抗 Ach エステラーゼ薬

1 なるべく使用しない方針をとるが必要な場合には安定するまで用いる. 抗 Ach エステラーゼ薬はシナプス後膜の変性を促進させるという説もあるので, 投与期間も必要最少限度にする建前で治療するとよい.

処方1

マイテラーゼ錠(10 mg)　　3錠
　　分3　毎食後

処方2

メスチノン錠(60 mg)　　3錠
　　分3　毎食後

2 もし, 上記処方でムスカリン作用が出現し, 下痢や腹痛が起こるときには, 処方3を併用するとよい.

処方3

硫酸アトロピン末　　1.2 mg
　　分3　毎食後

5 血漿交換療法

Olanow らは, MG 患者の Osserman 分類において眼筋型でも全身型

でも広範に脂肪組織も含めた胸腺摘除術を行い，手術前に状態の悪い患者に対しては副腎皮質ステロイドホルモンまたは血漿交換療法（plasmapheresis）によって状態を改善して胸腺摘除術へ持ち込む方針である．そして抗 Ach エステラーゼ薬は用いないと報告している．血漿交換療法は行ってから3か月ほどは症状の改善があるが再び症状の増悪が起こるので，これのみで治療は完全にはできない．またくり返し血漿交換を行うことも労力のみならず患者の負担が大変である．したがってMG の治療法としては，**一番目に選ぶ治療法ではない**．本法は，状態が悪いために胸腺摘除術が行えないときに手術までもっていく過程で必要に応じて行うとよいと考えられる．

6 myasthenic crisis

　MG 患者が呼吸困難に陥った状態をよび，**myasthenic crisis** と **cholinergic crisis** がある．前者は抗 Ach エステラーゼ薬が不足して起こり，後者は多過ぎて起こる．

- **1 気道の確保と補助呼吸**：どちらの crisis であるにせよ，気道を確保し，補助呼吸をすることが救命となる．気管内挿管または気管切開を行う．レスピレーターに接続する．
- **2 静脈の確保**：とりあえず 18G，19G のできるだけ太い注射針で静脈を確保する．急いでいるときには維持液で点滴開始．

　🔴処方 1

ソリターT 3 号	500 mL
点滴	

まず静脈を確保してから，ビタミン B_1 は 50 mg ほど落ち着いてから点滴に加えればよい（一般に栄養の悪い状態の患者はグルコースの入った点滴を始めると，点滴中のグルコースの代謝のために B_1 不足を来すことがある）．

- **3** 静脈が確保されて呼吸管理ができたなら，一度**テンシロン・テスト**を行ってみる．

これで明らかに呼吸困難が改善されるようならば，下記を行って様子をみる．

🔴 処方 2

ワゴスチグミン注
  1 回 0.5 mg 筋注

この間，呼吸管理は初めのまま続け，気道の分泌物などはよく吸引する．

4 皮膚，粘膜，爪の色を観察し，動脈血の血液ガス分析を行う．

5 胸部 X 線撮影をする．**上気道感染**をきっかけに crisis を来す患者が多いのでこれを撮影しておくこと．

6 呼吸を 24 時間しっかり確保しておけば，今まで体内にあった薬物は抗 Ach エステラーゼ薬であれ，アトロピンであれ体外に排泄されてしまうので，薬物の投与はあまり行わず，呼吸管理と静脈確保，およびバイタルサインを管理して 24 時間経過するのを待つとよい．この間，感染症が見出せれば，できるだけペニシリン系の薬剤で治療するとよい．ストレプトマイシン，カナマイシンなど抗生物質によっては神経筋接合部の伝達を阻止するので用いないこと．

7 **呼吸困難の状態が 2 日以上続く**見通しなら，気管内挿管では 7 日までが cuff による気管粘膜の圧迫壊死などを来さずに用いうる限度なので，経鼻的な気管内挿管を用いるか，または気管切開を行う．

8 24 時間経過した後は，MG のためのほとんどすべての薬物は排泄されているので，それ以後は初めからゆっくり計画を立てて薬物投与を行うことができ，また長期的治療のプランを立てる．

9 胸腺の精査も胸部 X 線撮影，胸部 CT を行い，まだ胸腺摘除術をしていないなら，拡大胸腺摘除術を予定し，手術にもっていけるように症状の改善と安定化を図る．そのために血漿交換療法は有用である．感染症があれば，これを治療して落ち着き次第，プレドニン 40 mg/日を分 3 で用い，それでも不十分なら抗 Ach エステラーゼ薬を少量追加する．そして，できるだけ早期に胸腺摘除術にふみ切る．

10 血漿交換療法とステロイドのみに限らなくても，**ステロイドと抗**

Achエステラーゼ薬でよい状態にもっていって**手術**にふみ切れる症例がほとんどである．

胸腺摘除後のMGの治療については前述の通りに行う．手術時の胸腺の組織像に注意し，malignant thymomaであるときは，術後胸部に放射線療法を行う．

2 Lambert-Eaton症候群

1 診断の決め手

1 **肺の小細胞癌**に伴って起こることが多く，神経終板からアセチルコリン(Ach)が遊離するところにブロックが起こる．

2 抗VGCC抗体

本症では自己抗体が関与していて，血清中に**電位依存性Caチャンネル(VGCC)**に対する抗体があり，この自己抗体が神経終板においてAch(アセチルコリン)の遊離を阻止していることが明らかにされた．正常ではこの抗体価は2.9 pmol/Lであるが，Lambert-Eaton症候群の患者22人の平均では93.3 pmol/L(幅24〜253 pmol/L)と増加している．

3 神経反復刺激によって，MGとは異なる特徴があり，低頻度刺激(3 Hz)では**漸減(waning)**，高頻度刺激(20, 25, 30 Hzなど)では**漸増(waxing)**を認める．漸増の程度は＋200%以上を有意にとる．

2 治療の原則

本症には神経終板からのアセチルコリンの遊離を促進する塩酸グアニジンが有効であるが，抗Achエステラーゼ薬は効果がない．

Lambert-Eaton症候群が神経反復刺激試験によって確認されたなら

表 18-1 Lambert-Eaton 症候群の診断と治療

① 神経反復刺激 3 Hz で waning(漸減)，25 Hz で 200％以上の waxing(漸増)
② 胸部単純撮影(mass lesion を見出す)
③ 喀痰細胞診
④ 気管支ファイバースコープ
⑤ 気管支より擦過診，気管支洗浄液の細胞診
⑥ 抗 VGCC 抗体
⑦ 肺小細胞癌の治療(外科療法，放射線療法，化学療法)
⑧ 原病の治療が先行するが，Lambert-Eaton 症候群には，
　塩酸グアニジン　35〜40 mg/kg/日，分3　食後(院内製剤)

ば，**肺小細胞癌**の可能性が高いので，原病の治療がまず大切である．胸部 X 線で肺に mass lesion がないときには，喀痰の cytology(細胞診)を3日間連続して検査したり，疑わしい陰影があるときには，気管支ファイバースコープ，および擦過診や気管内洗浄液の細胞診を検査当日とその後2〜3日間続けて出すとよい．

3　ボツリヌス中毒

1 診断の決め手

保存食(缶詰，真空パックなど)を加熱せず食べたときに起こりうる．

1 これは *Clostridium botulinum* という嫌気性のグラム陽性杆菌の**外毒素による中毒**である．本疾患は菌より，その毒素によって疾病が起こる点は破傷風と似ている．ボツリヌス毒素は神経終板からのアセチルコリンの遊離を強力にブロックする．

2 毒素としては6つの種類があり，A, B, C, D, E, F と分けられているが，ヒトの病気では A, B, E, F 型が関係している．

3 症状としては**外眼筋や咽頭筋の麻痺**で始まって，やがて全身に進行

表 18-2 ボツリヌス中毒の診断のポイント

1. 食物を食べてから親子や兄弟が同じ時間経過してから発症していること．
2. 症状
   a. 嘔気，嘔吐，下痢など消化器症状
   b. ①外眼筋麻痺による複視，眼瞼下垂，内眼筋麻痺による羞明（まぶしく見えて目をきつくつぶって来院する），遠近調節ができないため視力障害を来す．
      ②嗄声，嚥下困難，呼吸困難（初めは息苦しい，胸が圧迫されて何か乗せられているようで苦しい→やがて呼吸困難）
      ③顔面神経の障害で口が動かない．症状が進むと顔面筋がだらっとして"myopathic face"のようになり，これも特徴的である．
      ④四肢の筋力は初めはよい．腱反射正常．
      以上のような神経症状が特徴的．
      食中毒で眼症状から発症し，左右対称的に亜急性に症状が進行するとき→ボツリヌス中毒を考える．
3. 高頻度神経反復刺激で漸増を認める（重症筋無力症と鑑別できる）．

する筋脱力と胃腸症状である．重症な症例では**呼吸麻痺**が生命に直接関係する症状で，この管理が重要である（表 18-2）．

2 治療方針（表 18-3）

1 抗毒素血清療法（A, B, E, F の antitoxin を用いる）

あらかじめ，**皮内反応**をしてアレルギー反応がないことを確認する．

🔹抗毒素の注射

抗毒素 $\begin{cases} 10,000 \text{ 単位（A, B, E 型）} \\ 4,000 \text{ 単位（F 型）} \end{cases}$ 1 回

静注

アレルギー反応があれば抗ヒスタミン薬や副腎皮質ステロイドを用いる．また抗毒素血清の効果はないこともあるので，過信しないで呼吸管理をしっかり行うことが救命のために必要である．

2 呼吸管理（最も重要な治療）

気管内挿管または気管切開，レスピレーター

表 18-3　ボツリヌス中毒の治療方針

1. 食品衛生研究所への連絡
2. 吐物，便，血清保存→食品衛生研究所へ（菌の培養が出るまでする）
3. 抗ボツリヌス毒素血清を供給してきた千葉県立血清研究所は平成14年9月に閉鎖され，抗毒素血清の国内確保が困難な状況になってきた．平成17年4月以後，国として国立感染症研究所細菌第二部によって診断用血清が供給されることになった．治療としての抗毒素製剤は化血研で国内製剤のすべてを製造することになった．
4. 抗毒素血清（菌型が不明の場合は，A，B，E，Fの多価抗毒素血清の投与が望ましい）
   乾燥ボツリヌス抗毒素製造メーカー：化血研（化学及血清療法研究所）
   　粉末で溶解液（20 mL）がついている．
   　　（1）A，B，E　　10,000単位が入っている．
   　　（2）F　　　　　　4,000単位が入っている．
5. 抗毒素血清による皮内反応をみる．
   ◆投与時は血清病に備えて，必ず昇圧剤，副腎皮質ステロイド剤，血圧モニターを用意してから投与する．
   次に皮下注射してアレルギー反応がなければ1アンプルを静注する．
   重症なときは3時間ごとに1アンプル・静注を3〜4回行う．効果が出るまで投与を続ける．
6. 入院して2〜3時間後に呼吸麻痺になることもあるので，この間早急に気管切開の用意と，患者および家人への説明，同意を得る．
7. 下剤によって毒素を体外へ出す．
8. 呼吸管理のみでなく，抗毒素血清はウマの血清であるから，血清病に留意する．
9. 病気の重症度と毒素の型と量
   1) A型は潜伏期が長いので，症状が出てから抗毒素血清を用いても間に合わないことが多い．
      呼吸管理を十分する．
   2) E型は潜伏期が短いので，症状が出てから抗毒素血清を打っても間に合う．
   3) 毒素の量が7.5倍になると，中和するのに要する血清の抗毒素は1,300倍必要になる．
10. 予防法
    嫌気性菌であるから，真空パックの食物は食べる前に1回電子レンジで加熱するとよい．真空パックを空けたとき，悪臭がある場合は食べないこと．今まで一度も口にしたことのない食物は悪臭があってもこういうものかと思って食べる人がいる．

（謝辞：ボツリヌス中毒の項は，からし蓮根によるボツリヌス中毒が起こったときに，早期診断をして当時治療にあたった宮崎医大第3内科の浅井順子医師の実践的な助言に深謝する）

3 塩酸グアニジン（院内製剤）
　35〜40 mg/kg/日　分6, 4時間毎に経口投与
　◆塩酸グアニジンの副作用
　　❶ 胃腸症状
　　❷ 骨髄抑制（慢性治療例）
　◆副作用への対策
　　ボツリヌス中毒の治療の主体は，呼吸管理と抗毒素血清療法であり，塩酸グアニジンは副作用が出れば，減量するか中止する．

4 ボツリヌス菌や毒素が残っていると考えて，イレウスのないことを確認してから**下剤**をかける．下剤は初期でなくても使用する．

🖉処方例

プルゼニド錠（12 mg）
　　1回3錠　頓服用

◆からし蓮根によるボツリヌス中毒で宮崎市にも患者が発生したときに，宮崎医科大学（現宮崎大学医学部）第3内科の浅井順子医師が全国で最も早く診断をつけた．浅井医師によれば，発症後3週間経過した患者の便中にもボツリヌス菌陽性のことがあったので，**下剤は初期でなくても使用したほうがよい**．下剤の種類はマグネシウムを含むものはボツリヌス毒素の神経筋ブロック作用を増強させるので使用しないほうがよい．

4　ミオトニー疾患

1 ミオトニー疾患とは

1 ミオトニー（筋強直症）は種々の疾患に伴って起こるほか，動物でも先天性にヤギに起こるものがあり，また薬物によって誘発されるミオトニーもある．後者では，脱コレステロール薬（diazacholesterol）

が知られているほか，実験的には 2,4-dichlorphenoxyacetate (2,4-D) や，アントラセン-9-カルボン酸によってもミオトニーが起こる．

2 ミオトニーは随意的な努力や機械的刺激が筋肉に加わらなくなっても筋肉の電気的放電が持続し，筋収縮が異常に長く続く状態を意味する．

2 ミオトニーを見出す方法

1 叩打性筋緊張（percussion myotonia）（図 18-1）
母指球筋をハンマーで叩打すると筋肉が局所的に収縮し，陥凹を認め，母指は内転し，ゆっくり元に復する現象．

2 grip myotonia
患者に手拳を力いっぱい握らせると，手を開くように言ってもなかなか開けず，時間を要する現象．

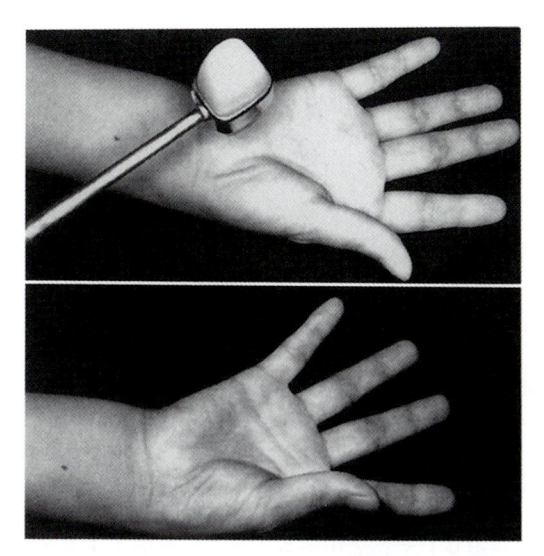

図 18-1 筋強直性ジストロフィーでみられた叩打性筋緊張
母指球をハンマーで叩打すると（上図），その機械的刺激によって母指球筋が 3～4 秒収縮し母指が内転する（下図）．母指球筋の叩打部は筋収縮のため陥凹する．

3 針筋電図で針挿入時に認めるミオトニー放電

筋肉に筋電図の針が刺入した刺激により，100 Hz前後の漸増または漸減する筋放電が認められ，スピーカーでその音を聴くと，**急降下爆撃音**(dive bomber sound)または**モーターバイクの空ぶかし音**と似た音を聴取する．これをミオトニー放電(myotonic bursts)といって診断に有用である．

以上のようにミオトニーそのものの診断は**1**, **2**, **3**によりつけることができる．

3 ミオトニーを伴う疾患

① 筋強直性ジストロフィー（これが最も多い）（図18-2, 3）
　この疾患は遺伝子異常が明らかになって，**DM 1**(myotonic dystrophy type 1)と**DM 2**(myotonic dystrophy type 2)がある．本邦では，ほとんどがDM 1である．DM 1とDM 2の確実な鑑別は遺伝子診断による．
② 先天性筋強直症(myotonia congenita)
③ パラミオトニー(paramyotonia)：寒冷に曝露されるとミオトニーが起こる
④ 高K血性周期性四肢麻痺(hyperkalemic periodic paralysis)
⑤ 軟骨形成異常性ミオトニー(chondrodystrophic myotonia)
⑥ 薬物によるミオトニー（脱コレステロール薬：diazacholesterol）
⑦ Pompe病（糖原病 type Ⅱ）に伴うミオトニー
⑧ 低K血性ミオパチーに伴うミオトニー

4 チャネル異常からみたミオトニー疾患の分類

我々が日常診療をしていく中でみることの多いミオトニー疾患は，Cl channelの異常か，Na channelの異常によるものがほとんどである．

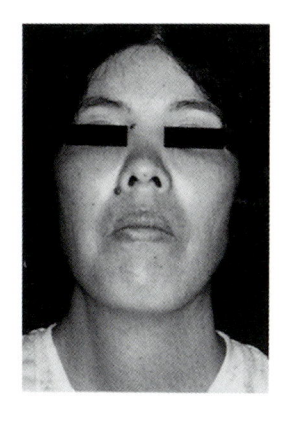

図 18-2　筋強直性ジストロフィー
側頭筋・咬筋の萎縮のため，西洋斧様頭貌（hatchet face）となる（36歳女性）．男性患者でよくみられる前頭部脱毛は，女性ではみられないこともある．

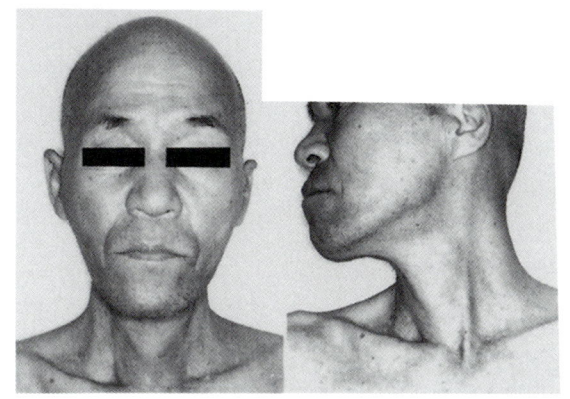

図 18-3　筋強直性ジストロフィー（56歳男性）
前頭部脱毛と西洋斧様顔貌（両側側頭筋と頬筋の萎縮）（左図），胸鎖乳突筋の萎縮（右図）

1) **Cl channel の異常によるミオトニー**
   ① 筋強直性ジストロフィー，DM 1
   ② Thomsen 病（先天性筋強直症）
   ③ Autosomal recessive generalized myotonia, Becker type
   ④ DM 2（myotonic dystrophy type 2）
2) **Na channel の異常によるミオトニー**
   ① 先天性パラミオトニー（paramyotonia congenita）

トピックス：DM2について

この疾患は，1994年にRickerらによって記載された疾患単位で，はじめはproximal myotonic myopathy（近位型筋強直性ミオパチー）と呼ばれた．本疾患は常染色体優性遺伝を示し，下肢近位の筋力低下，筋電図上ミオトニーを認め，白内障を伴うが，知能障害はない．この疾患が報告されてから後に，筋強直性ジストロフィーは，myotonic dystrophy type 1（DM1）と呼び，proximal myotonic myopathyをmyotonic dystrophy type 2（DM2）と呼ぶことになった．筋強直性ジストロフィー（DM1）は，19番染色体（19q13.3）に異常なCTG repeatがあるが，DM2は，Dayらによって染色体3q21.3にgene locusがあり，LiquoriらによってZinc finger 9 proteinをコードする遺伝子（ZNF9）のintron 1にCCTG repeatがあることが明らかにされた．DM2のCCTG repeatは，75〜11,000と大であり，平均5,000で，DM1のtriplet repeat数より大きい傾向がある．

DM2は20〜60歳に症状が始まり，症状の特徴としては，ミオトニー，白内障，筋力低下をみとめることは，DM1と似ているが，DM2に特徴的なのは下肢近位部の脱力があること，大腿部のツッパリ感と不快な筋肉痛で，一側または両側にみられ，間歇的に起こる．白内障は50歳前に起こる．

血清筋肉酵素の上昇をみとめ，筋電図では，myotonic burstを認める．白内障はposterior capsular cataractで，DM1と区別はできない．DM1とDM2の比較を表に示す．

表 筋強直性ジストロフィー(DM 1)と proximal myotonic myopathy (DM 2)の比較

	DM 1	DM 2
主な臨床徴候		
ミオトニー	＋	＋
白内障	＋	＋
筋力低下	＋	＋
筋力低下の分布		
顔面筋，咬筋の脱力	＋	－
四肢遠位筋の脱力	＋	－
下肢近位筋の脱力	進行すると＋	＋＋
胸鎖乳突筋の脱力	＋	＋
筋症状の特徴		
筋萎縮	＋＋	＋または－
筋肉痛	－	＋
筋力低下の日中変動	－	＋
心不整脈	＋＋	＋
血清酵素の上昇		
CK	＋	＋
gamma glutamyltransferase	＋	＋

② 家族性高カリウム血性周期性四肢麻痺

③ myotonia fluctuans

5　治療方針

　ミオトニーは種々の疾患に伴うので，原病が何かを明らかにする．そして原病の治療が可能なものは，その治療が先行する．

　ミオトニー疾患として多く見かける筋強直性ジストロフィーは多組織性疾患で，ミオトニーの他に全身症状として**前頭部脱毛**，**白内障**，**性腺萎縮**，場合によって甲状腺機能低下症，糖尿病，免疫グロブリン低下などがあるので，治療としては，

① 白内障に対しては水晶体摘出術

② **内分泌学的には適切な補充療法（甲状腺機能低下がある場合），食事療法（耐糖能異常のある場合）**

を行う．

筋萎縮は側頭筋，咬筋，胸鎖乳突筋と四肢遠位部（進行すると近位部にも来る）にあって特徴的な分布があり，特に**西洋斧様顔貌**は診断に助けとなるが，筋萎縮に対しては特効薬がない．

6 ミオトニーの薬物治療

処方1
アレビアチン錠　　　0.2〜0.3 g
　　　分3　毎食後

処方2
アミサリン錠(125 mg)　　　9錠
　　　分3　毎食後

処方3
テグレトール錠(200 mg)　　　2錠
　　　分2　朝・夕食後

処方1〜3のどれかを用いると，grip myotonia の改善や，手足の動作緩慢が改善するが根治療法ではないので，薬物の副作用（心伝導系のブロック，皮疹，リンパ節腫大，ふらふら感や失調症）などに注意して，上記薬剤を交代して用いるとよい．

塩酸キニーネは 0.3〜0.6 g・分3・毎食後で用いるとミオトニーに対して効果はあるが，副作用が強く，頭痛，めまい，嘔気，嘔吐，耳鳴，難聴などが起こり，用いにくい薬剤である．

7 パラミオトニーの治療法

この疾患はまれであるが，病歴をしっかりとると臨床診断ができる．寒冷に曝露されるとミオトニーが起き，夏場は何も症状がないが**冬場に**

なるとミオトニーが起き，そのため動作が冬場だけ障害される．学生の場合，夏場は体育ができるが，冬場にマラソンなどをすると，ミオトニーが起こって，マラソンなどの競技ができなくなる．学校の先生は，夏場は普通に体育もできているので，この生徒はマラソンが嫌でやりたくないのではないかと誤解することがある．成人で仕事をしている人は，冬場だけ下記のメキシチールを服用すると，ミオトニーが軽減して，仕事をしやすくなる．

処方例

メキシチールカプセル（100 mg）　　3 カプセル
　　分3　毎食後　夏場は不要であるが，冬場に服用する

5　多発性筋炎

1　治療の原則

筋疾患の中でも多発性筋炎は**治療しうる疾患**であり，また早期に診断をつけて治療を開始したほうが筋力の回復もよい．また多発性筋炎や皮膚筋炎には悪性腫瘍の合併も多いので，並行して腫瘍の検索を行うことが必要である．

2　診断の決め手と治療法（表 18-4）

1 **臨床症状**として近位筋優位の筋力低下．筋萎縮は病初期にはなく，慢性になると認める．筋肉痛と圧痛がみられる．

2 **血清筋肉酵素**　クレアチンキナーゼ（CK または CPK），アルドラーゼ（aldolase）の 2 つに特に注意．その他 LDH，SGOT，SGPT なども上昇する．

表 18-4 多発性筋炎の分類(Walton & Adams)

Ⅰ群	多発性筋炎 a. 急性(ミオグロビン尿症を伴うものと伴わないもの) b. 亜急性または慢性
Ⅱ群	多発性筋炎で筋脱力が主，軽度の膠原病を伴う． 皮膚筋炎に重症な筋脱力を伴うもの
Ⅲ群	重症な膠原病に軽度な筋脱力を伴うもの
Ⅳ群	癌を合併する多発性筋炎 悪性腫瘍に伴う皮膚筋炎

3 筋電図所見〔脱神経電位，多相性の神経・筋単位(NMU)，および持続時間が短い2～3 msec以下〕，振幅の低下した(500 μV以下)神経・筋単位．筋肉内の末梢神経も障害されるので，筋疾患ではあるが脱神経電位が出現する．

4 筋生検所見(筋線維の大小不同，変性，壊死，再生像および間質の細胞浸潤)

多発性筋炎の決め手は筋生検所見であるが，①臨床症状，②血清筋肉酵素の上昇，③筋電図所見，④筋生検所見の4つを合わせて診断を下し，直ちに治療を開始する．治療の開始が早いほうが予後がよい．6か月以上遅れた症例は治療に反応しにくい．

処方1

プレドニゾロン錠	60 mg
分3　毎食後(朝30，昼20，夕10 mg)	

処方2

コランチル配合顆粒	3.0 g
分3　毎食後	

以上の分類に挙げられている内容でも明らかなように，多発性筋炎または皮膚筋炎と診断したなら治療を始めるとともに，悪性腫瘍の検索を一通り行い，腫瘍が見出せないときにも，ないものとはせずに1か月後に再度検索する必要がある．

悪性腫瘍の種類を以下に示す(皮膚筋炎および多発性筋炎の剖検例に

おける本邦の統計，那須ら，1976).
① 胃癌(43%)
② 肺癌(13%)
③ 肝癌(8%)
④ 食道癌(8%)
⑤ 胆嚢癌(6%)
⑥ 膀胱癌(6%)
⑦ 卵巣癌(4%)
⑧ 甲状腺癌(4%)
⑨ 肉腫・細網肉腫(4%)

なお欧米では乳癌が"16〜18%"と多いが，本邦では欧米例と異なって少ない．

悪性腫瘍の検査といっても，どの臓器について検査するのか全くわからずに全身を検索するのは大変労力もかかり，患者も検査に追われて困るので，上記の統計は参考になる．十分，理学所見をとって検査をプランすることが大切である．

3 副腎皮質ステロイドホルモンに反応しないときには，どのように治療するか

1 副腎皮質ステロイドホルモンに反応している例では免疫抑制薬は用いないほうがよい．反応しない例では，ステロイドホルモンをそのまま続け，かつメソトレキセートを用いる．

🔴処方例

> メソトレキセート注
> 　　1回10 mg　静注

これを初回量として患者が耐えられるようなら漸増して0.5〜0.8 mg/kg(約40 mg/日)とし，5〜7日ごとに静注する．**過量にならないこと**．
筋力低下およびCKが改善すれば，メソトレキセート40 mg・静注を1週間に1回投与し，さらに症状が改善すれば漸減して中止する．

【副作用】　口内炎，咽頭痛，皮疹，紫斑，発熱，胃腸症状の出ることがあるので注意し，末梢血をときどき検査して**白血球数減少**に気をつける．

【副作用への対策】

❶ 副作用が出ればメソトレキセートを中止する．早めに中止すれば改善する．

❷ 白血球数は3,000/mm³以下にならないよう定期的に末梢血検査をするが，それでも低下したときは，直ちにメソトレキセートを中止する．個室に移して感染予防をする（訪問者はマスク，ガウンを使用）．必要があれば輸血．

❸ ステロイドホルモンは続ける．

2 アザチオプリンの併用

副腎皮質ステロイドホルモンはそのまま続ける．

🔴処方例

> アザニン錠(50 mg)　　　1.5 mg/kg/日
> 　　分3　食後

　白血球数を追い，アザチオプリンの投与を白血球数が3,000～4,000/mm³に減少する程度に調節する．1日量としてはアザチオプリン50 mg, 100 mg, 150 mgと漸増して用い，症状が改善し，CKも下がるようなら副腎皮質ステロイドホルモンを減量し，アザチオプリンも漸減してよい．

3 上記**1**, **2**によっても抵抗性の場合には**血漿交換療法**(plasmapheresis)を行う．

　治療困難例では悪性腫瘍が壊れていることもあるので，1回の検索だけで腫瘍はないとしないで再三検索することと，悪性腫瘍が見出せれば原病の治療を行う．

　多発性筋炎では副腎皮質ステロイドホルモンを半年～1年あるいは数年にわたって用いる症例もあり，その副作用にも十分な注意を要する．

4 ステロイドの副作用

❶ 耐糖能の低下，糖尿病

❷ 易感染性：肺炎，尿路感染のほか，弱毒である真菌症にもかかりやすくなる．クリプトコッカス髄膜炎，その他の真菌症，結核の再燃などに注意．
❸ 骨粗鬆症(osteoporosis)：骨折しやすくなり，椎体の圧迫骨折に注意のこと．
❹ 満月様顔貌(moon face)
❺ 痤瘡(acne)

5 副作用への対策

❶ 耐糖能をときどきチェックしておく．空腹時血糖が高くなったり尿糖(＋)となっても，ステロイドホルモンを続ける必要があればインスリンを用いて血糖をコントロールしながら筋炎の治療を続ける．
❷ 尿検，尿培養，胸部の打聴診やＸ線写真を撮り，尿路感染や肺炎が起これば抗菌薬で治療する．項部硬直，頭痛，発熱には普段から注意して経過を追い，髄膜炎が合併すれば腰椎穿刺をして原因菌に対する抗生物質を用いて治療する．
❸ ステロイドホルモンの副作用がなるべく起こらないよう，疾患の経過がよければ漸減して過量には与えないこと．ステロイドの**隔日投与**を行えば，連日投与より全量は少なくてすむ．しかし，病初期には症状が強くて連日投与をしたほうがよいことも多い．したがって，経過をみて隔日投与に切り代えるとよい．

6 周期性四肢麻痺

1 診断の決め手

■ 周期性四肢麻痺は反復して起こる**発作性の筋脱力または麻痺**で，持

続は数時間から2～3日である．
2 麻痺発作は**起床時**や，**糖質**を多く摂取して休息している際に起きることが多い．
3 症状は下肢から脱力が始まり，**下肢の腫脹感**と，痛みをふくらはぎや大腿部に伴うことが多い．脱力はさらに両上肢に及ぶ．
4 発作中は筋脱力のほか，腱反射も消失して，電気刺激をしても筋収縮は起こらなくなる．発作の重いときには，体幹筋にも脱力が及ぶが，球麻痺や呼吸麻痺を来すことは稀である．
　【注意】　球麻痺や呼吸困難が起こったときは，気管内挿管してレスピレーターを用い，栄養は短期間なら輸液療法でよい．

2 周期性四肢麻痺の種類

　発作時の血清カリウム濃度により，①**低K血性**，②**高K血性**に分類される．

　正K血性の型は計測した時点で血清カリウムが正常であった可能性が高く，Gamstorpは実際にはそのような型はないと述べている．文献的に正K血性といわれる例は，高K血性周期性四肢麻痺に準じた治療を行う．

1 本邦で多い周期性四肢麻痺は何か？
　本邦では男性にみられる**甲状腺機能亢進症**に伴う低K血性四肢麻痺が多い．

2 家族性にみられる周期性四肢麻痺
　常染色体優性遺伝を示す低K血性，および高K血性四肢麻痺がある．分子遺伝学の進歩により，低K血性周期性四肢麻痺については1994年に連鎖解析により，染色体1q31-q32に存在するL型Ca^{2+}チャネルα_1サブユニット遺伝子と連鎖することが明らかになった．そしてPtacekらはL型Ca^{2+}チャネルの構造の中で，domain IVのS_4にアルギニン→ヒスチジン，またはアルギニン→グリシンへの1アミノ酸置換があることを示した．

高K血性周期性四肢麻痺については連鎖解析により，染色体 17 q 23-q 25 に存在する Na^+ チャネルのαサブユニット遺伝子と連鎖することが明らかになった．そしてさらに Rojas らによりαサブユニットの S_6 領域に 1 アミノ酸置換（メチオニン→バリン）が起こっていることが示された．これによって Na^+ チャネルの不活性化に異常を来して Na^+ イオンが細胞外→内へ過度に流入し，**脱分極を来して筋の麻痺が起こる（脱分極性ブロック）** のである．その後さらに他の領域に別のアミノ酸置換が発見されているが，詳細は参考文献 20) を参照のこと．

3 非家族性で症候性に起こる四肢麻痺

❶ 低 K 血性の場合
① アルドステロン症
② 降圧利尿剤や下剤の使用
③ 消化不良，下痢
④ 膵臓癌
⑤ 腎尿細管性アシドーシス

❷ 高 K 血性の場合
① 尿毒症
② アジソン病
③ スピロノラクトン剤多用
④ K の過剰摂取による高 K 血症

3 低 K 血性四肢麻痺の治療法

🔹処方例

アスパラカリウム散剤（1 g 中 K 2.9 mEq）	4–6 g
1 回　内服，水分に溶かして服用	

■1 1 回の内服で麻痺が回復しなければ，数時間以内に再び投与する．
■2 静注により K を与える必要性はめったにない．Na を与えないで，またブドウ糖を用いないで K だけを静注することは困難なので，**K 剤はできるだけ経口的に，または経管的に与えるのがよい．**

3 静注でKを与えるときには**心伝導系に注意**しながらゆっくり与えること，輸液でKを与えるときには**ブドウ糖が入っていない輸液**を選ぶ．血糖が高くなるとインスリンが分泌され，ブドウ糖とKが細胞内へ入って低K血症が悪化するからである．

4 低K血性四肢麻痺の予防

　低K血性四肢麻痺の急性期を過ぎたら，再び発作が起こらないようにするために，以下のような点に注意し，治療を行う．

1 炭水化物の摂取を減らし，K補給のため野菜，果物などK含量の多い食事を摂り，低Na食(減塩4g/日など)とする．

2 甲状腺機能亢進症があればその治療を行う．TSH，freeT$_4$を検査し，^{131}I-uptake，サイロイドテスト，マイクロゾームテストを行い，甲状腺疾患の精査をしてから抗甲状腺薬を用いる．

3 甲状腺機能を正常に保つよう薬物を用いる．抗甲状腺薬の副作用として約1％の頻度で顆粒球減少症が起こることがあるので，その症状としてよく出現する口峡炎(咽頭痛)に注意し，末梢血を定期的に検査するとよい．

🔵処方1

(初回量)メルカゾール錠(MMI)	30 mg
分3　毎食後	

🔵処方2

(初回量)チウラジール錠(PTU)	300 mg
分3　毎食後	

　心身の安静と，上記の処方1か処方2を用い，血中甲状腺ホルモンが1〜2か月後に安定したら，維持量(MMI 5〜10 mg，PTU 50〜150 mg)を少なくとも1年以上続ける．

◆**四肢麻痺発作予防のための投薬**

　本邦で経験する低K血性四肢麻痺は甲状腺機能亢進症に伴うことが

> **トピックス：新しい治療薬の人への応用**
>
> ブメタニド（ルネトロン）は，Na-K-2Cl transporter の阻害薬である．本邦ではまだこの薬は使えないが，甲状腺機能亢進症に伴う低 K 血性周期性四肢麻痺では，Na^+/K^+ATPase の過度の働きによって K イオンが細胞内に多量に流入して起こる．体全体として K が低下しているわけではないので，血清 K が低いからといって，細胞外の K を過度に補正すると後で具合が悪くなる．そのため K イオンが細胞外から，細胞内に過度に流入しないようにする薬物は理想的である．低 K 血性周期性四肢麻痺のモデルマウスでアセタゾラミドより強力に脱力発作を予防するという報告があり，今後安全性が確認されれば，人の低 K 血性周期性四肢麻痺にもよいと考えられる．

多く，甲状腺機能亢進症の治療を適切に行うと麻痺発作も起こらなくなる．麻痺時にも体全体としては K が不足していない．細胞外から特に筋細胞内へ K が流入したために，血清 K 値が低くなって脱分極性ブロック（静止膜電位が脱分極して筋活動電位が出なくなり，筋の麻痺が始まる）が起こる．

🔴処方例

ダイアモックス錠（250 mg）	3 錠
分 3　毎食後	
軽度の代謝性アシドーシスに傾かせるために用いる	

5 高 K 血性四肢麻痺の治療法

1 四肢麻痺発作時の治療

家族性の本疾患は，小児期に発症し，男女比はほぼ 1：1 である．本症ではミオトニーを眼瞼，舌，母指球筋に認めることがあり，診断の補

助となる．麻痺は短時間(30〜90分間)のことが多いので，その際治療は不要であるが，麻痺を止めるには以下の注射でよい．

🔴 処方1
> カルチコール注(85%)
> 　　1回10 mL　静注

2 麻痺の予防

🔴 処方2
> ダイアモックス錠(250 mg)　　3錠
> 　　分3　毎食後

🔴 処方3
> ニュートライド錠(25 mg)　　2錠
> 　　分1　朝食後

7　低K血性ミオパチー

1 診断の決め手

1 低K血性ミオパチーは**著しい低K血症**が**長期間持続**したために，近位筋の脱力，血清CKをはじめとする筋肉酵素の上昇を来し，ミオグロビン尿症，筋生検にて筋線維の壊死を来し，血清Kの正常化とともに筋力の回復をみる疾患をいう．

2 低K血症が数時間や1〜2日持続する低K血性周期性四肢麻痺と違って，本症では1か月も2か月も低K血症が続いて起こった状態である．

3 低K血性ミオパチーの原因となる基礎疾患はさまざまであり，筆者らは1982年に17 α-hydroxylase欠損症で男性の仮性半陰陽患者に本症を経験し，また1985年には，子宮頸癌の放射線療法後に起こったradiation enteropathyによって長期間下痢が持続し，低K血性

表 18-5 低 K 血性ミオパチーの原因

① 原発性アルドステロン症
② 腎尿細管性アシドーシス
③ 小腸絨毛腺腫
④ アルコール依存症
⑤ 利尿剤
⑥ 下剤
⑦ リコリス(licorice)(棒状の菓子で，甘草を含む)
⑧ アムホテリシン B
⑨ 17 α-hydroxylase 欠損症
⑩ radiation enteropathy による慢性下痢症
⑪ 慢性甘草(漢方薬)投与

ミオパチーを来した症例を経験した．同年に森らは，漢方薬甘草の慢性投与による低 K 血性筋症を報告している．2 種類以上の漢方薬を服用すると，両方に甘草が入っているため，低 K 血症になりやすくなる．

4 表 18-5 に低 K 血性ミオパチーの原因となった例を示す．

5 低 K 血性ミオパチーの経過中に針筋電図上ミオトニー放電が認められたと，森らは報告している．低 K 血症のある際には，同時に 85 mEq/L 以下の低 Cl 血症も起こることが多く，後者がミオトニーの発生メカニズムに関係しているのではないかと筆者らは考えている．

2 治療法

❶ 原因となる薬物(下剤，利尿剤，甘草など)の除去．
❷ 低 K 血症の改善——K 補給，処方 1 を用いる．

処方 1

スローケー錠(600 mg)　　　4 錠
　　分 2　朝・夕食後

❸ 下痢が慢性に続く際には 1〜2 か月間腸管を休ませるため中心静脈栄養を行い，かつ K 補給を点滴で行う．

❹ 17 α-hydroxylase 欠損症など特別な症例ではグルココルチコイドの補充療法，処方2を用いる．

処方2
デカドロン錠　　0.5 mg
　　　分1　朝食後

8　甲状腺機能亢進症に伴うミオパチー

1　診断の決め手

■1 甲状腺機能亢進症には種々の神経筋疾患が合併し，次の4つはよく知られている．
① 甲状腺機能亢進症に伴う**周期性四肢麻痺**
② 甲状腺中毒性ミオパチー
③ 甲状腺機能亢進症に**重症筋無力症**の合併
④ 眼球突出性**眼筋麻痺**
ここでは②の甲状腺中毒性ミオパチーを中心に述べる．

■2 **甲状腺機能亢進症**には全身のやせをみることが多いが，若年者では食欲が亢進して多食をし，かえって肥満する症例もみることがある．全身のやせ以外に注意して観察すると，**上肢および下肢近位筋群の筋萎縮と筋力低下**を認めることが多い．本症の約60%にみられ，男女ともに認められる．

■3 筋肉は特に肩周囲，棘上筋，棘下筋，三角筋，上腕三頭筋に筋萎縮と脱力を認めることが多い．腰帯部の筋力低下を認めることもあり，その際は**しゃがみ立ちが困難**となる(Gowers' sign 陽性)．甲状腺機能亢進症では腱反射は亢進することが多く，軽度のミオパチーのある症例でも腱反射は高く，この点は他のミオパチーと異なる(ミオパチーでは一般的に腱反射は低下，ないし消失することが多い)．

4 発症機序：甲状腺ホルモンが筋細胞膜に作用して，K，Na および水分の透過性が亢進することが報告されているので，細胞内から K や水分が細胞外へ出され，Na が細胞内に多く取り込まれるためにミオパチーが起こるものと考えられている．

2 治療法

抗甲状腺薬（252頁）を用いて，甲状腺機能が正常化すると約6か月後に筋力も改善するので，まず原病の治療が大切である．

参考文献

1) 高守正治：重症筋無力症．medicina 22：266-273, 1985
2) 山中信和，田中政幸，栗原照幸：重症筋無力症患者に対する全身放射線照射療法の臨床効果と免疫学的検討．臨床神経 23：467-472, 1983
3) 高守正治：Eaton-Lambert 症候群．medicina 22：274-275, 1985
4) 田中政幸，栗原照幸，山村善教，他：Eaton-Lambert 症候群を伴った Sjögren syndrome の1例．神経内科 17：244-250, 1982
5) 栗原照幸：Eaton-Lambert 症候群—病態生理，自己抗体による診断・治療の進歩．田代邦雄，水野美邦，栗原照幸（編）：モダンコンセプト神経内科②，pp27-30, 医学書院，1992．
6) Samuels M：Manual of neurologic therapeutics with essentials of diagnosis. p364, Little, Brown and Company, 1978
7) 高守正治，奥村誠一：ボツリヌス中毒．medicina 22：276-277, 1985
8) 栗原照幸：食中毒，細菌性中毒．荒木淑郎，金沢一郎，他（編）：最新内科学大系 69，代謝性・中毒性神経疾患，pp325-331, 中山書店，1996
9) 栗原照幸：ミオトニー疾患．medicina 22：246-247, 1985
10) 栗原照幸：筋強直症，筋強直性ジストロフィー症．石山俊次，日野原重明，阿部正和（編）：今日の治療指針1983．p208, 医学書院，1983
11) Kurihara T, Tanaka M, Shioya K：Myotonia induced by low chloride solution；Intracellular studies by Cl liquid ion exchanger microelectrode. Folia Psychiatr. Neurol Jpn 38：481-486, 1984
12) 塩屋敬一，田中政幸，栗原照幸，松倉茂：筋細胞外 Na, K, Cl 濃度とミオトニーの発生機序に関する研究．臨床神経 26：856-862, 1986
13) 栗原照幸：Hyperkalemic periodic paralysis と Na チャネルの分子生物学．

Annual Review 神経 1994, pp309-313, 中外医学社, 1994
14) Kurihara T：New classification and treatment for myotonic disorders. Internal Medicine 44：1027-1032, 2005
15) 栗原照幸：ミオトニー疾患. EBM に基づく脳神経疾患の基本治療指針, 改訂第 2 版(田村　晃, 松谷雅生, 清水輝夫編), p511-513. メジカルビュー社, 2006
16) Finsterer J：Myotonic dystrophy type 2. Eur J Neurol 9：441-447, 2002
17) 栗原照幸：Proximal myotonic myopathy. 後藤文男, 他(編)：Annual review 神経 1998. pp257-261, 中外医学社, 1998
18) Brook JD, McCurrach ME, Harley HG, et al：Molecular basis of myotonic dystrophy：Expansion of a trinucleotide(CTG)repeat at the 3' end of a transcript encoding a protein kinase family member. Cell 68：799-808, 1992
19) Mankodi A, Takahashi MP, Jiang H, et al：Expanded CUG repeats trigger aberrant splicing of ClC-1 chloride channel pre-mRNA and hyperexcitability of skeletal muscle in myotonic dystrophy. Mol Cell 10：35-44, 2002
20) 木下真男：炎症性筋疾患. medicina 22：251-253, 1985
21) 古和久幸：周期性四肢麻痺. medicina 22：248-250, 1985
22) 栗原照幸：周期性四肢麻痺. 石山俊次, 日野原重明, 阿部正和(編)：今日の治療指針 1984. pp198-199, 医学書院, 1984
23) 樋口逸郎, 納　光弘：周期性四肢麻痺. 病理と臨床 3：296-300, 1987
24) Ptacek LJ, et al：Dihydropyridine receptor mutations cause hypokalemic periodic paralysis. Cell 77：863-868, 1994
25) Rojas CV, et al：A Met-to-Val mutation in the skeletal muscle Na^+ channel α-subunit in hyperkalemic periodic paralysis. Nature 354：387-389, 1991
26) 栗原照幸：周期性四肢麻痺；病態生理と分子遺伝学. 医学のあゆみ 179：365-369, 1996
27) Yazaki K, Kuribayashi T, Yamamura Y, et al：Hypokalemic myopathy associated with 17 α-hydroxylase deficiency；A case report. Neurology 32：94-97, 1982
28) 森　正孝, 佐藤　聡, 辻畑光宏, 他：ミオトニー放電のみられた甘草慢性投与による低 K 血性筋症. 臨床神経 25：560-564, 1985
29) 栗原照幸：内科疾患に伴う神経疾患(2)―内分泌疾患, 肝, 肺疾患, Behçet 病, サルコイドーシス. 荒木淑郎(編)：神経 Essential lecture.

pp200-210, メジカルビュー社, 1985
30) Murai K, Tsuruta K, Yamamura Y, et al：Hypokalemic myopathy associated with radiation enteropathy. Eur Neurol 25：444-447, 1986
31) 栗原照幸：筋疾患；その臨床症状および臨床検査―鑑別診断を中心として．病理と臨床 3：266-270, 1987
32) 有林公良：周期性四肢麻痺．小林祥泰，水澤英洋（編）：神経疾患最新の治療 2012-2014. pp331-333, 南江堂, 2012
33) Ke Q, Luo B, et al：Gender differences in penetrance and phenotype in hypokalemic periodic paralysis. Muscle Nerve 47(1)：41-45, 2013
34) Wu F, Mi W, et al：Bumetanide prevents transient decrease in muscle force in murine hypokalemic periodic paralysis. Neurology 80(12)：1110-1116, 2013
35) 栗原照幸：周期性四肢麻痺，マイナーエマージェンシー実地医家に必要な応急対処法のすべて．Medical Practice 31(臨時増刊号), 文光堂, 2014 年 4 月．(印刷中)

19 末梢神経障害

1 分類

1 末梢神経障害の治療は，原因を明らかにして中毒や薬物などが明らかになれば取り除き，ビタミン B_1, B_6, B_{12} などの欠乏によるものは補充し，代謝疾患であれば原因疾患を治療し，圧迫によるものは圧迫を取り除くなどの根本的治療をすることが必要である．そのためには末梢神経障害がどのような型をとっているか，まず明らかにする．**表 19-1** に機能的分類を示す．
- ❶ **運動障害**（四肢末梢の脱力，筋萎縮）
- ❷ **感覚障害**（多くは手袋・靴下状の感覚低下とじんじん感）
- ❸ **自律神経障害**（立ちくらみ，嘔気，下痢，便秘，インポテンス，無汗症など）

この 3 つの障害のうちのどれが主か，または 2 つ以上の組み合わせかを明らかにする．

2 次に，
- ❶ 障害が靴下・手袋状に多発性に末梢により強い障害を来している場合──**多発神経炎**
- ❷ 大きな神経が 1 本だけ障害されている場合──**単神経炎**
- ❸ 何本かの大きな神経が障害されている場合──**多発性単神経炎**

❶，❷，❸のどれかを明らかにする．
これらの区別は神経学的診察により障害部位を記載すると明らかになる．

3 外傷によって起こる末梢神経障害は，中枢神経と違って**再生能力**があるから，その再生をいかに助けるかが治療である．

表19-1　ニューロパチーの機能的分類と主な疾患

1. 主に運動性ニューロパチーを来す疾患
    1) 鉛中毒
    2) Guillain-Barré 症候群
    3) ポルフィリン症
    4) 膠原病
    5) 内分泌疾患
    6) タリウム中毒
    7) Charcot-Marie-Tooth 病
    8) Dejerine-Sottas 病
    9) Refsum 病
    10) ジフテリア
2. 主に感覚性ニューロパチーを来す疾患
    1) アルコール依存症
    2) 糖尿病性ニューロパチー
    3) ヒ素中毒
    4) 悪性貧血
    5) 遺伝性感覚性ニューロパチー
    6) 癌性ニューロパチー
    7) ハンセン病
    8) 水俣病
3. 自律神経障害を来す末梢神経疾患
    1) 糖尿病性ニューロパチー（下痢，インポテンスなど）
    2) 家族性アミロイドポリニューロパチー（ポルトガル，日本，スウェーデン，ブラジル，米国など）
    3) 家族性自律神経異常症（ほとんどがユダヤ人にみられる）
    4) 遺伝性感覚性ニューロパチー

2 原因を明らかにする検査プラン

末梢神経障害の原因を明らかにするためには，次に臨床検査を順序立てて計画する（**表 19-2**）．

❶ 尿検査
❷ 血液検査（末梢血，血液生化学，毒物の検出など，血清学的検査）
❸ 髄液検査
❹ 末梢神経伝導速度
❺ 針筋電図

❻ 組織の生化学的検査(例：爪・頭髪からヒ素，Hg の検出)
❼ 腓腹神経生検
❽ 放射線学的検査(頸椎・胸椎・腰椎 X 線撮影，胸部 X 線撮影，頭部単純 X 線撮影)

表 19-2 ニューロパチーと臨床検査の進め方

1. 尿検
   1) 中毒・薬物　　　　　　　尿中の鉛，薬物および代謝産物の検出
   2) 糖尿病　　　　　　　　　尿糖，ケトン体，尿比重
   3) 多発性骨髄腫　　　　　　Bence Jones 蛋白
   4) ポルフィリン症　　　　　Schwartz-Watson test
   5) 悪性貧血　　　　　　　　Schilling test
2. 血液検査
   1) 中毒・薬物　　　　　　　中毒物質および代謝産物の検出
   2) 悪性貧血　　　　　　　　末梢血(大球性貧血，過分葉好中球)塗抹標本
   　　　　　　　　　　　　　　をみること．血清ビタミン B_{12} レベル
   3) 糖尿病　　　　　　　　　75 g 糖負荷試験，IRI，HbA1c
   4) 甲状腺機能低下症　　　　T_3, T_4, TSH
   　　　　　　　　　　　　　　サイロイドテスト，マイクロゾームテスト
   5) 腎不全　　　　　　　　　血清クレアチニン，BUN
   6) 梅毒　　　　　　　　　　血清梅毒反応
   7) 多発性骨髄腫　　　　　　末梢血液像(形質細胞)，血清蛋白分画
   　　　　　　　　　　　　　　血清蛋白免疫電気泳動，骨髄検査
   8) 膠原病　　　　　　　　　L-E test，抗核抗体，血清補体価，赤沈
   9) サルコイドーシス　　　　アンジオテンシン変換酵素
   10) Refsum 病　　　　　　　フタン酸
3. 組織
   1) ヒ素中毒　　　　　　　　爪・頭髪からヒ素検出
   2) 有機水銀中毒　　　　　　爪・頭髪から水銀検出
   3) アミロイドーシス　　　　直腸生検，または腫大した臓器があればその
   　　　　　　　　　　　　　　生検(アルカリコンゴー赤染色，偏光顕微鏡に
   　　　　　　　　　　　　　　よる観察)
4. 髄液
   1) Guillain-Barré 症候群　　髄液の蛋白細胞解離(蛋白は発症後 5〜6 日で
   　　　　　　　　　　　　　　上昇し，4〜6 週でピークとなる．細胞数は正常)
   2) 糖尿病　　　　　　　　　髄液の蛋白上昇がみられる．
5. 末梢神経伝導速度(NCV)，誘発筋電位(M 波)
   1) 脱髄性ニューロパチー　　NCV の遅延
   2) 軸索変性ニューロパチー　NCV は正常，または軽度遅延
   　　　　　　　　　　　　　　M 波の振幅が低下する．

(つづく)

(表 19-2 つづき)

  3) 圧迫性ニューロパチー 圧迫された部位で NCV が遅延する．
    各神経では圧迫されやすい部位があり，これを図 19-1 に示す．

6. **腓腹神経生検**
 検査で明らかになる事項
 ①異常な物質の沈着があれば，これを確認する．
  例）アミドロイドポリニューロパチー
 ②脱髄性か軸索変性かの鑑別
 ③大径線維，および小径線維密度の定量的分析が可能
 ④先天性ニューロパチーでは診断に有用
  例）Charcot-Marie-Tooth 病
 注意：観血的検査であるから症例を選んで必要な際に行う．

7. **放射線学的検査**
 1) 鉛中毒   長管骨で lead line を骨端中節にみる．
 2) サルコイドーシス 胸部 X 線写真：BHL（両側肺門部リンパ節腫大）
 3) 多発性骨髄腫   頭蓋単純 X 線写真：punched-out lesion（図 19-2）
 4) 頸椎症・腰椎症 頸椎・腰椎 X 線写真：第 1，第 2 斜位で神経根の出る椎間孔狭小化→神経根症状を来す．側面像では disc space の狭小化や骨棘に注意
 5) 悪性腫瘍   胸部 X 線写真，胃透視，注腸造影，婦人科で子宮頸部の細胞診（cervical smear），全身型 CT，Ga シンチグラム

3　原因と基礎疾患の追求

❶ 薬物，中毒（抗結核剤，重金属，有機溶媒，農薬など）
❷ 代謝疾患（糖尿病），ビタミン欠乏症（B_1，B_6，B_{12}）
❸ 血液疾患（悪性貧血，多発性骨髄腫：図 19-2 など）
❹ アルコール依存症
❺ 炎症性または炎症後に起こる神経炎（上気道感染，下痢症など）
❻ 外傷，圧迫（頸椎症，椎間板ヘルニア，絞扼性神経障害など）
❼ リウマチ疾患，膠原病
❽ サルコイドーシス
❾ 虚血性
❿ 先天性
⓫ 癌性

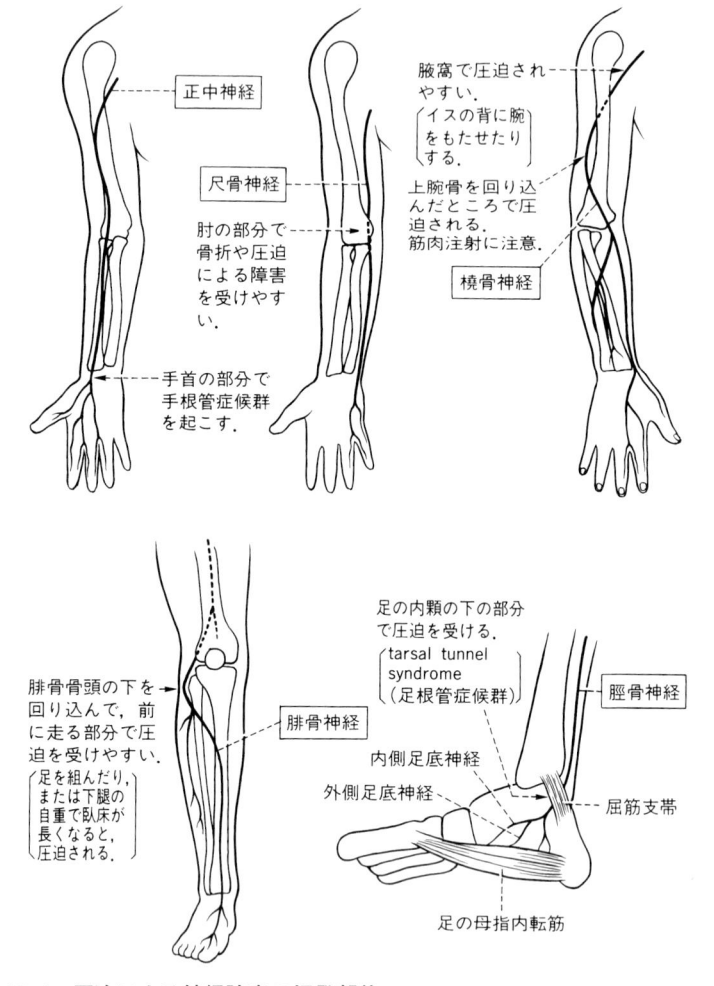

図 19-1　圧迫による神経障害の好発部位

　これら多くの考えられる原因および基礎疾患の中で，全く見当をつけないで検索を進めることは困難であり，また検査項目が多くなるため，以下の点からある程度の見当をつける．
　① 主な症状

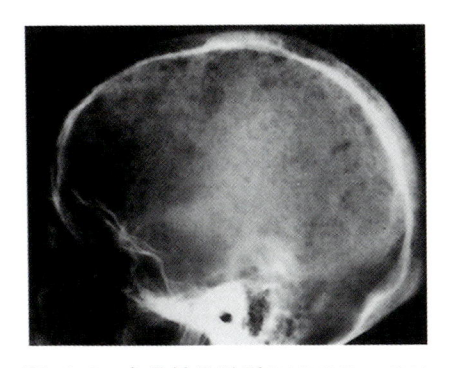

図 19-2　多発性骨髄腫(頭蓋単純 X 線写真側面)
多数の punched-out lesion が認められる．

② ニューロパチーの型
③ 発症年齢
④ 進行の速さ
⑤ 地域および国の特異性(毒物やハンセン病など地域的特異性あり)
⑥ 一般身体症状に注意して全身性疾患があるか否か

4　Guillain-Barré 症候群の治療法

●診断の決め手

　Guillain-Barré 症候群が 1916 年にフランスで記載されてから 100 年近くになり，この間多くの進歩がある．
　本疾患に特徴的な神経特徴と発症の経過をまず挙げる．診断を思いつくことが大切である．症例によっては非定型的な脱力の分布を来す．

1　先行感染

　上気道感染や**下痢症**などの胃腸炎症状が 50％の症例で先行して，その後 1〜2 週間して神経症状が出現する．マイコプラズマ肺炎，インフルエンザ，水痘，肝炎の後に発症する症例もある．

2 神経徴候

　両下肢の遠位部より筋脱力が次第に上行するように進行し，脱力の程度も次第に強くなる．非定型的な症例で上肢から脱力が始まり，両下肢の脱力は軽い症例もある．また左右対称的でなく，右または左に脱力の強い症例もある．運動障害が主体であるが，感覚系は位置覚と振動覚が下肢で障害されることはよくある．位置覚の障害が強いときはふらふらと失調性になることもある．両下肢から始まった脱力は上行してやがて両上肢も脱力が起こり，場合によっては呼吸筋も脱力を来して，息が苦しくなると訴えることもある．また両側顔面神経，下部脳神経にも障害が及ぶと顔面の麻痺や，嚥下困難，構音障害を来すこともある．腱反射は減弱したり消失したりする．病的反射は認めない．筋トーヌスは低下する．膀胱直腸障害はないことが多いが，軽度に認める場合もある．頻脈，起立性低血圧，または反対に高血圧が起こることがあり，自律神経障害によるものである．

3 髄液所見

　髄液は圧は正常で水様透明である．蛋白は増加するが，細胞数は正常で，これを**蛋白細胞解離**という．蛋白の増加は数日後から始まるが，ピークは6週後で，入院直後に上昇しているとは限らないので，再検するとよい．

4 末梢神経伝導速度

　髄鞘が障害されるので，**末梢神経伝導速度は遅延**する．

　さて，**非典型的な例**で Guillain-Barré 症候群の**軸索変性型**があって，その際は軸索変性が起こるので，末梢神経伝導速度は正常か正常下限で，複合筋電位が低下する．後者は先行感染として *Campylobacter jejuni*（急性腸炎の原因菌）による下痢症がある場合が多い．

5 抗糖脂質抗体

　本疾患および，後に述べる**慢性炎症性脱髄性多発ニューロパチー（CIDP）**において血清中にIgG分画の抗糖脂質抗体が見出されるようになった．

　1992年，Ilyasらによれば本症患者の53人中36人（68％），CIDP患

者16人中8人(50％)において抗体を認めている．

このような自己抗体が末梢神経の**Ranvier節の周囲に付着**して，免疫学的機序によって，末梢神経の伝導に障害を来していると考えられる．**抗脂質抗体**は多数ある．LM_1，GM_1，GD_{1b}，GD_{1a}，GT_{1b}，GM_2，GM_3，SGPG，サルファチド，その他未だ決定できない抗体もある．本症では，単一の抗体ではなく複数の自己抗体を血清中に認める症例が1/3ある．臨床症状が良くなるにつれ，この自己抗体も低下してくる．その経過は病態との因果関係を強く示唆するものであり，最近のトピックスの1つである．

本症の中で，脱髄性ではなく軸索変性型のGuillain-Barré症候群があり，その際は前述の*Campylobacter*の血清抗体価を調べておくとよい．また便の培養をして*Campylobacter*が認められるか否かも検査するとよい．

● 治療法

本症は，予後のよい疾患で85％は6か月以内に回復するので，自立歩行ができる軽症例では，特に治療をしないで，経過をみるという方法もある．しかし感冒や下痢の後で四肢の筋脱力を進行性に認めて，歩行障害が時間を追って増悪してくる症例は早期に治療を開始する．

■ 治療の選択

① 免疫グロブリン大量静注療法(intravenous immunoglobulin therapy：IVIG) 400 mg/kg/日・点滴静注・5日間

② 血漿浄化療法(apheresis)

①免疫グロブリン大量静注療法と②血漿浄化療法の効果はほぼ同等である．また，①と②の併用をしても，単独療法に比べて有効性に差はない．①と②のどちらを選択するかということになると，治療を受ける人の負担が少なく，早急に治療を開始できて，全身の循環動態にも悪影響を来さない方法がよい．そこで①の免疫グロブリン大量静注療法が第一選択となるが，溶血性貧血や血栓塞栓症の危険が高い例では施行しにくい．特に高齢者で心筋梗塞などが起こってはいけないので，免疫グロブ

リンの投与量を高齢者では少なめにする配慮を要する．免疫グロブリン大量静注療法は高価な治療で，献血ベニロン-I注1日400 mg/kgを5日間行うので，体重50 kgの人では，5日間で薬代だけで約97万円となる．しかし後遺症なく四肢の麻痺が回復すれば，治療の価値がある．

②血漿浄化療法(apheresis)は，抗体除去能がすぐれている単純血漿交換療法をするとよい．5 m以上歩行できる中等症では，1回処理量2〜2.5 Lを3〜4回施行する．起立不能や人工呼吸器管理を要する重症例では，4〜6回施行する．

2 呼吸管理

呼吸困難や嚥下困難も四肢の脱力以外にみられる重症なときには，必要に応じて気管切開をして，人工呼吸管理をする．

本症では呼吸や排尿障害は起こっても軽いと一般の教科書には記載してあるが，呼吸麻痺を来す症例があるのが現実で，その際は，早めに気管切開をしてレスピレーター管理をする．呼吸の状態を常に観察して，早めに気管切開をする覚悟をしておき，本人や家族からも，説明のうえ許可をとっておくとよい．

3 肺炎，尿路感染，褥瘡の予防

四肢の麻痺が起こると，この3つの合併症は注意して予防しないとすぐに起こってくる．

❶ 喀痰の排出，吸引を十分行う．
❷ 水分摂取，輸液を上手に管理して尿量が1日1,500 mL以上保てるようにする．
なるべく留置カテーテルはやめて，自尿がなければ間欠導尿を無菌的に時間を決めて行うとよい．
❸ 体位変換を2時間ごとに行って，褥瘡を予防する．

4 早期のリハビリテーション

良肢位をとることは，初めから行う．廃用性萎縮は1日-3%も起こるので，そのことを考慮して早期より，リハビリテーションを行う心構えをしつつ治療する．関節の拘縮を予防する．受動運動は付き添いの人にも教えておくとよい．

5 慢性炎症性脱髄性多発ニューロパチーの治療法

● 診断の決め手

　慢性炎症性脱髄性多発ニューロパチー（CIDP；chronic inflammatory demyelinating polyneuropathy）は再発性 Guillain-Barré 症候群とか，慢性再発性多発神経根ニューロパチー，ステロイド依存性多発ニューロパチーなどとよばれていた疾患である．要は慢性で，四肢の脱力としびれ感が再発して何回も起こること，脱髄性で末梢神経伝導速度は遅延し，複合筋電位（M 波）は temporal dispersion を認めること，髄液では蛋白細胞解離がみられることなどが特徴的である．診断基準を**表 19-3** に示す．2013 年 2 月に日本神経学会の **CIDP ガイドライン**が出された．それによっても診断の決め手としては，2 か月以上にわたる 2 肢以上のびまん性かつ対称性の運動感覚障害の進行と深部腱反射の全般的消失があり，末梢神経伝導検査で脱髄性の変化が見られて，脳脊髄液では，蛋白細胞解離があり，神経生検では脱髄の病理所見がみられることである．

　そして臨床病型としては，典型的 CIDP では対称的の運動感覚障害を呈し，近位筋と遠位筋が同様に侵されるのに対して，非定型型 CIDP では，遠位優位型，非対称型，限局型，純粋運動あるいは純粋感覚型があること．CIDP に特異的なガングリオシド抗体は特定されていない．このガイドラインでも治療法については①副腎皮質ステロイド薬，②経静脈的免疫グロブリン療法，③血漿浄化療法（単純血漿交換法：エビデンス II）がいずれも Grade A（強い科学的根拠があり，行うように強く勧められる）である．筆者の経験した症例での治療法は，以下のようである．

● 治療法

　多くの症例はステロイドの経口投与では改善しない．ステロイドのパルス療法も無効なことが多い．血漿交換，免疫吸着，免疫グロブリン大量静注療法（IVIG），免疫抑制剤（シクロホスファミド）のどれかが有効の場合がある．しかし，筋肉が萎縮してしまっている長期経過（10 年経

表 19-3　CIDP の診断基準

Ad Hoc Subcommittee of the American Academy of Neurology AIDS Task Force

Ⅰ．臨床所見
A. 必須項目
1. 四肢のうち一肢以上に，末梢神経障害によると思われる運動感覚障害がある．まれには，運動障害あるいは感覚障害のみのこともある．経過は進行性ないしは再発性である．少なくとも2か月以上にわたる進行がある．
2. 深部反射の減弱ないし消失がある．これは通常，四肢のすべてでみられる．

B. 支持項目
1. 大径線維障害に基づく感覚障害の方が，小径線維障害に基づくそれより優位である．

C. 除外項目
1. 手足の切断，網膜色素変性症，魚鱗癬，末梢神経障害を起こすことが知られている薬物や有毒物質に曝露された病歴，遺伝性ニューロパシーの家族歴がない．
2. レベルをもった感覚障害がない．
3. 明らかな括約筋障害がない．

Ⅱ．生理学的所見
A. 必須項目
末梢神経中枢部をも含めた伝導検査で，脱髄過程が優位であることが示されること．すなわち，以下の4項目のうち3項目以上が証明されること．
1. 2つ以上の運動神経で，伝導速度の遅延がある．
2. 1つ以上の運動神経で，部分的伝導ブロックあるいは異常な temporal dispersion がある．
3. 2つ以上の末梢神経で，遠位潜時の延長がある．
4. 2つ以上の運動神経で，F波が欠如するか，F波の最小潜時の延長がある．

B. 支持項目
1. 感覚神経伝導速度の遅延がある．
2. H波が欠如している．

Ⅲ．病理学的所見
A. 必須項目
1. 末梢神経生検で，明らかな脱髄と髄鞘の再生の所見がある．

B. 支持項目
1. 神経周膜下あるいは神経内膜に浮腫がある．
2. 単核細胞の浸潤がある．
3. onion-bulb 形成がある．
4. 神経束ごとに脱髄の程度に大きな差がある．

C. 除外項目
1. 血管炎，ニューロフィラメントの蓄積により腫大した軸索，アミロイド沈着，ロイコジストロフィーや他の特定のニューロパシーの診断を示唆するような細胞質内封入体がない．

Ⅳ．髄液所見
A. 必須項目
1. 細胞数が，血清HIV抗体陰性の患者で $10/\mu L$ 以下，陽性の患者で $50/\mu L$ 以下．
2. VDRLが陰性である．

B. 支持項目
1. 蛋白量が増加している．

●判定基準
Definite：ⅠのAとC，ⅡのA，ⅢのAとC，ⅣのAを満足するもの
Probable：ⅠのAとC，ⅡのA，ⅣのAを満足するもの
Possible：ⅠのAとC，ⅡのAを満足するもの

（松岡幸彦：慢性経過をとるニューロパシー．日内会誌 81：210-214, 1992 より）

過してから来院する症例などの場合）の症例では，どの治療をしてもあまり効果がない．したがって，できるだけ早期に治療を開始するとよい．

治療法には次のものがある．

① 経口ステロイド療法（無効）
② ステロイドパルス療法（無効）
③ 免疫吸着療法
④ 免疫グロブリン大量静注療法
⑤ 免疫抑制剤（シクロホスファミド）

多くの人は①〜⑤の順番で治療を試みる．①，②は無効のことが多い．⑤は副作用を考えると行いたくない．特に弱毒菌によって肺炎などを起こす合併症は避けたいわけである（ときには致死的な感染症）．

したがって，③か④のどちらかを行うとよい．症例によっては③の免疫吸着療法を週3回行い，合計5〜6回行って改善した症例，①，②，③が無効で，④の免疫グロブリン大量静注療法で回復して歩行可能となって退院できた症例がある．③と④のどちらが有効かは症例によって異なるのと，それは治療の前には予想はできない．

6 Miller Fisher症候群の治療法

本症は3つの特徴的な神経徴候を呈するので，1回症例を経験すると2症例目からは直ちに診断がつく．

① **外眼筋麻痺**
② **小脳失調症**
③ **深部腱反射消失**

この3徴が上気道感染または下痢症などのウイルス感染後数日〜1週間後に起こる点が大切なことで，髄液では**蛋白細胞解離**が認められる．Guillain-Barré症候群の亜型と位置づけることができる．頻度的には前者より稀で，筆者はこの3年間にGuillain-Barré症候群は15例経験したが，Miller Fisher症候群は2例のみ経験したに過ぎない．CIDPは6例経験しているので，本症はCIDPよりもさらに少ない．

1993年千葉らにより，本症候群の血清中に**抗 GQ$_{1b}$IgG 抗体**が存在し，神経症状の出現した1〜2日後の急性期に高値を示し，この自己抗体が外眼筋麻痺について特に動眼神経の末梢部分に付着していることが示された．**Ranvier 絞輪部**およびその周囲に GQ$_{1b}$ 抗体がついて，免疫学的機序で**伝導ブロック**を来し，眼筋麻痺が起こるものと考えられた．千葉らの23症例中22症例で抗 GQ$_{1b}$ 抗体が血清中にみられることから，診断的にも血清の抗体検査は有用である．

● 治療法

血漿交換療法または免疫グロブリン大量静注療法が有効である．

ステロイド療法は筆者の経験した症例では有効であった例がある．ステロイドは無効で，血漿交換療法をしなければいけないと主張する人もいる．筆者が経験した例では，下記を用いてまず失調がよくなり，四肢の脱力が改善して，最後に外眼筋麻痺がゆっくり回復する．

処方例

プレドニゾロン錠　　　60 mg
　　分2　朝・昼食後(朝40，昼20 mg)
コランチル配合顆粒　　3.0 g
　　分3　毎食後

【注意】　経過中，病初期に外眼筋麻痺以外に下部脳神経の麻痺が起こって嚥下困難や，構音障害の起こることがあるので，誤嚥や肺炎に注意のこと．

図 19-3 は本症の自験例を示す．感冒の後，歩行失調(ふらふら歩く)，複視，腱反射の消失がみられ，髄液は蛋白細胞解離を認め(蛋白 64 mg/dL)，図 19-3 のように右眼の眼瞼下垂と右・左眼の眼球運動障害がみられた．軽症の症例では，特に高価な治療となる IVIg などもしないで，経過をみてよいこともある．

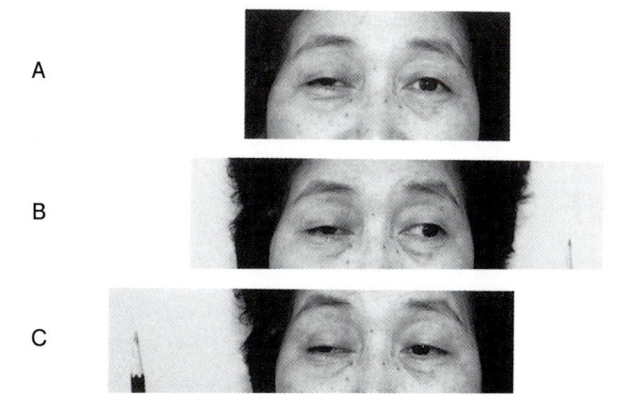

図 19-3　Miller Fisher 症候群

54歳，主婦．感冒のあと1週間後に歩行がふらついて歩きにくくなり複視が出現し，言葉も構音障害を認め，四肢にも 4/5 の脱力あり．腱反射はすべて陰性で，指鼻試験，膝かかと試験で失調を認めた．髄液では細胞増多なく，蛋白が第2週に 64 mg/dL と増加．
A：右眼の眼瞼下垂を認める．
B：左方視では右眼の内転障害，左眼の外転も軽度障害されている．
C：右方視では右眼の外転障害が軽度と，左眼の内転障害が中等度認められた．
この症例はステロイド療法(60 mg/日)で改善し，4週間入院して独歩退院した．

7　Lewis-Sumner 症候群の治療法

　本疾患は脱髄性ニューロパチーで多発性単神経炎の病像を呈し，電気生理学的に末梢神経伝導速度とM波の振幅をよく検討すると，神経走行のある部位で**神経伝導ブロック**が起こっている．1982年 Lewis と Sumner らが5症例の報告をしてから，上記の名前がついた疾患で知られる．彼らの症例は年齢23歳女性，28歳男性，50歳女性，55歳女性，67歳女性の患者で，6か月〜年余にわたる上肢を中心とした**多発性単神経炎**で尺骨神経や正中神経がよく障害され，ある時期，下肢の腓骨神経にも障害が起こることがある．**筋萎縮**を認め，手の母指球筋や小指球筋，背側骨間筋などが萎縮すると**運動ニューロン疾患と鑑別を要する**が，本

疾患では感覚障害があること，伝導ブロックが多巣性であることから運動ニューロン疾患と鑑別できる．

8 持続性伝導ブロックを伴う多巣性脱髄性ニューロパチーの治療法

●診断の決め手

　持続性伝導ブロックを伴う**多巣性脱髄性ニューロパチー**（multifocal demyelinating motor neuropathy with persistent conduction block）とは，長い名称の疾患であるが，病態をよく表現している．1988年Pestronkらによって2例の症例報告があり，血清中に**抗ガングリオシド抗体**が見出され，神経に対する抗体によって免疫学的機序でニューロパチーの起こっていることが明らかにされた．

　運動性ニューロパチーで非対称的に主に上肢，時に下肢にも脱力と筋萎縮が何年にもわたって進行するので，運動ニューロン疾患と思われて入院精査される症例もある．

　本疾患では，①多巣性に伝導ブロックがあること，②血清抗GQ_1ガングリオシド抗体がELISA法で見出されることが，診断上重要である．診断で最も重要なのは電気生理学的に末梢神経に沿って刺激電極を2〜3cmごとにずらして刺激し，M波の振幅を測り，どこに神経ブロックがあるかはっきりさせることで，これをinching techniqueという．

　本邦でも1992年Kajiらの報告があるが，治療法がなかなか困難である．ステロイド療法，血漿交換が無効な例でシクロホスファミドを用いたがこれも無効であって，結局Kajiらの報告例2例では**免疫グロブリン大量療法**（5g/日，3日間を2週ごとに行う）によって1か月後に改善がみられている．2013年2月に日本神経学会の多巣性運動ニューロパチー（MMN）ガイドラインが出された．本邦のMMNの患者数は約400人で，ALSの頻度から計算を行うと，本邦のMMNの頻度は人口10万人に対して0.05〜0.07人となる．この疾患は感覚障害を伴わない左右非対称性の上肢遠位優位に筋力低下と筋萎縮を主徴とする後天的慢性脱髄性末梢神経疾患である．治療は副腎ステロイド薬の有効性がなく，**IVIg**

による治療が有効で Grade A である．

●治療法

❶ ステロイド療法⟶無効のことが多い．
❷ 血漿交換⟶無効のことが多い．
❸ 免疫グロブリン大量療法(IVIG)

🖉処方 1

献血グロベニン-I 注　　0.4 g/kg/日
　　5 日間　点滴静注

❹ シクロホスファミド(❸が無効なら行う)

🖉処方 2

エンドキサン注　　50–100 mg/日
　　3–6 か月間

9　急性外傷性末梢神経障害の治療法

■1 通常の急激な外傷による損傷は，受傷部位，受傷機転，神経学的検査によって損傷部位を知ることができる．
■2 神経の障害は，次のような❶～❸までさまざまな段階がある．
　❶ 神経線維の一過性の機能的断裂状態(neuropraxia)
　❷ 軸索のみの断裂でシュワン鞘は温存(axonotmesis)
　❸ 軸索のみならずシュワン鞘も断裂(neurotmesis)
　❶は末梢の電気的興奮性は保たれており，❷は電気的興奮性はないが，再生軸索は以前のシュワン鞘を通り，予後は比較的よい．❸は外科的治療の対象となる．
■3 開放損傷以外，❷❸の分類が難しい場合には，臨床的・神経生理学的な詳しい検査を必要とする．ときには，時期を失しないよう試験切開で神経を肉眼的に診ることも必要となる．
■4 neurotmesis の場合：手術顕微鏡下に神経縫合を行う．切断された

神経断端にギャップがある場合は，腓腹神経などからの遊離神経移植を行う．予後は末梢であればあるほど，そして再建術が早ければ早いほどよい．

10 慢性外傷性末梢神経障害の診断と治療法

1 これは通常，**絞扼性神経障害**(entrapment neuropathy)と総称される．上肢のものは変形性頸椎症によるものとの鑑別が大切である．
比較的大きな神経が，関節部の運動に伴い関節部の変形した骨や肥厚した靱帯などによって慢性的に圧迫あるいは伸展されて起こるものである．

2 よくみられるものの分類を示す．

❶ 手根管症候群(carpal tunnel syndrome)

正中神経が手根管内で圧迫されることにより起こる．中年以後の女性に多く，右手に多い．第1〜4指，手掌の異常感覚を主訴とすることが多い．手関節掌側の手根管の上をハンマーで軽く叩くと母指と示指を中心にじんじん感や痛みが走る(**Tinel徴候**)．正中神経の感覚神経伝導速度を検査すると，**terminal latency の遅延**がみられて診断上有用である．甲状腺機能低下症，先端巨大症，アミロイドポリニューロパチーに手根管症候群が起こることがある．

❷ 肘管症候群(cubital tunnel syndrome)

幼少時，上腕下端の骨折後の変形その他で，肘関節神経溝で**尺骨神経**が伸展され慢性損傷を受ける．症状は第4〜5指手掌外側の感覚障害，骨間筋・小指球筋の萎縮である．尺骨神経伝導速度で特に肘管をはさむ部分の伝導速度が，上腕部・前腕部の尺骨神経伝導速度より遅いことが診断の決め手になる．

❸ 胸郭出口症候群(thoracic outlet syndrome)

頸肋，前斜角筋症候群，鎖骨下症候群など，腕神経叢が障害されるものの総称である．腕神経叢に並走している鎖骨下動脈が圧迫され，上肢の循環障害によって起こる愁訴も加わることがある．

❹ 感覚異常性大腿神経痛(meralgia paresthetica)

外側大腿皮神経が鼠径靱帯部で障害され，同部に皮膚感覚の異常を生じる．肥満，妊娠，腹水貯留，婦人科的腫瘍，および糖尿病に合併してみられることが多い．

3 保存的治療

局所の安静が第一で，手根管症候群では手芸などの手を使う仕事をしばらく止めるとよい．関節の位置による神経への圧迫や伸展を防ぐ基礎疾患があれば，その治療を行う．

4 手術的治療

保存療法で効果のない例では，手術を行う．圧迫する靱帯などを切開する．肘管症候群では神経に伸展が加わらないよう神経移行術をする．胸郭出口症候群は第1肋骨切除など．

11 その他の末梢神経障害の治療法

❶ 原因となる毒物，薬物を除く．
❷ 対症療法をしつつ，原病の発見と治療をする．
❸ 急性期：痛みを伴うときは安静，鎮痛剤
❹ 温湿布，塗擦剤
❺ 不安に対しては，精神安定剤
❻ 不眠に対しては，入眠剤
❼ 装具，シーネなど
　良肢位を保つ．
　関節や筋肉の保護，拘縮の予防
❽ 寒冷，過労を避ける．
❾ 急性期を過ぎればマッサージ，軽い運動，電気療法
❿ バランスのとれた食事
⓫ ビタミンB複合剤(B_1, B_6, B_{12})
⓬ 外傷，圧迫に対しては手術療法(前述)
⓭ 重金属中毒(鉛，ヒ素など)にはキレート剤

⑭ 糖尿病：食事療法(標準体重×25〜30 kcal/日)．食事のみで不十分なら経口血糖降下剤，またはインスリンによるコントロール
⑮ 膠原病：副腎皮質ステロイドホルモン
⑯ Guillain-Barré 症候群：予後は良好で，80％の症例は6か月以内に回復する．ガンマグロブリン大量静注療法と血漿浄化療法がある．手足の筋力低下，歩行障害，手足遠位部の異常感覚(ジンジン感)を後遺症として残す症例もある．
⑰ 職場復帰のための作業療法
⑱ 精神療法

12 神経痛の治療法

　主な神経痛には，三叉神経痛，坐骨神経痛，大腿神経痛がある．その他，舌咽神経痛もあるが稀である．

1 三叉神経痛(trigeminal neuralgia)：三叉神経第2枝，第3枝の領域の耐えがたい鋭い疼痛を来す．第1枝の疼痛も稀にはある(95頁)．

2 坐骨神経痛(sciatica)：腰椎の disc lesion(主に L_{4-5}, L_5-S_1)に伴って起こることが多く，殿部から大腿・下腿の後面に沿って痛みが走る．膝を伸展したまま下肢を挙上すると痛みを強く訴える(Lasègue 徴候)．

❶ これら神経痛を緩和するには次の処方がよい．

🔴処方1

テグレトール錠(200 mg)	2錠
分2　朝・夕食後	

❷ これで効果が不十分なら，処方2を用いる．

🔴処方2

テグレトール錠(200 mg)	3錠
分3　毎食後	

　本薬剤は神経痛に有効であるが，高齢者では特にふらふらするという訴えや眠気を訴える患者もあり，効果のみられる最小限度の量を用いる

とよい．また神経痛のない日には服用しない．テグレトール錠には100 mg錠があり，高齢者ではふらふらする場合，100 mg錠を1日2〜3回用いることで，神経痛を軽減することができる．

❸ 神経痛に対して抗うつ薬も有効である．

🔖処方3

ドグマチールカプセル(50 mg)	3カプセル
分3 毎食後	

🔖処方4

トリプタノール錠(10 mg)	3錠
分1 就眠前	

当座の神経痛に対してはこれらを用いるとしても，神経根の圧迫による神経痛に対しては，その圧迫を取る必要がある．特に坐骨神経痛では安静にして硬いベッドに約1週間ほど臥床しても良くならなければ，腰椎X線撮影，腰部ミエログラフィーの検査をして，椎間板ヘルニアがあれば手術的治療を要することもある．また大腿神経痛では75 g糖負荷試験や，婦人科的検査をして原因が明らかになればその治療を行う．

帯状疱疹後の神経痛には，処方5を用いると有効な場合があるが，高齢者ではめまい，ふらつきを訴えることもある．リリカカプセルは，25 mg, 75 mg, 150 mgがあり，標準的には1日150 mgを分2で用いる．

🔖処方5

リリカカプセル(75 mg)	2カプセル
分2 朝・夕食後	

参考文献

1) 伊藤鉄夫：末梢神経の外科．医学書院，1977
2) Dawson DM, Hallett M, Millender LH：Entrapment Neuropathies. Little, Brown and Company, 1983
3) 栗原照幸：多発ニューロパチーの診断，臨床検査のすすめ方．Clinical Neuroscience 4：63-65, 1986
4) Lenman JAR, Ritchie AE：Clinical electromyography 2nd ed. p109, J. B. Lippincott Company, 1977

5) 栗原照幸：末梢神経疾患．水野美邦（編）：神経内科 Quick Reference 第2版．pp696-725，文光堂，1996
6) 大西晃生：末梢神経障害（ニューロパチー）．荒木淑郎（編）：神経 Essential Lecture，pp133-148，メジカルビュー社，1985
7) 橘　滋国：脊髄・脊椎疾患，末梢神経の外科．矢田賢三，木下和夫，佐藤　修，他（編）：標準脳神経外科学　第7版．pp330-354，医学書院，1996
8) Haymaker W：Peripheral nerve injuries 2nd ed. Saunders, 1962
9) Seddon H：Surgical disorders of the peripheral nerves 2nd ed. Churchill Livingston, 1975
10) 栗原照幸：重金属・化学物質による神経障害．濱口勝彦，高橋　昭，篠原幸人（編）：神経疾患薬物療法ハンドブック．pp116-118，南江堂，1988
11) 山村善教，栗原照幸，柴田　博，他：著明な自律神経障害を伴った慢性感覚性ポリニューロパチーを呈した2姉妹例．臨床神経 23：764-773，1983
12) 岡本定昭，調　輝男，栗原照幸，他：室内装飾関係者に発生した n-hexane polyneuropathy の1例および実験的 n-hexane polyneuropathy．臨床神経 17：237-242, 1977
13) 中里雅光，寒川賢治，栗原照幸，他：家族性アミロイドポリニューロパチー研究の新しい展開．神経進歩 30：921-931, 1986
14) Ilyas AA, Mithen FA, Dalakas MC, et al：Antibodies to acidic glycolipids in Guillain-Barré syndrome and chronic inflammatory demyelinating polyneuropathy. J Neurol Sci 107：111-121, 1992
15) Winer JB：An update in Guillain-Barré syndrome. Autoimmune Dis. Published on line Jan 6, 2014, pp1-8.
16) 海田賢一，楠　進：ギラン・バレー症候群．水澤英洋，鈴木則宏（編）：今日の神経疾患治療指針　第2版．pp958-962，医学書院，2013
17) Chiba A, Kusunoki S, Obata H, et al：Serum anti-GQ_{1b} IgG antibody is associated with ophthalmoplegia in Miller Fisher syndrome and Guillain-Barré syndrome；Clinical and immunohistochemical studies. Neurology 43：1911-1917, 1993
18) Lewis RA, Sumner AJ, Brown MJ, et al：Multifocal demyelinating neuropathy with persistent conduction block. Neurology 32：958-964, 1982
19) Pestronk A, Cornblath DR, Ilyas AA, et al：A treatable multifocal motor neuropathy with antibodies to GM_1 ganglioside. Ann Neurol 24：

73-78, 1988
20) Kaji R, Shibasaki H, Kimura J：Multifocal demyelinating motor neuropathy；Cranial nerve involvement and immunoglobulin therapy. Neurology 42：506-509, 1992
21) 栗原照幸：その他のニューロパチー(Bell 麻痺，圧迫性ニューロパチーを含む). 臨床医の処方と注射. 臨床医 22(増刊号)：1596-1598, 1996

20 神経皮膚症候群

1 神経皮膚症候群とは

1. 皮膚と神経系を同時に侵す疾患をいう．奇形性疾患，代謝性疾患，伝染性疾患，アレルギー性疾患などがある．
2. 代表的なものは**母斑症**(phacomatosis)である．これは先天性疾患で，遺伝的・家族性に発生することが多い．

2 結節硬化症(tuberous sclerosis)

●診断の決め手

1. **幼少時**に発症することが多い．
2. **痙攣発作**（全身性で激しいものが多い）
3. **知能障害**
4. **皮膚白斑**
5. **顔面皮膚の皮脂腺腫**(adenoma sebaceum)：鼻の両脇から頬にかけて蝶形にみられるが，年少者でははっきりせず，成長するにつれて明らかとなる（図20-1）．
6. CT：脳室壁に近いところの点状石灰化巣，脳室に突出した腫瘍など．

●治療法

1. 多くは痙攣が問題で，抗てんかん薬を投与する．
2. 脳腫瘍を合併した場合は摘出手術，シャント手術などを行う．

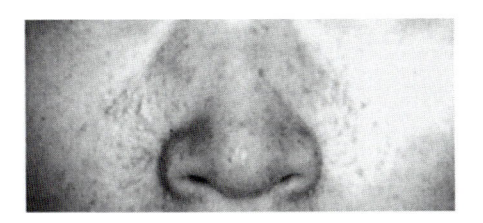

図 20-1　結節硬化症の顔面皮脂腺腫

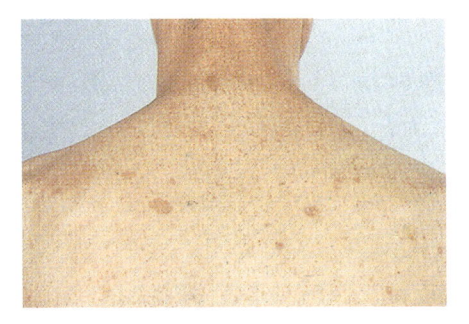

図 20-2　von Recklinghausen 病の café-au-lait spots

3 von Recklinghausen 病

● 診断の決め手

❶ 皮膚のミルクコーヒー斑(café-au-lait spots)：体幹, 四肢に多い(図20-2).
❷ **皮膚神経線維腫症**(neurofibromatosis)：大小さまざまの軟らかい腫瘍である. 年齢とともに明らかとなる. 手掌, 足裏には少ない.
❸ 神経病変：末梢神経にも神経線維腫, または神経鞘腫が多発するので脳神経, 脊髄症状が多彩に出現する. 中枢神経腫瘍の発症も伴うことがあり, 幼児の視神経膠腫, 成人の星細胞系腫瘍, 髄膜腫などがある.
❹ 骨病変：脊椎の側弯, 後弯, 頭蓋骨の先天性部分欠損, 骨腫瘍などである.

❺ 家族歴が大切.

● 治療法

病変に応じて行う.

4 　Lindau 病, von Hippel-Lindau 病

　血管芽腫(hemangioblastoma)が小脳に囊腫を形成するとともに, しばしば網膜血管腫症(von Hippel-Lindau 病), 腎, 膵などに囊腫を合併することが多い. 血管芽腫は良性で, 脊髄にも発生する.

● 診断の決め手

❶ 中年で発症することが多い.
❷ 小脳・脊髄症状か, 硝子体出血, 網膜剥離で発症する.
❸ 家族性なので家族歴が大切である.
❹ 赤血球増加症を伴うことがある.
❺ CT, MRI で囊腫を伴った腫瘍を小脳, 脊髄に認めたら, 本症を疑う.

● 治療法

❶ 腫瘍の摘出を行う.
❷ 網膜腫瘍は光凝固術を行う.

5 　Sturge-Weber 病

● 診断の決め手

❶ 顔面皮膚の血管腫: 片側三叉神経の第 1 枝, 2 枝の領域に好発する(図 20-3).
❷ 痙攣発作
❸ 精神発達遅滞, 片麻痺など.

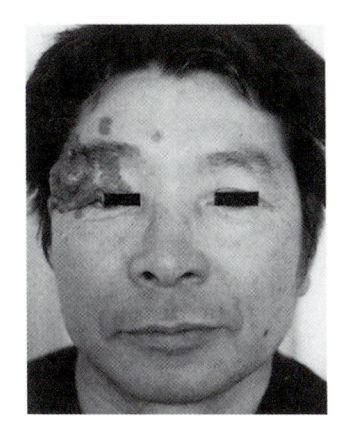

図 20-3　Sturge-Weber 病の顔面血管腫

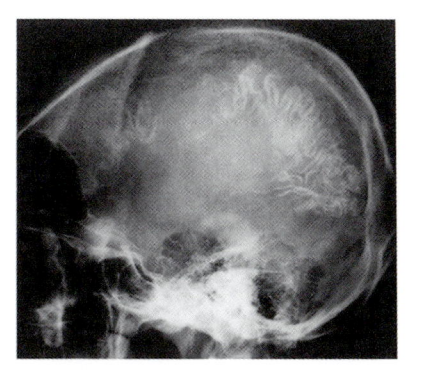

図 20-4　脳の石灰化像
（図 20-1〜4 は木下和夫先生ご提供）

❹ 頭蓋単純 X 線撮影で脳回の形をした石灰化巣（図 20-4）
❺ CT で脳に萎縮と脳回状線状石灰化巣

治療法

❶ 外科治療の対象となるものは少ない．
❷ 痙攣に対しては抗痙攣薬を用いる．

参考文献
1) 川村太郎:神経皮膚症候群.脳神経 26:145-159, 1974
2) 久木田淳:神経皮膚症候群の展望.脳神経 36:9-16, 1984
3) 大野耕策:神経皮膚症候群の疫学と遺伝.脳神経 36:17-25, 1984
4) 高倉公朋,寺本 明:神経皮膚症候群と中枢神経系腫瘍.脳神経 36:36-48, 1984
5) Vinken PJ, Bruyn GW(eds):Handbook of clinical neurology. vol. 14, Phacomatoses. North-Holland, 1972
6) 吉岡 博:母斑症.水野美邦(監),栗原照幸,中野今治(編):標準神経病学 第2版.pp339-342, 医学書院, 2012

21 パーキンソン病

1 診断

まず，パーキンソン病の診断として，表情が乏しく（仮面様顔貌），3 徴である安静時振戦，手首など四肢遠位部の固縮，動作緩慢があって，右または左の片側から症状が始まっていて，ゆっくりであるが進行性であることを確認するとよい．

■ パーキンソン病の鑑別診断

本態性パーキンソン病ではなく，パーキンソン症状を来す疾患をパーキンソニズムといい，抗パーキンソン薬の効果が少しあるものと，効果がない疾患がある．

■ 神経変性疾患でパーキンソニズムを来す疾患

① 多系統萎縮症
② 進行性核上性麻痺
③ びまん性 Lewy 小体型認知症（DLB）
④ 大脳皮質基底核変性症
⑤ 淡蒼球黒質 Luys 体変性症
⑥ 前頭側頭型認知症
⑦ パーキンソン病認知症複合（Guam 島，紀伊半島）
⑧ Huntington 病
⑨ Alzheimer 病進行期
⑩ Wilson 病
⑪ GM_1 ガングリオシドーシス

3 症候性パーキンソニズム

① 薬剤性パーキンソニズム(原因となる薬物：フェノチアジン，ブチロフェノン，スルピリド，チアプリド，メトクロプラミド，ドンペリドン，レセルピン，リスペリドン，クエチアピン，バルプロ酸ナトリウム)
② 大脳基底核の多発性ラクナ梗塞
③ 脳炎後パーキンソニズム
④ 脳腫瘍
⑤ 正常圧水頭症
⑥ 頭部外傷後パーキンソニズム
⑦ 中毒性パーキンソニズム(マンガン中毒，一酸化炭素中毒，二硫化炭素，MTPT)

2 本態性パーキンソン病の治療法

1 それぞれの症例で振戦，固縮，無動の中で一番困っている症状

次に行うことは，振戦で困っているか，あるいはほとんど振戦はないが，固縮と動作緩慢で困っている場合がある．前者であれば，アーテン(2 mg)を2錠・分2・朝夕で始めてよい．もし後者で振戦がほとんどないが，固縮と動作緩慢で困っている場合は，イーシー・ドパールを，初め2錠・分2・朝・夕食後から開始して，嘔気などなく，幻覚妄想がなければ，運動症状の改善が2錠/日で不十分なら3錠・分3・毎食後まで増量する．

2 年齢によって治療薬を変えるかどうか

年齢が70歳以下でも，70歳以上でも運動症状で困っているときは，L-ドパで治療を始める．70歳以下では，仕事をしている人が多く，家で過ごす以外に仕事ができるように運動症状を改善する必要がある．新しいガイドラインにあるように，生活上必要なときに，一番機能改善効果が強いL-ドパ治療を遅らせるメリットはない．2002年のガイドラインに筆者は従わないでやってきたが，2011年に改訂された結果では，

筆者のやり方でよかったと考えている．

3 抗パーキンソン薬の副作用

L-ドパの副作用でよくあるものは消化器症状で，**嘔気・嘔吐**があり，薬を食後に服用し，初め1日1錠，次に漸増していくことで，かなり慣れてくるのが現状である．そのほか**幻覚，妄想**が起こることがあるが，薬の量が多いと起こりやすく，また病前性格で起こりやすい人と起こりにくい人がある．病前から神経症のある人では，起こりやすい傾向がある．L-ドパのほうが，ドパミンアゴニストより幻覚，妄想は起こりにくい．

ドパミンアゴニストは，麦角系のものは，**心弁膜症**を来す可能性があるので，初めから使わないで，非麦角系のドパミンアゴニストを用いるとよいと筆者は考えている．

パーキンソン病は，高齢化社会を迎えて，神経内科外来では神経難病のなかでパーキンソン病の患者が最も多い．2002年に出されたパーキンソン病に対する日本神経学会治療ガイドラインでは，治療方針としては，パーキンソン病の発症が70歳以下で認知症がなければ，非麦角系ドパミン受容体アゴニストから治療開始し，70歳以上であればL-ドパから治療開始することを勧めている．筆者の治療経験では2002年のガイドラインには無理があり，2011年にガイドラインが改訂されてよかったと考えている．2007年に出版された2つの論文では，**麦角系ドパミン受容体アゴニスト**(ペルゴリド，カベルゴリン)は，心弁膜症を来しうるので注意を要するという重要な報告があった．何故心弁膜に閉鎖不全が起こるかというと，麦角系ドパミン受容体アゴニストはセロトニンのアゴニストであり，心弁膜にはセロトニンに対する受容体があって，この受容体がセロトニンによって刺激されると線維芽細胞が増殖し，心弁膜がうまく閉まらなくなるからである．**心超音波検査**によって，心弁膜の閉鎖不全を見出すことができる．

これに対して，非麦角系のドパミン受容体アゴニスト(プラミペキソール，ロピニロール)では，心弁膜の肥厚をみることはない．

ドパミン受容体アゴニストで注意する副作用は，**急に眠気を来すこと**

があるので，自動車の運転では事故を起こさないよう服薬者によく説明しておく必要がある．

　L-ドパの半減期は2.5時間で短く，運動機能の改善は最も強い効果があるが，効果の持続時間が短い点は，欠点である．そこでドパミンアゴニストは運動症状を改善する効果はL-ドパほど強くないが，半減期が6時間以上と長いので，L-ドパの投与量は，3〜4錠/日までにしておいて，運動症状をさらに改善する必要があるときには，非麦角系のドパミンアゴニスト，具体的にはビ・シフロールを加えることにしている．特にパーキンソン病が進行してきて，Yahr Ⅱ度からⅢ度になってくると，薬が切れることを患者が自覚するようになることが多く，L-ドパの半減期が2.5時間と短いことから，特に昼の12時〜夕食の18時頃までの6時間という時間が問題となることが多く，主婦では16時頃に昼食後に服用したL-ドパの効果が切れてきて，夕食の支度が困難になると訴えることがある．そのような場合は wearing off が出てきているので，その解決には以下の3つの方法がある．①午後3時に1錠イーシー・ドパールを服用する，②ビ・シフロールを朝食後に加える(0.125 mgを1錠から始めて，漸増して朝食後0.5 mgを2錠服用する)，③昼食後に1錠コムタンをイーシー・ドパールと一緒に服用することによって，イーシー・ドパールの効果を1時間くらい延長させる．このように①〜③のどれかをとることで，主婦の大切な仕事である16〜18時にかけての夕食の支度が可能となる．Yahr Ⅲ度では，立ち直り反射が障害され，転びやすくなるので，骨折に注意しないといけないが，Ⅲ度以上ではパーキンソン病の難病申請が可能となって，薬代が公費負担となるので，高価な薬も患者負担がなくなって使いやすくなる．

4 パーキンソン病の進行を遅くする薬

　パーキンソン病のYahr Ⅱ度くらいまでに，パーキンソン病の進行を遅延させるというエフピー錠(2.5 mg)1錠を朝食後に加えるとよい．エフピー錠は，早期からでも加えておいたほうがパーキンソン病の進行が遅くなるという文献があるので，加えるとよいが，1錠が高価であることも，患者の経済的負担を考えておく必要がある．エフピー錠の効果に

ついては，患者からの反応を通して**抗うつ作用**が少しあることと，運動症状改善作用は弱いかほとんどないと筆者は感じている．一般に慢性疾患ではうつ状態になる患者が多く，パーキンソン病でもうつ状態になる人が少なくないので，エフピー錠の軽い抗うつ作用はありがたいことであると考えている．

3 パーキンソン病患者のうつ状態

パーキンソン病の患者がうつ状態を来すと，三環系の抗うつ薬やスルピリドはパーキンソン病を悪化させるので，使用できない．よって，治療もSSRI，SNRIに限られてくる．注意することとしては，抗うつ薬を用いないといけない場合は，エフピー錠を中止する必要があるという点である．

4 パーキンソン病治療ガイドラインと筆者の治療法との違いについて

パーキンソン病治療ガイドラインは，最初に2002年に出されて，そののちに2011年に改訂された．初めのガイドラインでは，治療として抗パーキンソン薬を用いるときに患者の年齢が70歳以下では，ドパミンアゴニストから始めて，70歳以上のときはL-ドパから始めるような勧めがあったが，なるべくドパミンアゴニストから治療を始めるように勧める理由は，運動合併症(dyskinesia, wearing off)の出現をできるだけ遅くなるようにするためであったと考えられる．しかし2002〜2011年までにいろいろ治療法についても進歩があり，新しい薬も出されてきたのと，実際に治療を行ってみた経験についての文献も増え，2011年のガイドラインでは，いくつかの変更がみられる．

① L-ドパは，早期および進行期パーキンソン病の運動機能改善に最も強力な効果を示す．
② L-ドパが神経毒性を呈したというエビデンスはない．
③ L-ドパ治療を遅らせるメリットはない．

④ ドパミンアゴニストには，麦角系と非麦角系とがあるが，麦角系のドパミンアゴニストでは，心弁膜症を起こす可能性があることが示された．

　筆者が実際に行っているパーキンソン病の治療は，2002年のガイドラインにはとらわれずに行ってきた．そして2011年の改訂によって，筆者が実際にやってきた治療法にガイドラインが近づいてきたように感じる．

　患者が日常生活を送っていくときに何が障害になっているか，それを改善するにはどうするかをまず考え，薬代もやたらに高くならないほうがよいことは現実的である．ドパミンアゴニストは高価であるし（ビ・シフロール 0.5 mg，1錠が 195円），L-ドパなしで，これだけで1日6錠用いて治療をするとなると，その薬代だけでも月に 35,100円もかかることも念頭において，それぞれの患者の症状を聞いて，それを緩和して，日常生活および仕事ができるように，しかもあまり薬代が高額にならないようにと筆者は考えて薬をいくつか組み合わせて処方している．

　以上のように筆者が実際にYahr Ⅲ度くらいのパーキンソン病患者に用いている薬の組み合わせは，以下のようになる．

🩸処方1

　イーシー・ドパール配合錠　　3錠
　　　分3　毎食後
　コムタン錠（100 mg）　　　　1錠
　　　分1　昼食後
　エフピーOD錠（2.5 mg）　　　1錠
　ビ・シフロール錠（0.5 mg）　　2錠
　　　分1　朝食後

振戦のある症例ではこれに以下を加える．

🩸処方2

　アーテン錠（2 mg）　　　　　2錠
　　　分2　朝・昼食後

　アーテンは，アセチルコリンを減らすことになるので，認知症のこと

を考えて1日・2錠・分2以上は加えないようにしている．振戦を減らす作用はアーテンがL-ドパよりずっと強力である．口渇が起こることが，難点である．

アマンタジンは，商品名はシンメトレルで，50 mg，100 mgの錠剤があり，筆者は処方3のどちらかを用いている．

🍷処方3

シンメトレル錠(50 mg)	3錠
分3　毎食後	
シンメトレル錠(100 mg)	2錠
分2　朝・夕食後	

　この薬は，運動症状の改善に効果があり，嘔気，嘔吐などの副作用がほとんどないので，L-ドパで嘔気・嘔吐のある患者には，シンメトレルを用いて運動症状の改善，特に第一歩が出にくいという症状に有効なことがある．しかしこの薬は幻覚・妄想も起こしやすいので，その点を注意して，もし幻覚が起これば，その他の抗パーキンソン薬よりシンメトレルをまず中止するとよい．

　日本で抗パーキンソン薬として見出された薬にゾニサミド(エクセグラン®)がある．この薬は抗てんかん薬として，成人には，100 mgを1日3回食後に用いている．この薬を1日25～50 mg朝食後に用いると，抗パーキンソン薬としての効果があることが見出された．筆者は，エクセグラン25 mgをYahr Ⅲ度でジスキネジアを来した患者に用いたところ，ジスキネジーが改善した経験がある．ジスキネジアを来した場合は，L-ドパが過剰に投与されている可能性があるので，L-ドパを1日1錠くらい減量して，エクセグランを25 mg朝食後に加えるとよいと考えている．パーキンソン病にこの薬を用いるときは，薬品名はトレリーフ®(25 mg)となる．

　さて，100 mgのエクセグランの薬価は1錠33.6＝約34円であるが，これをパーキンソン病にその1/4量の25 mgを用いようとすると薬価が1,084.9＝約1,085円となる．なぜこのような薬価の決め方をするのか，筆者は全く納得できない．

パーキンソン病は慢性疾患で，神経難病であり，5～10年あるいは，それ以上の期間にわたって薬を服用していかなければならない．動作が緩慢で，通院もなかなか困難なうえに，かなりの額の薬代も負担になる．新薬の開発に高額の費用が必要であることは理解しているが，薬価を決める関係委員会には，できるだけ薬価を安く決めてもらって，患者負担を軽くしてもらいたいものである．

5　便秘の対策

　パーキンソン病では，消化管での食物の送り方が正常より遅く，よく便秘を伴い，ひどくなると腸閉塞を来すこともあるので抗パーキンソン薬の注意する．本症の患者では，カマグの投与量は普通より多めにする．

処方5

酸化マグネシウム末　　　1.5-3.0 g
　　分3　毎食後
錠剤を希望する人では，
マグラックス錠(330 mg)　　4-6錠
　　分2　朝・夕食後

6　パーキンソン病の新薬

処方6

ミラペックスLA錠(0.375 mg，1.5 mg)
　これはドパミン受容体刺激薬で，ビ・シフロールの長時間作動薬と考えてよい．1日1回の投与でよい
　　1日1回 0.375 mgより開始，2週目に1日 0.75 mgとし，1週ごとに1日 0.75 mgずつ増量する．維持量：1日1回　1.5-4.5 mg
　　1日 4.5 mgまで

処方 7

アポカイン皮下注
　　　off 症状発現時　1回 1 mg　皮下注
経過を観察しながら1回量1 mgずつ増量，維持量1-6 mgを定める．
最高投与量は1回6 mgまで
副作用としては，傾眠，悪心，あくび，QT延長，失神，血圧低下，幻覚などに注意する

　2012年にアポモルヒネ塩酸塩水和物（アポカイン）が薬価収載された．これは非麦角系ドパミン受容体刺激薬で，パーキンソン病において，off症状（電気のスイッチを切るように，急に抗パーキンソン薬の効果が切れた状態で，急に動作ができなくなったりする）を改善するためのレスキュー薬として，承認された．

　パーキンソン病が長期になって，さまざまな抗パーキンソン薬は服用していても症状の変動が出てきて，on-off現象が出てくることがある．アポカインは皮下注射製剤として開発され，投与後20分でoff症状を改善し，投与後120分で効果が消失する，短時間作用型の薬剤である．

　使い方としては，次の経口薬が効果を発揮するまでの間のoff症状を一時的に改善するために用いる．

7　ジスキネジア（dyskinesia）の治療法

　パーキンソン病の治療を行っていて，L-ドパ，ドパミンアゴニスト，MAO-B抑制剤（エフピー錠）の3者を用いたりしていると，ジスキネジアといって，上肢や下肢が勝手に回内回外したり，膝関節で勝手に屈曲したり伸展したりする不随意運動が起こってくることがある．そのような場合は，抗パーキンソン薬が過剰になっているので，上に述べたように3つの薬が使われているときは，まずMAO-B抑制剤を中止するとよい．

　それでもジスキネジアが残るときは，L-ドパか，ドパミンアゴニストを減量するとよい．

ここで問題になってくるのは，薬を減量すると運動症状が悪化して，動作緩慢が強くなって日常生活に支障を来す場合があるので，ドパミンアゴニストの減量をごくわずか行って，L-ドパはなるべく残して，その他にゾニサミド（トレリーフ）を加えるとよい．

処方 8

トレリーフ錠（25 mg）	1 錠
分 1　朝食後	

8 L-ドパの持続時間が短時間で wearing-off や on-off 症状が出るときの治療法

　パーキンソン病の初期では，イーシー・ドパールや，ネオドパストンなどを1日3錠・分3・食後に用いていれば，日常生活に支障がない場合でも3～4年を経過してくると，薬物の効果時間が短くなり（wearing off），また自分から出るドパミンが少なくなることもあって，運動障害がまるで電位のスイッチを切るごとく急に動作緩慢な状態が起こって動けなくなること（on-off 症状）が起こってくる．L-ドパはドパミンアゴニストに比べてもともと半減期が2.5時間と短く，L-ドパの有効血中濃度を得るためには，ドパミンの代謝阻害薬：COMT 阻害剤（cathechol-O-methyl transferase inhibitor），コムタン®を用いるとよい．この治療は，保険適用としては，L-ドパを1日3錠は用いている場合に一緒にコムタン（100 mg）3錠・分3で用いることになっている．コムタンを加えることによって，L-ドパの作用時間を延長することができる．

処方 9

ネオドパストン配合錠（100 mg）	3 錠
コムタン錠（100 mg）	3 錠
分 3　毎食後	

表 21-1 パーキンソン病に伴う非運動症状

症状	頻度(%)
不安神経症	33
うつ状態	36
疲労	40
睡眠障害	47
感覚症状	63
何もない	12

9 パーキンソン病の運動症状以外の症状(non-motor symptoms of Parkinson's disease)

　パーキンソン病の3徴として，安静時振戦，無動，固縮があるが，パーキンソン病の研究が進んでくると運動症状以外に，パーキンソン病では多くの臨床症状があることが明らかになってきた．また実際の症例にあたって治療をする際に，運動症状以外に多くの症状があり，患者の訴えをよく聞いていると，疲れやすい，気分が憂うつである，睡眠の障害がある，不安である，慢性的な痛みがあるなど運動症状以外の問題も多いことが明らかになり，生活の質を改善するためには，これらの訴えに対しても対処していくことが必要である．

　2001年には，Shulmanによってパーキンソン病に伴う**non-motor symptoms**についての論文がMovement Disordersという専門誌に記載されている〔参考文献7)〕．99人の認知症のないパーキンソン病患者を対象とすると，**表 21-1**のような運動症状以外の症状がかなり高頻度にあることが示されている．

　また以上の症状が1つだけある人は99人のパーキンソン病患者中88％，2つ以上ある人は59％，4つ以上ある人は23％ということで，複数の症状を持っている人が多いことを示している．

表 21-2　Brown らによるパーキンソン疲労スケール(PFS-16) [筆者による日本語訳]

1. 私は，日中でも休みをいれないといけない．
2. 私の生活は，疲労のために制限されている．
3. ほかの知人の人達より，私は早く疲れが出る．
4. 疲労は，私のもっている悪い症状3つのうち1つに入る．
5. 私は完全に疲れていると感じる．
6. 疲労のため社会活動をするのが億劫になる．
7. 疲労のために，いろいろなことを完了するのに長くかかる．
8. 私は体が重い感じがする．
9. もし疲労がなければ，もっと多くのことができるのに．
10. することなすこと努力がいる．
11. ほとんどの時間エネルギーが足りないような感じがする．
12. 私は完全に力を使い果たしてしまったように感じる．
13. 日常の活動をするのに疲労があるために困難を感じる．
14. 大したことをしていないのに疲れを感じる．
15. 疲労のために1日でやりたいことを少なめにせざるを得ない．
16. 私はとても疲れるのでどこでもよいから横になりたい．

自己評価の点数は，1点：強く否定，2点：否定，3点：肯定も否定もしない，4点：肯定，5点：強く肯定である．16項目答えて合計する．点数が3.3点以上を疲労ありとする．

◆パーキンソン病で疲れを訴える場合の治療法

●処方10

リタリン錠(10 mg)　　　3錠
　分3　毎食後　保外

　リタリンはメチルフェニデートであり，ドパミンとノルエピネフリンの再取り込み阻害剤である．副作用として，寝つきが悪くなる，息切れ，ふらつき感，背部痛，パーキンソン病の薬でも数が多いのに更に服用する薬が多いことが困るというような訴えがある．

　パーキンソン病では，疲れて仕方がないという訴えをする人は多く，外国の研究では40％の患者に認められ，日本の2009年に発表された研究でも361人の認知症を伴わないパーキンソン病患者の41.8％に認められる．疲れて困るという症状は，生活の質を低下させるので，うまく治

療ができるとよい．パーキンソン病患者の疲れについては，これを評価するために16項目の質問事項について自己申告をして疲労があるかどうかを評価するスケールがBrownらによって作成され，これを用いた研究が海外でも，日本でも行われるようになり，パーキンソン病患者の訴える疲労がどのようなことで起こってくるかをさらに明らかにする試みがなされている（**表21-2**）．睡眠障害があれば，翌日の疲れが増すし，疲れがあるとそのために自分がしたいことが疲れてできないということが起こって生活の質が落ちることになる．論文によっては，うつ状態が疲労感と関係するという報告があるが，うつとは独立して疲労があるとする報告もある．

よく眠れないということについては，不眠の治療をするとよいし，うつ状態があれば，これを治療する必要がある．抗うつ薬は，パーキンソンを悪化させる可能性があり，スルピリドも三環系抗うつ薬もパーキンソン病を悪化させる可能性があるので，十分注意して抗うつ薬を選択する必要がある．幸いにしてエフピー錠やドパミンアゴニストのビ・シフロールには抗うつ作用が軽度にあるので，用いるとよい．しかしうつ病の診断がついて精神科で抗うつ薬を投与する場合は，エフピー錠は中止する必要がある．

参考文献

1) 栗原照幸：症例神経内科学，パーキンソン病の診かた〔症例33-34〕．pp207-216, 医学書院, 1986
2) McDowell FH, Markham CH：Recent advances in Parkinson's disease. pp175-237, FA Davis Company, 1971
3) 栗原照幸，寺尾　章，荒木淑郎：Amantadineの奏効したkinésie paradoxaleの1例．神経内科6：151-156, 1977
4) Olanow CW, 栗原照幸：Update on Parkinson's disease. AAN Summer education course highlights, pp5-20, BIOMEDIS, 1995
5) Zanettini R, Antonini A, Gatto G, et al：Valvular heart disease and the use of dopamine agonists for Parkinson's disease. N Engl J Med 356：39-46, 2007
6) Schade R, Andersohn F, Suissa S, et al：Dopamine agonists and the

risk of cardiac-valve regurgitation. N Engl J Med 356:29-38, 2007
7) Shulman LM, Taback RL, Bean J, et al:Comorbidity of the nonmotor symptoms of Parkinson's disease. Movement Disorder 16:507-510, 2001
8) Okuma Y, Kamei S, Morita A, et al:Fatigue in Japanese patients with Parkinson's disease:A study using Parkinson fatigue scale. Movement Disorders 24:1977-1983, 2009
9) Mendonça DA, Menezes K, Jog MS:Methylphenidate improves fatigue scores in Parkinson disease:A randomized controlled trial. Movement Disorders 22:2070-2076, 2007
10) Brown RG, Dittner A, Findley L, et al:The Parkinson fatigue scale. Parkinsonism and Related Disorders 11:49-55, 2005
11) 水野美邦:パーキンソン病診療 Q&A 110. 中外医学社, 2010

22 アミロイドポリニューロパチー

1 疫学と本疾患の自然経過

1. 本疾患は**熊本県**，**長野県**に多くの患者がみられる他，長崎県，鳥取県，高知県，福岡県でも家族性アミロイドーシスの症例が報告されている．
2. 東京都の症例は長野県の家系と，福岡県の症例は熊本県の家系とつながるものがある．
3. 日本の**家族性アミロイドポリニューロパチー**は，ポルトガル型が多く，両下肢末梢より温痛覚障害と自律神経障害で始まり，10～15年の経過でニューロパチーが進行し，感覚のみならずやがて運動神経系も障害される．全身臓器にもアミロイド沈着がみられ，甲状腺，心，腎などに強く障害が及び，全身の栄養障害と衰弱および貧血を来し，直接死因としては心不全，腎不全が多い．

2 診断の決め手

1. **両下肢末梢より始まる温痛覚障害**(解離性感覚障害で位置覚と振動覚は初期には保たれている)，足先がチクチクとする異常感覚．
2. **自律神経症状**(立ちくらみ，嘔気，嘔吐，下痢，便秘のくり返し，インポテンツ，月経異常，排尿障害，健康感の消失)
3. **常染色体優性遺伝**：家族歴(＋)
4. **生検**：本疾患を疑って直腸生検，皮疹(アミロイド苔癬：lichen amyloidosus)があればその生検，肥大した臓器があればその生検を行う．──→アルカリコンゴー赤染色，偏光顕微鏡による観察(図22-

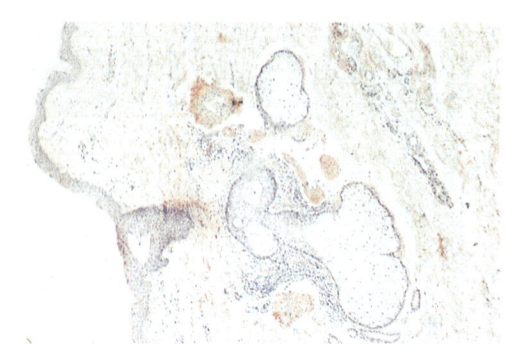

図 22-1　家族性アミロイドポリニューロパチー患者にみられたアミロイド苔癬(lichen amyloidosus)(37 歳男性)
前胸部の皮膚に赤い発疹が出たので，これを皮膚生検し，アルカリコンゴー赤で染色すると皮脂腺周囲にアミロイド沈着を認めた．

1, 2)
5　血清学的診断： 微量の血清(5 μL)より RIA(ラジオイムノアッセイ)法を用いて**異常トランスサイレチン**を検出する．微量の血清で患者には非侵襲的に検査できる．

3　血清学的診断

1 本疾患は血清中に異常トランスサイレチンが存在し，これはアミノ酸構造の上からは 30 番目の valine が methionine に置換していることが明らかにされている．この点を応用して，正常人には認められない異常トランスサイレチンを患者血清中に見出すことで，診断的価値がある．この異常トランスサイレチンは 1 個のアミノ酸置換したものであるから，トランスサイレチン分子全体に対する抗体を作成しても正常と異常のトランスサイレチンは区別できないので，アミノ酸配列の 22～30 番目を取り出し，これを異常トランスサイレチンの nonapeptide とし，これに対する RIA を中里，松尾らが作成している．異常トランスサイレチンは患者血清では 8.34～11.80 mg/dL

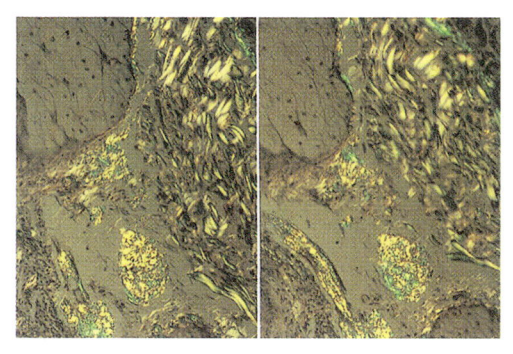

図22-2 家族性アミロイドポリニューロパチー患者のアミロイド苔癬
過マンガン酸カリウムで前処理してから,アルカリコンゴー赤で染色するとアミロイドーシスが AA 蛋白によるものか否か簡便に組織化学的鑑別をすることができる.左図は KMnO₄ を用いないもの,右図は KMnO₄ で前処理した標本をアルカリコンゴー赤で染色して,偏光顕微鏡で撮影したものである.
家族性アミロイドーシスの組織標本では,KMnO₄ 処理後もコンゴー赤の染色性,重屈折性が保たれているので,non-AA 蛋白であることがわかる.右,左図ともアミロイド沈着が黄~緑に光ってみえる.
アミロイド蛋白は AA 蛋白,AL 蛋白,AF 蛋白などが知られていて,AA 蛋白は続発性アミロイドーシスや家族性地中海熱に伴うアミロイドーシスにみられ,AL 蛋白は原発性アミロイドーシスや多発性骨髄腫に伴うアミロイドーシスにみられ,本邦の家族性アミロイドーシスはポルトガル,スウェーデンなどにみられるものと同様,異常プレアルブミン(正式にはトランスサイレチンとよぶ)による.KMnO₄ 処理法は,AA 蛋白ではコンゴー赤に対する染色性を失い,AL 蛋白や AF 蛋白由来のアミロイドーシスでは染色性を失わない(本図は現長嶺内科クリニック・長嶺元久先生が偏光顕微鏡によって撮影したものである).

と高く,正常トランスサイレチンと異常トランスサイレチンの比は 1:1 である.正常者ではこの異常トランスサイレチンは血清中に認められない.
2 熊本県の症例についての調査研究では,本疾患の**初発年齢は 32±5 歳**であるから,結婚して 1~2 子を残す傾向があり,診断は従来発症してから生検に頼って確定診断をしていたため,結婚前(発症前)の診断ができず,遺伝相談が不可能であったので同病を子孫に多く残し,患者家族が一定の地域に集まる傾向にあった.
よって,**血清診断法**で**早期診断**をつけ,適切な**遺伝指導**をするこ

とが今後の大きな課題であると考えられる．日本では結婚問題などで人情が絡み，早期診断をつけると問題を残す．欧米の症例では科学的にわり切って，むしろ正しい診断のもとに適切な，しかも人道的な考えに基づいて遺伝指導をするほうが，患者も納得するという傾向がある．国の習慣や状態に合わせた遺伝指導が大切である．**肝移植の治療法**が 1991 年以後実施されるようになり，早期に正しい診断をつけることがますます重要になってきている．

4 治療法

1 ジメチルスルホキシド（DMSO）皮膚塗布療法

試薬として DMSO は溶媒に用いられているのが一般的であるが，アミロイド線維を溶解する性質を利用して皮膚塗布療法を行う．

外用療法

50％ジメチルスルホキシド　　　5 mL
　（原液を蒸留水で 50％に希釈する）
　　　1 日 1 回下肢の皮膚に塗布する

皮膚から吸収され低濃度ではあるが，全身臓器に及ぶ．アミロイド苔癬（lichen amyloidosus）では皮膚に塗布すると著効する．

2 日本における家族性アミロイドポリニューロパチー患者に対する生体部分肝移植

1996 年 8 月 2 日に行われた第 39 回神経内科懇話会において，信州大学の池田修一講師（現在は教授）が，5 症例の家族性アミロイドポリニューロパチー患者に対して，信州大学で行われた生体部分肝移植について発表を行った．症例は 31 歳女性，47 歳女性，46 歳女性，43 歳男性，40 歳女性の 5 名で，罹病期間は，それぞれ 2 年，7 年，10 年，4 年，6 か月であった．5 名中罹病期間が長かった 47 歳と 46 歳の女性患者は，手術のあと死亡しているが，罹病期間が 5 年以内であった 3 症例は，手術後症状が改善してほとんど普通の生活ができるようになっている．日本では，脳死の判定についても未だ結論が出ていないので，死体肝移植

はできない．そこで兄弟からドナーを探して，肝の左葉を取り，これを患者に移植しているということである．罹病期間が5年以上では，アミロイドの沈着が腎や心その他全身諸臓器に及ぶため，手術の効果が上がらないから，できるだけ早期に行ったほうが結果がよいという結論である．術後は，血清の異常トランスサイレチン（肝でつくられるアミロイドの前駆蛋白質）は低下し，自律神経症状や異常感覚は改善するが，他覚的感覚の改善は遅れる．

3 ビンダケル

ビンダケル（タファミジスメグルミン）は，トランスサイレチン型家族性アミロイドポリニューロパチーの治療薬として，日本では2013年9月に承認された．ビンダケルはトランスサイレチン4量体のサイロキシン結合部位に結合して4量体を安定化させ，単量体への解離を阻害することで，アミロイドの形成を抑制する．

🔴処方例

ビンダケルカプセル（20 mg）	1カプセル
分1	

副作用として，本邦臨床試験では10例中1例に歯肉腫脹があった．

参考文献

1) Andrade C：A peculiar form of peripheral neuropathy. Familial atypical generalized amyloidosis with special involvement of the peripheral nerves. Brain 75：408-428, 1952
2) Araki S, Mawatari S, Ohta M, et al：Polyneuritic amyloidosis in a Japanese family. Arch Neurol 18：593-602, 1968
3) 栗原照幸，荒木淑郎：家族性アミロイドポリニューロパチーに対するdimethyl sulfoxide（DMSO）の治療経験—臨床症状と末梢神経伝導速度について．日本臨牀 37：159-162, 1979
4) 荒木淑郎, 栗原照幸, 栗林忠信, 他：家族性アミロイドポリニューロパチーの臨床，病態生理および治療に関する研究．日内会誌 69：23-30, 1980
5) Tawara S, Nakazato M, Kangawa K, et al：Identification of amyloid prealbumin variant in familial amyloidotic polyneuropathy（Japanese type）. Biochem Biophys Rec Comm 116：880-888, 1983

6) Nakazato M, Kurihara T, Kangawa, K, et al：Diagnostic radioimmunoassay for familial amyloidotic polyneuropathy. Lancet II：1274-1275, 1984
7) 中里雅光, 寒川賢治, 栗原照幸, 他：家族性アミロイドポリニューロパチーとプレアルブミン. 代謝 22：51-60, 1985
8) Nakazato M, Kurihara T, Matsukura S, et al：Diagnostic radioimmunoassay for familial amyloidotic polyneuropathy before clinical onset. J Clin Invest 77：1699-1703, 1986
9) 栗原照幸：症例神経内科学, 家族性アミロイドポリニューロパチー〔症例20〕. pp92-102, 医学書院, 1986
10) 長嶺元久, 俵 哲, 荒木淑郎：アミロイドーシスにおける過マンガン酸カリウム処理に対する反応. 日内会誌 71：51-57, 1982
11) 荒木淑郎：家族性アミロイドポリニューロパシー患者に対する肝移植療法―第 2 回国際ワークショップ(リスボン)に出席して. 日本医事新報 3751：50-53, 1996
12) Araki S, Ando Y：Review Transthyretin-related familial amyloidotic polyneuropathy―Progress in Kumamoto, Japan(1967-2010). Proc Jpn Acad Ser B86：694-706, 2010
13) ビンダケルに関する問い合わせ：ビンダケル医療関係者専用ダイヤル 0120-123-263(平日 9 時～18 時, 土日祝祭日除く)
14) TTR-FAP 治療, 検査の研究施設(2013 年 12 月現在)
信州大学第三内科 アミロイドーシス診断支援サービス
http://www.shinshu-u.ac.jp/faculty/medicine/chair/i-3nai/amyloidosis.html
熊本大学大学院生命科学研究部 先端生命医療科学部門 脳神経科学講座 神経内科学分野
http://www2.kuh.kumamoto-u.ac.jp/neurology/
熊本大学医学部附属病院 中央検査部アミロイドーシス診療体制構築事業
http://www2.kuh.kumamoto-u.ac.jp/amyloidunit/

23 運動ニューロン疾患

1 診断の決め手

1. 運動ニューロン疾患には，①**筋萎縮性側索硬化症**(amyotrophic lateral sclerosis：ALS)，②**脊髄性進行性筋萎縮症**(spinal progressive muscular atrophy：SPMA)，③**進行性球麻痺**(progressive bulbar paralysis：PBP)があるが，いずれも原因不明で，特効的な治療はない．ALSの薬物療法としては，リルテック(50 mg)があり，これを1日100 mg服用すると，生存期間を3か月延長する効果がある．**日本神経学会のALS治療ガイドラインでもこの投薬を勧めている．**

2. ALSは進行性で，SPMAより3～4倍も進行が速いが，呼吸管理をよく行って嚥下性肺炎が起こらないように看護すると長期生存例もある．PBPでは構音障害や嚥下障害などの球症状が強く，ALSよりさらに進行が速い．

3. ALSと特に他の鑑別すべき疾患を**表23-1**にまとめ，鑑別の要点を示した．

   鑑別すべき疾患には，①頸椎症，②末梢神経障害，③筋疾患，④脊髄腫瘍，⑤脊髄空洞症，⑥多発性硬化症，⑦後頭骨頸椎移行部骨奇形がある．

2 運動ニューロン疾患のケア

1. 初期では手指の筋力低下などで始まっても，進行すると構音障害，嚥下障害を来し，さらに呼吸筋の萎縮が高度になると呼吸不全を来

表23-1 ALSと鑑別を要する疾患と鑑別の要点

疾患名 症状と 検査要項	ALS	頸椎症	末梢神経障害	筋疾患	脊髄腫瘍	脊髄空洞症	多発性硬化症
疼痛	(−)	(+)	(+)	ジストロフィー(−) 多発性筋炎(+)	(+)	(−)	(−), ときに(+)
異常感覚	(−)	(+)	(+)	(−)	(+)	(−)	(−)
感覚低下	(−)	(+)	(+)	(−)	(+)	(+)	(+)
脳神経障害	下顎反射亢進 舌萎縮 舌の線維性攣縮	(−)	(−) または(+)	(−)	(−)	(−)	視神経萎縮 複視
筋萎縮	(++)	(+)	(+) または(−)	(+) 多くは近位筋 ときに遠位筋	(+)	(+)	(+) または(−)
膀胱直腸障害	(−)	(−), ときに(+)	(−), なかには(+)	(−)	(+)	(−), 進行すると(+)	(+)
放射線検査所見	(−)	骨棘(+) 椎間腔狭小	(−)	(−)	骨の破壊像，ミエログラフィーやMRIが決め手となる．	MRIで空洞(+)	(−)
髄液所見	(−)	Queckenstedt(+)のことがある，蛋白増加(+)	(−) または蛋白増加	(−)	Queckenstedt(+)のことが多い．蛋白増加(++)	(−)	細胞数：正常またはリンパ球増多(+)γ−グロブリン増加(+)

す．肺の病変があるわけではないので，酸素や炭酸ガスのガス交換には支障がなく，機械的に換気をしさえすればよい．このためには，気管切開をしてレスピレーターを装着すれば理屈としてはよいことになるが，この点については本人，家族，医師，看護師が十分に話し合って**呼吸管理の方法を決定**することが大切である．

2 食事については，**誤嚥に注意**し，肺炎などが起こらないようにすることと，嚥下障害が強ければ，栄養チューブを用いて鼻腔栄養をするか，腹壁から直接胃にチューブを入れて(feeding gastrostomy)栄養する以外方法がない．

3 一般に神経障害などで寝たきりの状態になると，3つの合併症がよく起こる．①肺炎，②尿路感染症，③褥瘡であるが，運動ニューロン疾患では褥瘡はみられないことが多い．したがって，運動ニューロン疾患のケアでは，食事，呼吸管理，コミュニケーションおよび精神的な力づけが大切である．

4 呼吸管理は長期にわたり，最も重要な点として残される．最近は機械工学的進歩により，米国では家庭で**ポータブルのレスピレーターを車イスに乗せて使用**しているALS患者もある．これなら移動性もよく，Bennett PR-2 または PVV (Portable Volume Ventilator；Life Care, Boulder, Co.)などのレスピレーターが用いられている．

5 ALSのような難病と闘うためには，患者が「自分は不治の病にかかって死亡していく」と考えるより「身体上障害があって，その分は種々の器具を友として，家族や友人，そして信頼できる医師や看護師とともに語り合いながら生きている」と考えることが大切である．また，ただ生きているということでなく，**機械の助けを借りながら**，**車イスなどで移動し**，**できる範囲で何らかの社会活動に従事**することが望ましい．

6 運動ニューロン疾患では，低酸素症などのために意識障害を起こす場合以外は，意識清明で知的活動は可能である．呼吸管理などを機械にすべて任せるのではなく，精神的力づけ，話し合い，人間的な温かい接触を保つことが大切である．

処方例

リルテック(50 mg)　　2錠
　分2　朝・夕食後

　ALSの治療薬として唯一のもので，病勢進行の抑制を目的に使用されるが，高価なので難病申請をしてから用いるとよい．副作用としては嘔気・嘔吐，下痢，食欲不振，眠気，無力感，めまい，錯感覚などがあるが，頻度は20％くらいである．検査ではAST，ALT，貧血などの異常が数％ある．

参考文献
1) 栗原照幸：ALSの鑑別診断．看護技術 29：16-20, 1983
2) Sivak ED, Gipson WT, Hanson MR：Long-term management of respiratory failure in amyotrophic lateral sclerosis. Ann Neurol 12：18-23, 1982
3) Groeneveld GJ, van Kan HJ, Lie-A-Huen L, et al：An association study of riluzole serum concentration and survival and disease progression in patients with ALS. Clin Pharmacol Ther 83：718-722, 2008

24 脊髄小脳変性症

　脊髄小脳変性症は小脳，脳幹，脊髄の神経細胞が徐々に変性，消失して，運動失調，呂律不良，姿勢をうまく保てなくて転びやすくなるなどの症状がゆっくり進行性に起こる疾患である．多系統萎縮症では運動失調の他，自律神経症状も強く，起立性低血圧によって急に立ち上がるとめまいが起こったり，倒れたりして，睡眠時無呼吸，発汗障害，尿失禁が起こる．

1 孤発性脊髄小脳変性症
皮質性小脳萎縮症
多系統萎縮症（オリーブ橋小脳萎縮症）

2 遺伝性脊髄小脳変性症
❶ 常染色体優性遺伝
a）脊髄小脳失調症 1 型（spinocerebellar ataxia：SCA 1）
b）脊髄小脳失調症 2 型（SCA 2）
c）脊髄小脳失調症 3 型（SCA 3：Machado Joseph 病）
d）脊髄小脳失調症 6 型（SCA 6）
e）脊髄小脳失調症 7 型（SCA 7）
f）脊髄小脳失調症 10 型（SCA 10）
g）脊髄小脳失調症 12 型（SCA 12）
h）歯状核赤核淡蒼球ルイ体萎縮症（dentarorubral-pallidoluysian atrophy：DRPLA）

❷ 常染色体劣性遺伝
a）Friedreich 失調症（Friedreich ataxia：FRDA）
b）ビタミン E 単独欠乏性失調症（ataxia with vitamin E deficiency：AVED）

c）眼球運動失行と低アルブミン血症を伴う早発性小脳失調症
（early onset ataxia with ocular motor apraxia and hypoalbuminemia：EOAH）

3 薬物療法

🔵処方1

> セレジスト錠（5 mg）　　2錠
> 　　分2　朝・夕食後

　これは経口的にとれるTRH誘導体で，脊髄小脳変性症に用いる薬剤であるが，1錠の薬価が約1,200円と高価であるので，神経難病申請をしてから処方すると患者負担がなく長期に用いることができる．効果については，失調症はあまりよくならないが，症例によっては構音障害が改善して，呂律不良であったのが，改善して話しやすくなる場合がある．

　オリーブ橋小脳萎縮症でパーキンソン症状のある場合には，筋硬直や無動症に対して抗パーキンソン薬（アマンタジンやメネシットなど）をパーキンソン病に対するのと同様の方法で各症例に応じて用いるとよい．

　足に重りをつけると失調性歩行は多少改善される．したがって，鉛板を4×6 cmぐらいの大きさに何枚か切り，これを皮に包んだベルト状のdeviceを作って足首に巻きつけると失調症は多少改善する．しかし根本的な治療法ではなく，補助となる程度である．

　家族性痙性対麻痺は，腱反射の亢進があって痙性歩行があるが，運動ニューロン疾患に比べて進行が遅く，分類としては脊髄小脳変性症の中に入れるとよい．

　家族性痙性対麻痺は，特に両下肢の痙直が強く痙性歩行が認められる他は，運動，感覚，協調運動に支障はないので，処方2の抗痙直剤や処方3の筋弛緩薬を用いると歩行が少し楽になる．

🔵処方2

> リオレサール錠（5 mg）　　3-6錠
> 　　分3　毎食後　保外

処方3

> ミオナール錠　　　3錠
>   分3　毎食後

4 痙性対麻痺の鑑別診断

1. HAM 症候群
   血液と髄液の HTLV-1 抗体陽性
2. 脊髄障害
   a）急性横断性脊髄炎
   b）外傷，硬膜外腫瘍による圧迫
   c）脱髄性ミエロパチー
3. 多発性硬化症
4. 傍矢状洞髄膜腫
5. 上矢状静脈洞血栓症
6. 頸椎症，後縦靱帯骨化症

家族性痙性対麻痺ではゆっくり進行性で，家族歴があることから鑑別できるが，症例によっては孤発例もあるので，上記の鑑別診断を考えることが大切である．

参考文献

1) Geary JR, Earle KM, Rose AS：Olivopontocerebellar atrophy. Neurology 6：218-224, 1956
2) Hoffman PM, Stuart WH, Earle KM, et al：Hereditary late-onset cerebellar degeneration. Neurology 21：771-777, 1971
3) Hewer RL：Study of fatal cases of Friedreich's ataxia. Br Med J 3：649-652, 1968
4) McLeod JG, Morgan JA, Reye C：Electrophysiological studies in familial spastic paraplegia. J Neurol Neurosurg Psychiatry 40：611-615, 1970
5) 宇宿功市郎，納　光弘：トピックス—HAM．臨床医 14：90-92, 1988
6) 納　光弘：HAM．臨床医 22(増刊号)：1588-1589, 1996

25 脱髄性疾患

　脱髄性疾患(demyelinating disorder)の代表的な疾患は多発性硬化症 (multiple sclerosis：MS)である．多発性硬化症は日本では頻度が人口10万人に対して9.3人と少ないが，欧米では特に北欧や米国で人口10万人に対して80～150人と頻度も高く，研究対象としても発表論文数が多く，重要な神経疾患である．緯度では，北に発症頻度が高く，南に低い傾向がある．ここ10～20年間でみると，日本でも頻度が増加していて，北海道では人口10万人に対して16.8人，福岡県では8.7人，宮崎県では6.9人，沖縄県では3.7人と日本でも北に多く，南に少ない傾向がある．また，日本全体としての発症頻度は人口10万人対9.3人と，30年前の人口10万人対0.7人(宮崎市)～5人(札幌市)に比べて増加している．**中枢神経系の複数の部位に(多発性に)，しかも時間的に寛解，増悪 (remission and exacerbation)**を繰り返す特徴があり，運動麻痺，感覚障害，失調症，視力障害など多彩の症状があるが，症状が出たかと思うと，しばらくして寛解するという特徴がある．

1 多発性硬化症の診断基準

　多発性硬化症の現在の診断基準の基本になったものは，**表25-1**に示したように1965年に出された**Schumacherの診断基準**である．臨床的に診断確実な多発性硬化症の基準として6項目が挙げられている．基本的には，中枢神経系の主白質に2か所以上の病変があり，時間的には2回以上寛解・増悪をしていることで，年齢は発症時に10～50歳の間である．しかし，実際の症例では50歳以上に発症することもあるので，年齢の基準は現在変わっているが，その他の基準は今でも有効である．

表 25-1　Schumacher 基準（1965 年）

① 中枢神経の機能障害を神経学的診察によって客観的な異常所見として証明しなければならない．症状のみでは不十分である．
② 神経学的診察あるいは病歴により中枢神経内の 2 か所以上の異常が証明されなければならない．
③ 中枢神経疾患としての客観的な神経学的証拠は，主に白質の病変に基づくものでなければならない．
④ 中枢神経の異常は，時間経過としては以下の 2 つのいずれかのパターンでみられることが必要である．(1) 2 回以上の増悪が 1 か月以上の間隔で起こり，それぞれの増悪における神経症候が 24 時間以上持続している．(2) 神経症候が 6 か月以上にわたり徐々にあるいは階段状に進行していく．
⑤ 発症時の患者の年齢は 10〜50 歳の間でなければならない．
⑥ 患者の神経症候の原因としては，他の疾患ではなく MS が最も考えられる．

表 25-2　わが国の MS の認定基準（2003 年度）

1. 主要項目

(1) 中枢神経系内の 2 つ以上の病巣に由来する症状がある（空間的多発性）．
(2) 症状の寛解や再発がある（時間的多発性）．
(3) 他の疾患〔腫瘍，梅毒，脳血管障害，頚椎症性ミエロパチー，スモン，脊髄空洞症，脊髄小脳変性症，HTLV-1-associated myelopathy（ヒト T 細胞白血病ウイルス 1 型関連脊髄症），膠原病，シェーグレン症候群，神経ベーチェット病，神経サルコイドーシス，ミトコンドリア脳筋症，進行性多巣性白質脳症など〕による神経症状を鑑別しうる．

2. 検査所見

髄液のオリゴクローナルバンド（等電点電気泳動法による）が陽性となることがある．ただし陽性率は低く，視神経脊髄型で約 10％，それ以外で約 60％である．

3. 参考事項

(1) 再発とは 24 時間以上持続する神経症状の増悪で，再発の間には少なくとも 1 か月以上の安定期が存在する．
(2) 1 年以上にわたり持続的な進行を示すものを慢性進行型とする．症状の寛解や再発がないにもかかわらず，発症時より慢性進行性の経過をとるものを一次性慢性進行型とする．再発寛解期に続いて慢性進行型の経過をとるものを二次性慢性進行型とする．
　一次性慢性進行型の診断は，以下の McDonald の診断基準（Ann Neurol. 2001）に準じる．オリゴクローナルバンド陽性あるいは IgG index の上昇により示される髄液異常は診断に不可欠で，空間的多発性（MRI または VEP 異常による），および時間的多発性（MRI または 1 年間の持続的な進行による）の証拠が必要である（付表 1，2）．
(3) 視神経炎と脊髄炎を数週間以内に相次いで発症し，単相性であるものを Devic 病とする．1 か月以上の間隔をあけて再発するものは視神経脊髄型とする．
(4) 病理または MRI にて同心円状病巣が確認できるものを Balo 病（同心円硬化症）とする．

(表25-2 つづき)

【付表1】一次性慢性進行型を示唆する所見

髄液オリゴクローナルバンド陽性，またはIgG indexの上昇および，下記のことにより空間的多発性が証明される．
　①9個以上の脳T2病変，または②2個以上の脊髄病変，または③4～8個の脳病変＋1個の脊髄病変
または
　MRIによって証明される4～8個の脳病変，または4個未満の脳病変＋1個の脊髄病変を伴うVEP異常（遅延，波形は維持される）
および，下記のことにより時間的多発性が証明される．
　MRI（付表2を参照）
または
　1年間の持続的な進行．

【付表2】一次性慢性進行型の診断に関して，病変の時間的多発性に関するMRIの基準

1. 最初の撮影が臨床事象の発現から3か月以降に行われた場合，ガドリニウム増強病変が存在し，それが最初の臨床事象の責任病巣ではないなら，時間的多発性の証拠となる．この時点でガドリニウム増強病変が存在しない場合は追跡撮影が必要である．追跡撮影の時期は3か月前後が推奨される．この時点での新たなT2病変またはガドリニウム増強病変が存在すれば時間的多発性の証拠となる．
2. 最初の撮影が臨床事象の発現から3か月未満で行われた場合，臨床事象の発現から3か月以降に行った2回目の撮影で，新たなガドリニウム増強病変が存在すれば時間的多発性の証拠となる．しかし，この2回目の撮影でガドリニウム増強病変がみられない場合でも，最初の撮影から3か月以降の撮影で新たなT2病変またはガドリニウム増強病変が存在すれば時間的多発性の証拠となる．

注：付表1，2は一次性慢性進行型の診断について適用する．それ以外は，主要項目(1)(2)を適用する．わが国でのMSの認定基準は臨床的に診断確実なMSが基本である．
VEP：視覚誘発電位

〔難病情報センター診断・治療指針（医療従事者向け）より引用〕

　その後時代の進歩とともに視覚誘発電位（VEP）や，脳脊髄液検査（オリゴクローナルバンド，IgGインデックス），脳と脊髄のMRI検査などが診断に補助を与えることになり，診断基準も改訂されてきた．日本では2003年度に**表25-2**のような**わが国のMSの認定基準**が出されている．また2001年，2005年に発表されていたMcDonaldの診断基準が改定されて，**表25-3**のように新しい**2010年McDonald基準**が発表されている．

表 25-3 McDonald 基準(2010 年)

臨床像	MS 診断のために必要とされる追加データ
2回以上の発作[a],2個以上の病変に関する臨床的客観的エビデンス,または過去に合理的なエビデンスを有する発作が認められた1個の病変に関する臨床的客観的エビデンス[b]が存在する	なし[c]
2回以上の発作[a],1個の病変に関する臨床的客観的エビデンス	以下の事象により空間的多発性(DIS)が証明される 　MS に特徴的な4つの中枢神経領域(脳室周囲,皮質直下,テント下,脊髄)の2領域以上に,1個以上のT2病変が存在する[d], または 　別の中枢神経部位が関与する次の臨床発作を待つ[a]
1回の発作[a],2個以上の病変に関する臨床的客観的エビデンス	以下の事象により時間的多発性(DIT)が証明される 　ある時点での無症候性ガドリニウム造影病変および非造影病変がともに存在する, または 　ベースライン MRI の撮影時期を問わず,そのあとに撮った MRI 上で1個の新しい T2 あるいはガドリニウム造影病変が存在する, または 　2回目の臨床発作を待つ[a]
1回の発作[a],1個の病変に関する臨床的客観的エビデンス(clinically isolated syndrome)	以下の事象により DIT・DIS が証明される DIS 　MS に特徴的な4つの中枢神経領域(脳室周囲,皮質直下,テント下,脊髄)の2領域以上に,1個以上のT2病変が存在する[d], または 　別の中枢神経部位が関与する2回目の臨床発作を待つ[a] DIT 　ある時点での無症候性ガドリニウム造影病変および非造影病変がともに存在する, または 　ベースライン MRI の撮影時期を問わず,そのあとに撮った MRI 上で1個の新しい T2 およびガドリニウム造影病変が存在する, または 　2回目の臨床発作を待つ[a]
MS が疑われる潜行性神経学的進行(一次性進行型 MS:PPMS)	1年間の疾患進行が認められる(後ろ向きまたは前向きに判定)とともに,以下の3つの基準の2つに該当する[d] ① MS に特徴的な領域(脳室周囲,皮質直下,テント下)における1個以上のT2病変に基づく脳におけるDIS のエビデンス ② 2個以上の脊髄 T2 病変に基づく脊髄における DIS のエビデンス ③ 髄液所見陽性(等電点電気泳動法によるオリゴクローナルバンドのエビデンスおよび IgG index 高値)

(表 25-3 説明)
[a] 発作(再発，増悪)とは，中枢神経の急性炎症性脱髄病変に特徴的な自覚症状または他覚症状が現在または過去に 24 時間以上持続して認められ，発熱または感染症を伴わないものと定義する．同時に神経学的検査を実施して発作を証明すべきであるが，MS に特徴的な症状や経過が認められるものの客観的な神経学的所見による証明が得られていない過去の事象も，過去の脱髄性病変の合理的なエビデンスとすることができる．ただし，発作性症状(過去または現在)とは，24 時間以上持続する複数のエピソードでなければならない．MS の確定診断を下す前に，少なくとも 1 回の発作について，過去の神経学的検査所見以前に視覚障害が報告された患者では視覚誘発電位(VEP)反応所見，あるいは過去の神経学的症状に関与する中枢神経領域の脱髄に一致する MRI 所見による裏付けが得られなければならない．
[b] 2 回の発作に関する臨床的客観的所見に基づいた臨床診断が最も確実である．客観的な神経学的所見による証明が得られていない場合，過去の 1 回の発作に関する合理的なエビデンスとして，炎症性脱髄病変に特徴的な症状や経過を伴う過去の事象を採用できる．しかし，少なくとも 1 回の発作について客観的な所見による裏付けが必要である．
[c] 追加検査の必要はない．しかし，本基準に基づく MRI が得られている状況で MS と診断することが望ましい．MRI または他の検査(髄液検査など)が実施されており，陰性である場合 MS と診断するには細心の注意が必要であり，他の疾患を検討する必要がある．MS と診断するには，臨床像より適切に説明する他の疾患がなく，客観的エビデンスが存在する必要がある．
[d] ガドリニウム造影病変は必要としない．脳幹または脊髄症候群が認められる場合，これらの症候性病変を検討対象から除外する．
〔藤原一男(編)：多発性硬化症(MS)と視神経脊髄炎(NMO)の基礎と臨床．p168，医薬ジャーナル社，2012 より〕

2 多発性硬化症急性増悪時の治療法

治療については，多発性硬化症の急性増悪期にステロイドパルス療法や血漿交換が有効である．また再発を繰り返す症例では，インターフェロン療法をすると，再発の頻度を減らすことができる．

🔵処方 1

ソル・メドロール注	1,000 mg
ガスター注	20 mg
生理食塩水	100 mL
点滴静注　1 日 1 回　これを 3 日間行う	

パルス療法をしない場合は，経口的に副腎皮質ステロイドホルモンを用いる．

処方2

プレドニゾロン錠（5 mg）　　　12 錠
　　分2（朝食後8錠，昼食後4錠）
コランチル配合顆粒　　　　　　3 g
　　分3　毎食後

　1週間くらいして症状も改善してくれば，プレドニンを漸減する．
　多発性硬化症の症例の中には，再発を頻回に繰り返す症例があり，**再発予防**のためにインターフェロンを用いる．国内で安全に使えることのできる薬剤はベタフェロンとアボネックスの2種類である．

処方3

ベタフェロン　　　1回 800 万国際単位
　　隔日　皮下注射

処方4

アボネックス　　　1回 30 μg
　　週1回　筋注

　日本で経験する多発性硬化症患者の頻度は，欧米ほど頻度が多くない．筆者が神経内科レジデントをアメリカで行っているときは60床くらいの神経内科病棟ではいつも5名くらいの多発性硬化症の患者が入院していたが，本邦では60床の病棟に0〜1名の多発性硬化症の患者が入院するが，年に5〜6例を経験する程度である．したがって，上に掲げた診断基準を用いて，すぐにこの疾患の診断ができるかというと，やはり実際の症例を経験する必要がある．ここに自験例の症例を簡潔にあげ，また自験例のMS患者の脳MRIを挙げる．

●症例

62歳の女性．両下肢の麻痺，排尿障害，右視力障害
37歳時：背部痛，次の日の昼には両下肢の麻痺，尿が出なくなる．
　　　　3か月入院してよくなる．
41歳時：右眼の視力障害：治療でよくなる．
今回平成11年9月2日：左の下肢の脱力，尿が出にくくなる．

翌日朝，外来受診，やっと車から降りる．右の下肢にも脱力を来す．
　翌日入院　意識清明，言語正常，
　Th 5　以下の感覚低下
　両下肢の不全麻痺
　　左はほとんど自発運動なし．
　　右は少し自発的に膝と足首で関節が動く．
　歩行はできない．腱反射は rt(2＋)，lt(3＋)
　　Babinski 反射は両側＋
　排尿困難あり．
検査所見
末梢血　Hb 12.1，Ht 38.2％，WBC 8,900
尿検査　比重 1.034，pH 6.0，蛋白(＋/－)，糖 0.1 g/dL
HCV Ab 116 高値
髄液：細胞数 44/3(単核球 34，多核球 10)
　蛋白 59 mg/dL，糖 63 mg/dL，Cl 130 mM
VEP(視覚誘発電位)
　右眼刺激　反応なし
　左眼刺激　P 100　104.0 msec(正常 110 msec 以下)
視力障害のある右の眼底の視神経乳頭は temporal pallor あり(図 25-1)．
なお別の多発性硬化症の症例の MRI を示す(図 25-2〜5)．

3　視神経脊髄炎(NMO)

　これに対して，**視神経脊髄炎**(NMO：neuromyelitis optica)は脊髄の病変による対麻痺と視神経の病変による視力低下が起こり，再発を繰り返しているうちに失明と対麻痺を来してしまうことが多く，治療もステロイドパルス療法や血漿交換があまり効果がない点が困難な問題であった．NMO は，歴史的には 1894 年にフランスの Devic が視神経と脊髄炎の剖検例に 16 文献例を合わせて解析して，NMO の特徴を記載したので，この疾患は Devic 病とも呼ばれる．NMO の診断基準としては，

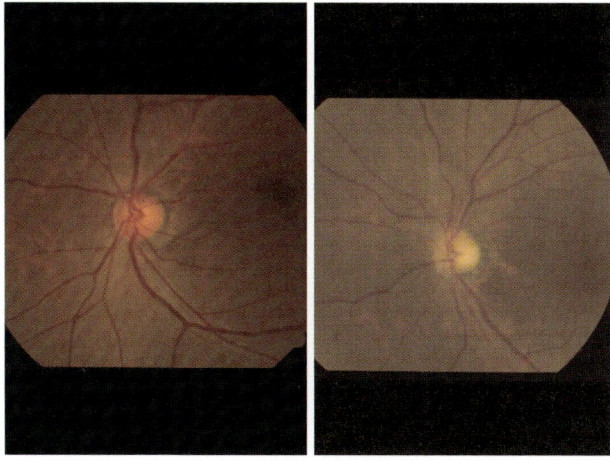

3. 視神経脊髄炎(NMO)　321

健側の眼底　　　　　　病側の眼底

図 25-1　多発性硬化症の視神経乳頭の temporal pallor
病側の視神経乳頭は蒼白で，視神経乳頭の上を横切る毛細血管の数も減っている．

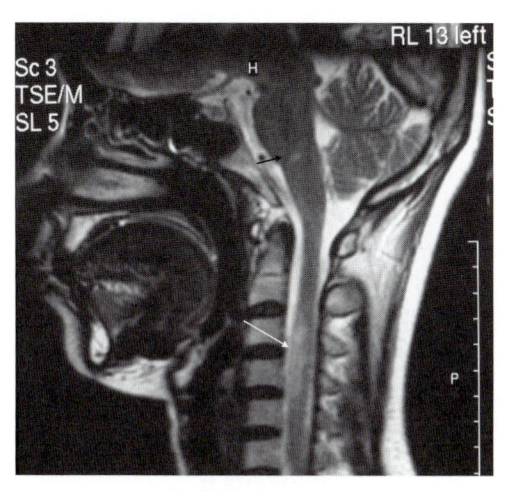

図 25-2　多発性硬化症の MRI
脳幹(黒矢印)と脊髄(白矢印)に病変がある．

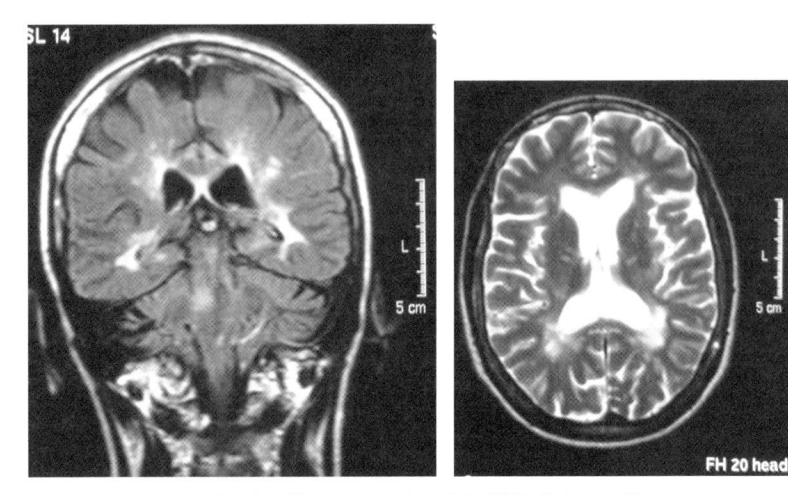

図 25-3　36歳女性，多発性硬化症，右の顔面神経麻痺で入院

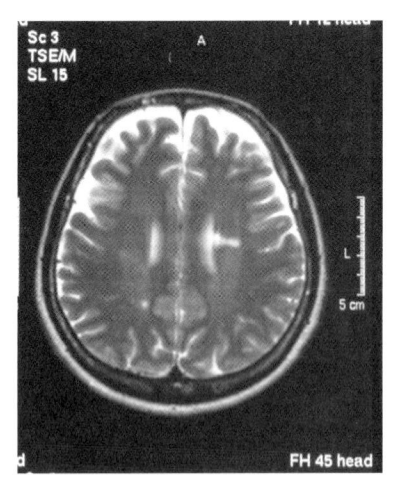

図 25-4　54歳女性，多発性硬化症，右上肢の脱力

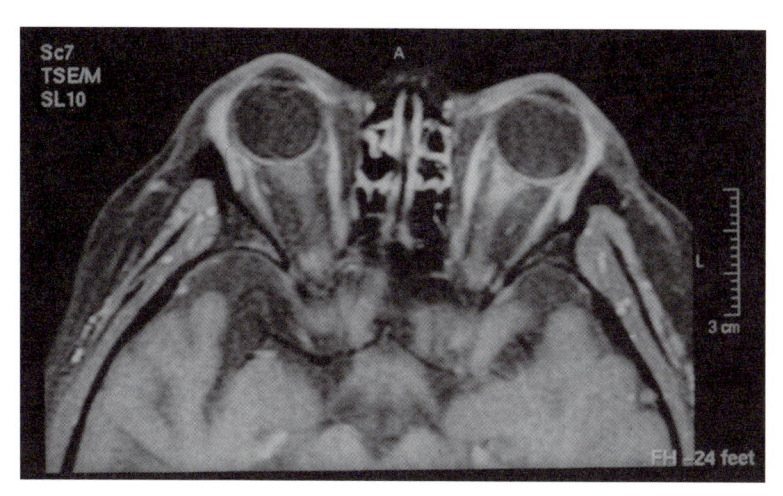

図 25-5　多発性硬化症による左視力障害
MRI：ガドリニウム強調像.
左視神経は，左眼球のすぐ後方のところでカドリウムにより増強されている.

1999 年の診断基準が改訂され 2006 年に Mayo Clinic の MS Center にかかっている 129 名の患者を対象にして，NMO 96 名 MS 33 名について，臨床像，MRI 画像，血清 NMO-IgG の測定をして，**NMO の改訂診断基準**がだされている．それを挙げると以下のようである．

　視神経炎と急性脊髄炎が認められた患者で，以下の 3 項のうち 2 項以上を満足する場合を NMO と呼ぶ．
① 3 椎体以上の長さにわたって MRI で脊髄に病変があること
② 脳の MRI が MS の診断基準に合わないこと
③ NMO-IgG が陽性である（seropositive）

　ここで NMO-IgG は血清の自己抗体であり，これは **aquaporin 4** に結合する．

　NMO は特異な IgG（NMO-IgG）が 2004 年に発見され，NMO-IgG は，aquaporin 4 抗体であることが報告された．アクアポリンは細胞の水チャンネルであって，細胞内外の水の輸送に関係するチャンネルである．今

まで多発性硬化症は脱髄疾患であり，髄鞘を作るのはオリゴデンドログリアであるので，多発性硬化症はオリゴデンドログリアの病気で脱髄が起きていると考えられてきた．これに対してNMOは水チャンネルの変化によって起こってくる疾患と考えられる．星状細胞が神経細胞の水の代謝を障害させて病気を起こしているのではないかと考えられる．aquaporin 4 抗体が結合する場所として血管表面，あるいは星状細胞のfoot processであることを考えると，これは多発性硬化症とは，発症機序も異なって，脱髄が始まる場所についても血管や星状細胞を介して水チャンネルが関係して脱髄が起こってくると推論される．NMOでは，再発を繰り返しているうちに失明と対麻痺をきたしてしまうことが多く，また従来の方法では，治療効果がないので，**CD 20 モノクローナル抗体**である**リツキシマブ**を投与し，末梢血B細胞を除去するとNMOの再発が抑制される．本邦でもこの治療が行われて効果があることが学会などで報告されている．

🔴処方5

リツキサン注　　1回 375 mg/m^2
　　週1回　4週間

参考文献
1) 藤原一男(編)：多発性硬化症(MS)と視神経脊髄炎(NMO)の基礎と臨床．医薬ジャーナル社，2012
2) 小林祥泰，水澤英洋：神経疾患の最新の治療 2012-2014．南江堂，2012
3) Wingerchuk DM, Lennon VA, Pittock SJ, et al：Revised diagnostic criteria for neuromyelitis optica. Neurology 66：1485-1489, 2006
4) Jacob A, Weinshenker BG, Violich I, et al：Treatment of neuromyelitis optica with rituximab：retrospective analysis of 25 patients. Arch Neurol 65：1443-1448, 2008
5) 田中政美，田中惠子：多発性硬化症の治療．日内会誌 102：1971-1977, 2013

26 自律神経障害

1 起立性低血圧

　起立性低血圧(orthostatic hypotension)では，急に立ち上がったときに**立ちくらみ**がしたり，めまい感がしたり，場合によっては**失神**することがある．これは臥位や坐位から急に立位になったとき，血圧が下がって，脳血液灌流が減り，いわゆる脳貧血状態になったことで，上記のような症状が起こる．通常は立位になると腹腔内の血管や下肢の血管が収縮して，心臓に返る血液を増やし，かえって血圧が上がることがあるが，自律神経障害があると，このような反射が起こらなくなる．起立時に収縮期圧で 20 mmHg 以上，拡張期圧で 10 mmHg 以上下がるとこれを起立性低血圧という．診断は臥位での血圧を測ってから，もう一度立位での血圧を計測すればよい．

1 起立性低血圧を来す疾患

　もっとも起立性低血圧を起こしやすい疾患で，失神して転倒することあるのは，**多系統疾患(Shy-Drager 症候群)**である．この疾患では起立性低血圧で失神して倒れこむことがあり，二次的に打撲することがあるので注意を要する．その他パーキンソン病でも低血圧になったり，起立性低血圧を来すことがある．**家族性アミロイドポリニューロパチー**では，解離性感覚障害(温・痛覚障害があるが位置覚・振動が保たれている)の他，自律神経障害が強く，起立性低血圧，下痢と便秘の交代(1 週間くらい便秘が続いた後に 2～3 日間下痢になり，これを繰り返す)，排尿障害，性的不能などが起こり，自律神経が障害されると，健康感も消失し，女性では生理不順が起こる．もっと頻度の高い疾患では**糖尿病性ニュー**

ロパチーも感覚障害，運動障害の他に自律神経障害を来し，ED（勃起不全）が起こったり，夜間の下痢などが起こる他，起立性低血圧を来すことがある．遺伝性疾患で**感覚自律神経ニューロパチー**，あるいはウイルス感染症の後に**自律神経ニューロパチー**が起こることがあり，かなり高度の起立性低血圧を来す．

2 貧血があれば，これを治療する

　高齢者は，栄養が十分とれなくて，鉄を含む食物をあまり食べないことがある．また，入れ歯が合わなかったり，夏場で特に食欲がないときなどは，さまざまな状況で鉄欠乏性貧血が起こる．訴えがないことも多いが，**ふらふらする**，あるいは**めまい感**を訴えることがある．

　必要なら鉄剤を処方する．その他，急に貧血になってきたときは，胃癌がないか，痔からの出血が毎日あるか，どこかの臓器で出血がないかなど，消化管の精査を要することがある．貧血がヒントになって，消化器症状がない時期に胃癌や大腸癌などを早期発見することもある．

3 日常生活で注意すること

　臥位から立位になるとき，急に立ち上がらないで，ベッドの端にしばらく座ってから，落ち着いてゆっくり起立するように注意をする．過活動膀胱のある高齢者では，夜間頻尿があって，ベッドから急に起き上がったとき起立性低血圧が起こることがあるので，注意するとよい．夜間の睡眠が頻尿によって妨げとならないように過活動膀胱の治療もするとよい．

4 起立性低血圧の薬物療法

🔴処方1

リズミック錠（10 mg）　　2錠
　　分2　朝・夕食後

🔴処方2

エホチール錠（5 mg）　　3錠
　　分3　毎食後

処方3

フロリネフ錠(0.1 mg)　　　2錠
　　分2　朝・夕食後

　基本的には処方1または処方2を用いる．
　塩喪失型副腎皮質過形成，Addison病，難治性低血圧では，処方3を用い，これによってNaの貯留とKの排泄を促進する．
　パーキンソン病の症例ではドプス(処方4)を用いてもよい．

処方4

ドプスOD錠(100 mg)　　　1錠
　　分1　朝食後からはじめて，隔日に100 mgずつ増量する．
　標準維持量として　1日　300-600 mg　分3　毎食後

　ドプスはL-threo-Dopsでノルエピネフリンの前駆物質であり，血圧を上げる他，第一歩が出にくいパーキンソン病患者に症状を改善する目的でも用いられる．

2 便秘症

　頑固な便秘(constipation)が起こる疾患としては，**多系統萎縮症**がある．**パーキンソン病**でも胃腸管の蠕動が正常より悪く，食物の停滞時間が長い．便秘を来すことが多く，症例によっては，**腸閉塞**を来すこともある．普段から便秘がないかどうかは問診しておいて，栄養は障害しないが，便秘を改善する薬を処方しておくとよい．マグネシウム薬は量によって調節できるので，そのことを患者にも説明しておいて使うとよい．

処方例

マグラックス錠(330 mg)　　　4-6錠
　　分2　朝・夕食後

3 排尿障害

　高齢社会を迎えて，神経疾患の患者の中には，原病の神経疾患に加え

て，排尿障害を訴える患者が多いのが現状である．排尿障害には，**蓄尿の障害と排尿の障害**がある．

　神経内科外来では，パーキンソン病やさまざまな原因による認知症の患者が多くなり，65歳以上の患者では，男性でも，女性でも，「トイレに行く回数が増えて，日中はよいが，夜間は何回もトイレに起きるので，睡眠が十分とりにくい」という訴えがかなり多い．神経疾患を治療するとともに，患者の排尿の障害のついてしも話をよく聞いて，どのような排尿障害か，また泌尿器科的検索が必要か，またどのように治療したらよいかについて，神経内科医としても，ある程度の知識と対応が必要になっている．

1 過活動膀胱

　最近は，テレビや新聞での報道もあって，**過活動膀胱（overactive bladder：OAB）**という医学用語が一般の人にも知られている．

❶ 夜間頻尿

　神経内科に来院する排尿の問題をかかえている患者に対して，正確な泌尿器科的診断（炎症，肥大，癌，結石）がなされる必要があるが，患者が「夜トイレに何回も起きるので，睡眠も障害される」と訴えたときにどのようにしたらよいであろうか．まず夜間睡眠時間を1日の1/3の8時間として，その間にどのくらいの尿量があるかを明らかにする．これが1日の尿量の1/3程度であれば，夜間の尿量としては，多くないとしてよい．夜間の尿量がやたらに多いときには，抗利尿ホルモンの不足を推定して，抗利尿ホルモンの点鼻投与が症状を改善することがある．

　次に夜間何回トイレに行く必要があるか，また尿を出すこと自体出にくいのか，腹圧をかけないと尿が出ないのか，排尿に問題がないか，下部尿路に閉塞がないかなどを明らかにする必要がある．男性であれば前立腺癌，前立腺肥大，尿道炎などによる尿道の狭窄がないか，排尿するのに時間がかかるか，尿線が細くなっていないかなどの質問をすることができる．泌尿器科では前立腺の超音波検査も重要である．

❷ 脳や脊髄障害

　脳や脊髄の障害で排尿障害を来すことがあり，特に脊髄障害では，①

レベルのある運動・感覚の障害(例：対麻痺)，②排尿・排便障害，③性機能障害が起こる．脳に多発性脳梗塞があれば，腱反射が亢進するのと同じように膀胱についても痙性膀胱(spastic bladder)になって，頻尿が起こる可能性がある．

さてこれらのことを念頭におきながら，泌尿器科的に治療しなければならない疾患は治療し，コンサルテーションをするとして，器質的疾患があって，尿路の閉塞を来すような疾患がなく，特に65歳以上の高齢者で「夜トイレに何回も起きるので，睡眠も障害される」ということであれば，よくある疾患として過活動膀胱を考える．

2 女性の治療法

女性の場合は，過活動膀胱の治療で first choice としては，**抗ムスカリン作用の薬物**を投与し，膀胱容量を増やし，尿をためることができるようにするとよい．

処方1　下記のいずれかを用いる．

ウリトス錠(0.1 mg)	1錠
ステーブラ錠(0.1 mg)	1錠
分1　朝食後	

処方2

ベシケア錠(5 mg)	1錠
分1　朝食後	

処方1はムスカリン受容体サブタイプのM1, M2に対して拮抗作用をもち，処方2はM3に対して拮抗作用をもつ．

これらは，**過活動膀胱による尿意切迫**，**頻尿**，および**切迫性尿失禁**に有効である．これらの薬を用いるときには，副作用として，**残尿増加**，**尿閉**，**腸閉塞**がある．

65歳以上になると，膀胱粘膜からアセチルコリンがより多く分泌されるため，膀胱粘膜の伸展が起こると，65歳以下の人より膀胱の収縮が強く起こることが明らかになっている．尿路上皮は伸展刺激や尿中物質による化学的刺激によって，ATP, NO, アセチルコリン，プロスタ

グランジンなどの伝達物質を遊離して，膀胱粘膜上皮や上皮下に分布する求心性神経に作用して，膀胱の収縮に影響を及ぼしている．

最近では，膀胱の緊張をとる薬として抗ムスカリン作用の薬剤以外に，**β-交感神経受容体アゴニスト**が膀胱の緊張をとることが明らかになり，β_3 アゴニストが用いられるようになった（処方3）．

🔴 処方3

ベタニス錠（50 mg）　　1錠
　　分1　朝食後

これは抗コリン作用がないので，口渇，尿閉，便秘，腸閉塞などの副作用の心配はなく，夜間頻尿などに効果がある．

❸ 男性の治療法（前立腺があるので，女性の治療法と異なる点がある）

男性の場合は，50歳以下で過活動膀胱があるときは，背景に神経障害や泌尿器科疾患，前立腺癌や前立腺肥大，前立腺炎（発熱，排尿時痛，頻尿，検査では尿検沈渣で白血球がみられる，血清PSA高値），尿道炎，膀胱結石などを合併している場合があるので，泌尿器科専門医に紹介するとよい．

50歳以上の男性では，過活動膀胱の症状がある場合は，前立腺肥大を合併している可能性があるので，排尿症状を確認して，排尿に時間がかかり，尿線が若いときより細くなってきたか，排尿時に腹圧をかける必要があるかなどを確認するとともに，尿検査をして，**血清のPSA (prostate specific antigen)** もとるとよい．PSAは，前立腺癌で高くなるが，癌だけに特異的に高くなるわけではなく，前立腺炎でも高度に高くなり，良性前立腺肥大（benign prostatic hypertrophy）でも高くなる．PSA値は4以下が正常であり，10以上では，肛門経由で前立腺の針生検をすることで，前立腺癌か良性前立腺肥大かの組織診断ができる．良性前立腺肥大に伴って過活動膀胱の症状があるときは，α_1 ブロッカーの投与をするとよい．前立腺は尿道をドーナツのように取り囲んでいるが，構造として平滑筋を含んでいるので，α_1 ブロッカーを用いて尿道平滑筋と尿道を取り囲む前立腺に含まれる平滑筋を緩めて排尿しやすくする．

α_1ブロッカーの処方例としては，下記のようなものがある．

処方4

ハルナールD錠(0.2 mg)　　　1錠
　　分1　朝食後

処方5

フリバスOD錠(50 mg)　　　1錠
　　分1　朝食後

これらを用いるときは，失神，意識消失，肝機能障害などに注意する．
ハルナールD錠などを数年間使っていると，効果がなくなってくる場合がある．その際は処方6を用いるとよい．

処方6

エブランチルカプセル(30 mg)　　　2カプセル
　　分2　朝・夕食後
マグラックス錠(330 mg)　　　1錠
　　分1　夕食後

処方6で用いるエブランチルはα_1ブロッカーで，元々本態性高血圧や腎性高血圧にα遮断薬として用いられ，血圧を下げる作用がハルナールより強い．過活動膀胱のある人の中には高血圧があり他に降圧剤を服用している場合がある．エブランチルを始めると血圧が下がり過ぎることがあるので，他に併用している降圧剤を減量する必要がある．マグラックスはエブランチルに伴う便秘を改善する役割とともに，腸管のほうに水分を回し，膀胱のほうに行く水分を少なくするので，夜間の排尿回数も少なくする助けになると筆者は考えている．

（謝辞）
本章の執筆にあたっては，神経内科津田沼で一緒に仕事をしている排尿障害の専門家である千葉大学の服部孝道名誉教授および，都立神経病院名誉副院長の神田武政先生のご助言に深謝する．

参考文献

1) Cerruto MA, Asimakopoulos AD, Artibani W, et al：Insight into new potential targets for the treatment of overactive bladder and detrusor overactivity. Urol Int 89：1-8, 2012
2) Yoshida M, Inadome A, Maeda Y et al：Nonneuronal cholinergic system in human bladder urothelium. Urology 67：425-430, 2006
3) Michael MC, Sand C：Effect of pre-contraction on beta-adrenoreceptor-mediated relaxation of rat urinary bladder. World J Urol 27：711-715, 2009
4) 西澤 理(監), 井川晴彦, 石塚 修(編)：下部尿路機能ポケットマニュアル―過活動膀胱(OAB)ガイドライン.
 http://oab.jp/manual/c03.html
5) Cardozo L：Systematic review of overactive bladder therapy in females. Can Urol Assoc J 5(5 Suppl 2)：S139-S142, 2011
6) Chapple C：Systematic review of therapy for men with overactive bladder. Can Urol Assoc J 5(5 Suppl 2)：S143-S145, 2011
7) 井川靖彦：ES1-2 過活動膀胱の新規治療標的を求めて：膀胱求心性神経伝達機構に関する最新知見. 第19回日本排尿機能学会抄録集, p141, 2012

27 リハビリテーションの基本

1 基本的理念

　リハビリテーション(以下リハビリ)の定義としては，障害を受けた人が治療や訓練によって最大限の身体的，精神的，社会的，職業的，経済的能力をもつようになるまで回復させることである．

　神経疾患には手足の麻痺により，歩行障害や日常生活動作の障害を来す疾患が多く，初期からリハビリの考え方が内科医にあると二次的障害を防止することができる．リハビリ専門医の数は少ないので，リハビリの概念をできるだけ多くの医師が身につけておくことが必要である．

　リハビリの対象となる疾患には，運動器疾患(神経疾患，整形外科疾患)，心疾患(心筋梗塞など)，呼吸器疾患(肺気腫など)があるが，ここでは主に神経疾患に関するリハビリを中心に述べる．

　まず，患者の状態を正しく評価することが大切である．

◼ 医学的評価

　病歴を詳しくとり，神経学的，整形外科的，内科的に評価する．リハビリを計画するときには，原疾患が何か，また既往にリウマチなど関節運動を障害する疾患はないか，内科的には心筋梗塞など運動療法に制限となる既往症はないか否かを明らかにして，無理のない計画を立てることが必要である．

◼ 身体機能の評価

❶ 一次的障害

　脳梗塞による片麻痺と失語症などのように，疾患による直接的な障害．

❷ 二次的障害
初期のケアが悪いために生じた二次的障害で，廃用性萎縮，関節拘縮，褥瘡などが含まれる．

❸ 既往性障害
糖尿病による末梢神経障害，関節リウマチ，末梢循環障害などの既往を明らかにする．

❹ 身体的素質の評価
例えば以前鉄棒の選手であった人は，対麻痺になっても両上肢の筋力が発達しているので，リハビリでも大変この素質が役立つ．このような素質や，麻痺していない健常部の筋力を普段から鍛えているか否かを評価する．

❺ 日常生活動作（activities of daily living：ADL）の評価
① 歩行，移動
② 身の回りの動作（食事，整容，トイレ，更衣，入浴）
③ 意思の疎通（communication），言語障害の有無

日常生活が支障なくできるか，介助を要するか．

❸ 社会的，心理的評価
1人の障害をもった人間が，社会的にどのように生活していけるか否か．仕事に復帰できるか否か．また心理的にも障害を受けて生じたうつ状態を克服し，落ち着いて現状を把握しかつ対処できるか否か．本人にやる気がないとリハビリの効果も上がりにくい．

❹ Barthel Index
ADLの評価方法で，あまり時間をかけなくてもこの評価法は比較的正確な評価結果が得られる．米国の医師Mahoneyと理学療法士Barthelによって作成された．表27-1のように食事・移乗・整容・トイレ・入浴・歩行・階段昇降・更衣・排便・排尿の日常生活の10種類の動作について評価する．満点は100点で全自立，60点が部分自立，40点が大部分介助，0点は全介助である．車いすの使用者では，全自立は歩行と階段を評価しないので，80点となる．1人で生活するには意欲や知能の問題もあるので，Barthel Indexが満点であるというだけでは，

表27-1 Barthel Index　基本的生活動作

設問	質問内容	回答	得点
1	食事 ●自立，自助具などの装着可，標準的時間内に食べ終える ●部分介助（たとえば，おかずを切って細かくしてもらう） ●全介助	10 5 0	
2	車椅子からベッドへの移動 ●自立，ブレーキ，フットレストの操作も含む（非行自立も含む） ●軽度の部分介助または監視を要する ●座ることは可能であるがほぼ全介助 ●全介助または不可能	15 10 5 0	
3	整容 ●自立（洗面，整髪，歯磨き，ひげ剃り） ●部分介助または不可能	5 0	
4	トイレ動作 ●自立，衣服の操作，後始末を含む，ポータブル便器などを使用している場合はその洗浄も含む ●部分介助，体を支える，衣服，後始末に介助を要する ●全介助または不可能	10 5 0	
5	入浴 ●自立 ●部分介助または不可能	5 0	
6	歩行 ●45 m 以上の歩行，補装具（車椅子，歩行器は除く）の使用の有無は問わない ●45 m 以上の介助歩行，歩行器の使用を含む ●歩行不能の場合，車椅子にて 45 m 以上の操作可能 ●上記以外	15 10 5 0	
7	階段昇降 ●自立，手すりなどの使用の有無は問わない ●介助または監視を要する ●不能	10 5 0	
8	着替え ●自立，靴，ファスナー，装具の着脱を含む ●部分介助，標準的な時間内，半分以上は自分で行える ●上記以外	10 5 0	
9	排便コントロール ●失禁なし，浣腸，坐薬の取り扱いも可能 ●ときに失禁あり，浣腸，坐薬の取り扱いに介助を要する者も含む ●上記以外	10 5 0	
10	排尿コントロール ●失禁なし，収尿器の取り扱いも可能 ●ときに失禁あり，収尿器の取り扱いに介助を要する者も含む ●上記以外	10 5 0	
	合計得点	/100	

※代表的な ADL 評価法である．100 満点だからといって独居可能というわけではない．
(Mahoney FL, Barthel DW：Functional Evolution：The Barthel Index. Md State Med J14：61-65, 1965 より)

独居可能とはいえないことがある．

2 初期プランニングの方法

以上のような評価をしてから，リハビリのプランを立て，目標を決めるわけであるが，初期において必要な考えは次の通りである．

❶ リハビリは病初期から始め，二次的障害の防止をめざす．良肢位をとることは1病日からする．

❷ 何ができないかではなく，健常部を重視して鍛え，全体として何ができるかを考えることが大切である．

❸ 心理的にサポートしながら，医師と看護師，家人が本人と努力して勉強すればリハビリは可能である．

❹ PT(理学療法士)，OT(作業療法士)，ソーシャルワーカー，臨床心理士，言語聴覚士がすべてそろっていなくても，ベッド，イス，一般病院の階段などを利用すれば，起立訓練，階段の昇降などの訓練に応用できる．

❺ 健常部を鍛え，早期離床を図り，1日−3％も進む廃用性萎縮(disuse atrophy)を予防すれば，入院期間を短縮できる．

❻ 必要に応じてスプーンの形を工夫したり，装具や簡単な工夫をして日常生活動作の自立を図る．補助具，柵，便座を高くし，段差のない家の設計や手すりを作成するなど，必要に応じて家族が工作したり，専門家に作成してもらう．

❼ 長期臥床すると認知症，廃用性萎縮，尿路感染症，褥瘡，食欲不振が起こるので，残存機能の強化から訓練を始め，早期離床を心がける．

3 片麻痺のリハビリの実際

❶ 急性期から行えば80〜90％歩行可能になる．

❷ 医師と看護師で十分できる(PT，リハビリセンターでなくても一

❸ 第1病日は良肢位をとる．体位変換2時間ごと．医学的に安定すれば第2～3病日でベッド上訓練，寝返り，他動運動，マッサージを行う．

❹ 第3，第4病日から起立訓練．ベッドの柵に手でつかまって，健常の下肢を使ってイスから起立する．これによって健側下肢を強化する．麻痺側上肢は，自己他動運動をさせる．

❺ 2週間後から階段歩行．毎日1回行う．

❻ 4週間後から杖歩行．毎日行う．

❼ 右手で書字ができなければ，左手で書字の練習をする．右片麻痺で子どもの教育を必要とする母親では，発病後すぐに左手で1日4時間書字訓練をすると，1か月後には左手で書字が可能となる．

❽ まな板に裏側からステンレスのくぎを打ったりしてポテト，ニンジンをそれに差し，片手で家事動作ができるよう訓練する．おろし金も45°ぐらいの角度をつけてまな板に止める．

❾ 麻痺側の上肢は肩関節の亜脱臼に注意し，上肢を吊ったり（arm sling），ホットパックを用いる（麻痺側の肩の疼痛を訴える患者が多い）．また，健側の上肢で患側上肢の屈曲，伸展，外転，内転をして関節の拘縮を防ぐ．ゆっくり力を加えて行う．自分で患側の上下肢のリハビリを行う．

❿ 歩行ができるようになれば退院．

遠方の患者は自分で自分のリハビリができるようになったら退院してよい．せっかく入院中に回復した機能が，帰宅によって退行しないよう，退院後も自分でリハビリを続ける．

4　家に帰ってからのリハビリ——在宅ケアの基本方針

❶ 関節拘縮の予防：上肢では肩，下肢では足関節（尖足位となりやすい）に注意して，関節可動域が狭くならないよう，自分で訓練を続ける．

❷ 首，腹筋，背筋を含めて健側の筋力強化をする．
❸ 寝たきりにならず早くから座る訓練をして，バランスの悪いときには背もたれで倒れるのを防ぐ．
寝たきりのまま長びくと，めまい，嘔気，起立性低血圧などが起こるので1回に30分ぐらいは座っていられるように努める．
❹ 本人にやる気を起こさせて，家族の気持を積極的なものにする努力をする．
❺ 家族も疲れたり，不安が起こってきたときには訪問看護を受け，再び外部から活力を与えてもらう．
❻ 患者に病前の趣味があれば，これを維持し，また新しい趣味にも関心を向けさせる．
❼ 障害があっても，人のためになる仕事であればこれを可能な限り行ったほうが意欲が出る．また，本人も満足できる．家人も本気でその可能性を考え，根気強く努力する．

　家に帰って何かを始めても，すぐに飽きてくる．飽きずに長く続けられることを本人の可能な範囲で選ぶ．多くの場合それは，他の人のためにもなることである．人に関心を持たれ，信頼され，期待されたい気持を誰もが持っていて，その期待に立派に応えたいと望んでいる．このような気持が満足できるように，患者の可能な範囲で仕事を選ぶことが大切である．結局，人は働くために生きているのである．そして自分だけが面白い遊びをしても，人のためにならない遊びはすぐに飽きてしまう傾向がある．このような患者の気持を主治医がよく理解してアドバイスを与えることが大切である．

5 失語症患者へのアプローチ

❶ どのような失語症か？

　言語障害には，構音障害と失語症がある．前者は発声に関する筋肉や咽頭・鼻腔・口腔・舌などの器官に障害が起きて正しく発音できない状

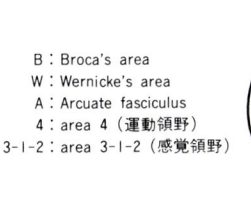

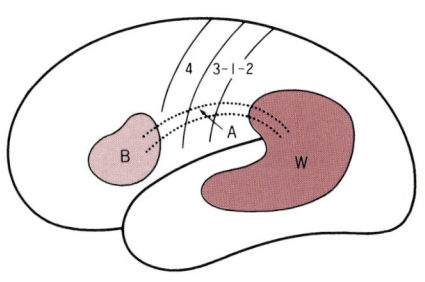

```
B : Broca's area
W : Wernicke's area
A : Arcuate fasciculus
4 : area 4 (運動領野)
3-1-2 : area 3-1-2 (感覚領野)
```

図 27-1　失語症と解剖図

態を指すが，これに対して失語症は，言いたい内容を表す言葉を見つけることができなかったり，誤った単語を用いたり，または文法的におかしい表現をしたり，他人の言葉が理解できなかったりする状態をいう．

　失語症の分類としては，日常臨床的には次の4つを考えればよい（きわめて稀なものは除く）．Boston University の Benson 教授の講演を筆者は米国で聴いているが，プラクティカルには次の4つに分けてよいと考える．

❶ 運動性失語症（Broca's aphasia）
❷ 感覚性失語症（Wernicke's aphasia）
❸ 伝導性失語症（conduction aphasia）
❹ 全失語症（global aphasia）

2 失語症の鑑別法

❶ 運動性失語症

　まず言葉を見出すのに時間と努力を要し，言葉数が少ないのが特徴で，音読の障害がある．黙読はでき，理解は可能である．他人の言葉はよく理解できるが，反復して言葉を言うことには障害がある．気分は憂うつで，人によっては自殺企図を認めることもある．**図 27-1** の Broca's area の部分の障害で起こるとされるが，これには異論を唱える人もいる．

❷ 感覚性失語症

　自発言語は多く，1人で喋りまくっていることが多いが，何を言って

いるのか内容がよくわからない．錯語が多い．他人の言葉の理解ができない．読解が障害され，反復もできない．気分は楽天的で，❶と反対である．図27-1のWernicke's areaで起こる．

❸ 伝導性失語症

自発言語は流暢であるが，❷ほど多弁ではない．言葉は乱雑で，反復の障害が著明である．他人の言葉の理解は良好である．音読は錯語のために不能であるが，黙読をすれば理解できる．図27-1のarcuate fasciculusが障害されるとこの型の失語症を来す．

❹ 全失語症

これは優位半球全体の言語中枢が障害された全失語症で，globalという語は大脳半球が広範に障害されているので用いられる．自発言語は拙劣で，うなったり，意味のわからない発声はあるが，言葉にはならない．理解も障害され，反復も読解もできない．

以上のように分類すると，失語症と大脳半球のどの部位に障害を来しているかが解剖学的にも対応でき，都合がよい．

言語中枢のある大脳半球を優位半球と呼び，右利きの人では左半球がこれに当たる．左利きの人では2/3がやはり左半球に言語中枢を有するので，右利き，左利きの人を全部合わせると96％の人が左半球に言語中枢をもっているといえる．

3 失語症の治療

今日では言語聴覚士（speech-language-hearing therapist）が専門的に養成され，失語症患者にも正規の治療を行ったほうが全く自然の回復に任せるより良い結果が得られているので，ここではアプローチの原則を述べる．

❶ 失語症の分類をする．
① 失語症を来した原因疾患のうち，治療のできるものはまず治療する．
② 運動性失語症は言葉の理解はできるので，治療者の指示に従うことができ，また治療もしやすい．しかし反面，憂うつ気分や自殺企図に十分気をつけてサポートする．抗うつ薬も必要なこ

とがある．
　　③ 全失語症は治療効果が得られないことが多い．
❷ 言語障害は，失語症患者の家族関係，仕事，経済状態に多大な影響を与え，心配や欲求不満，うつ状態を来すことが多いので，精神的な問題をよく認知することが大切である．また家人ともよく連絡を取る必要があり，家人にも患者を励ますように勧める．
❸ 患者1人ひとりに合わせたプログラムを工夫し，1つの課題が終了してから次の課題に進むように，各個人に合った計画を立てる．
❹ 患者の理解に合った音声および文字刺激を与えることから始める．段階的に，単語，語句，文章へと進み，患者の反応をみながら，できるものからゆっくり治療を進める．
❺ 日常使用頻度の高い語句を優先して教え，また反復する．たえず耳にする語句は回復しやすく，また，その周囲の語句と連合しやすい．本人の趣味や仕事でよく使ってきた語句から始める．
❻ 音声だけでなく，視覚，触覚，嗅覚などを総合的に動員して，実物を見たり，触ったり，果物などの香りを嗅いだり，刺激の入力が多くの感覚路に及ぶようにするとよい．
❼ 動作やジェスチャーを混ぜて，患者に返答してもらってもよい．
❽ 正しい反応が出るときには，患者を励まし，賞賛することによって元気づける．
❾ 声の強弱，抑揚，話の速度は，それぞれの患者の理解しやすい最適の条件を選び，また職業や学歴，趣味によって各個人の関心の深いものから学習し，題材も各個人に適切なものを選ぶとよい．
❿ グループ学習も効果的な場合が多いので，同病の他の患者で同じような能力を有する人たちと集団をつくって学習するとよい．また，同病者と会うことで障害をもつ者の苦労を分かち合い，精神的な支えともなる．

参考文献

1) 上田　敏：目でみるリハビリテーション医学．東京大学出版会，1977

2) 笹沼澄子, 伊藤元信, 福沢一吉, 他(訳)：失語・失読・失書. pp209-237, 協同医書出版社, 1983
3) 福井圀彦：脳卒中の機能回復―損傷部位, プラトーの時期, 回復機序. 総合リハ 13：385-391, 1985
4) 千野直一, 村上 信, 木村彰男, 他：脳卒中のリハビリテーション―日米両国の比較―入院期間と機能回復を中心に. 総合リハ 13：825-829, 1985
5) 岸 久博：失語症の回復に関わる因子について. リハ医学 23：38-42, 1986
6) 岩田 誠："ことば"と脳. 厚東篤生, 阿部敏明, 岩田 誠, 他(編)：NIM FUNDAMENTALS 神経. pp216-231, 医学書院, 1986
7) 栗原照幸：症例神経内科学, 失語症の分類. pp27-28, 医学書院, 1986
8) 栗原照幸：催眠・鎮静薬. 和田 功, 大久保昭行, 永田直一, 他(編)：治療薬ガイド '96. pp2-8, 文光堂, 1996
9) 櫻井とし子：神経疾患の基本的リハビリテーション. medicina 29：2280-2289, 1992
10) Mahoney FL, Barthel DW：Functional Evolution：The Barthel Index. Md State Med J14：61-65, 1965
11) 鳥羽研二(監)：高齢者総合的機能評価ガイドライン. 厚生科学研究所, 2003
12) 日本老年医学会(編集/発行)：健康長寿診療ハンドブック. 2011
13) 杏林大学医学部高齢医学
http：//www.kyorin-u.ac.jp/univ/user/medicine/geriatrics/

トピックス：日本神経学会のガイドライン

　神経疾患は数が多く，すべての疾患についてガイドラインを作ることは困難である．

　神経内科専門医になる人は卒後研修をしていく中で，できるだけ多くの症例を経験して，自分の頭の中に各疾患のガイドラインができるような実体験をすることが大切である．また，そのようなことが可能となる卒後教育プログラムを組み，各教育施設で実行することが最も重要である．

1. 神経疾患の遺伝子診断ガイドライン
2. 認知症疾患治療ガイドラン
3. 多発性硬化症治療ガイドライン
4. てんかん治療ガイドライン
5. パーキンソン病治療ガイドライン
6. 脳卒中治療ガイドライン

　さらに，2013年に以下のガイドラインが出された．

7. CIDP, MMN 診療ガイドライン
8. ギラン・バレー症候群，フィッシャー症候群診療ガイドライン
9. 慢性頭痛の診療ガイドライン

　この7，8については，⓳末梢神経障害の項(280頁)でその要旨を記載した．

　日本神経治療学会から出されている標準的神経治療としては以下がある．

　視神経脊髄炎(NMO), ボツリヌス治療, 重症神経難病の呼吸ケア, 呼吸管理とリハビリテーション, 高齢発症てんかん, Restless legs 症候群, 本態性振戦, めまい, 慢性疼痛, 高齢発症重症筋無力症, 三叉神経痛, 片側顔面痙攣, Bell 麻痺, 手根管症候群, CIDP, MMN 2013, GBS, FS 2013, 多発性硬化症追加情報, 多発性硬化症 2010, 認知症疾患 2010, てんかん 2010, 脳卒中 2009, 細菌性髄

膜炎,神経免疫疾患.

　日本神経治療学会で 2014 年 2 月 28 日には,「標準的神経治療：視神経脊髄炎(NMO)」が出された(編集責任者：糸山泰人).
参照：https://www.jsnt.gr.jp/guideline/nmo.html

付録

付録1　NIHSS 判定表
付録2　Japan Stroke Scale 調査票（第5版）
付録3　脳波の読み方の実際
付録4　代表的な神経・筋疾患の針筋電図を行ったときの所見
付録5　末梢神経伝導速度の正常値（運動神経伝導速度，感覚神経伝導速度，M 波振幅）（平均±1 SD）
付録6　F 波潜時の正常値
付録7　誘発電位の正常値
付録8　正常 MRI とその解剖
付録9　頭頸部 MR 血管撮影（MRA）

付録1　NIHSS 判定表

1a. 意識水準	□ 0：完全覚醒　□ 1：簡単な刺激で覚醒 □ 2：繰り返し刺激，強い刺激で覚醒 □ 3：完全に無反応
1b. 意識障害_質問 （今月の月名及び年齢）	□ 0：両方正解　□ 1：片方正解 □ 2：両方不正解
1c. 意識障害_従命 （開閉眼，「手を握る・開く」）	□ 0：両方正解　□ 1：片方正解 □ 2：両方不可能
2. 最良の注視	□ 0：正常　□ 1：部分的注視視野 □ 2：完全注視麻痺
3. 視野	□ 0：視野欠損なし　□ 1：部分的半盲 □ 2：完全半盲　□ 3：両側性半盲
4. 顔面麻痺	□ 0：正常　　　　□ 1：軽度の麻痺 □ 2：部分的麻痺　□ 3：完全麻痺
5. 上肢の運動（右） ＊仰臥位のときは45度右上肢 □ 9：切断，関節癒合	□ 0：90度＊を10秒保持可能（下垂なし） □ 1：90度＊を保持できるが，10秒以内に下垂 □ 2：90度＊の挙上または保持ができない． □ 3：重力に抗して動かない □ 4：全く動きがみられない
上肢の運動（左） ＊仰臥位のときは45度左上肢 □ 9：切断，関節癒合	□ 0：90度＊を10秒保持可能（下垂なし） □ 1：90度＊を保持できるが，10秒以内に下垂 □ 2：90度＊の挙上または保持ができない． □ 3：重力に抗して動かない □ 4：全く動きがみられない
6. 下肢の運動（右） □ 9：切断，関節癒合	□ 0：30度を5秒間保持できる（下垂なし） □ 1：30度を保持できるが，5秒以内に下垂 □ 2：重力に抗して動きがみられる □ 3：重力に抗して動かない □ 4：全く動きがみられない
下肢の運動（左） □ 9：切断，関節癒合	□ 0：30度を5秒間保持できる（下垂なし） □ 1：30度を保持できるが，5秒以内に下垂 □ 2：重力に抗して動きがみられる □ 3：重力に抗して動かない □ 4：全く動きがみられない
7. 運動失調 □ 9：切断，関節癒合	□ 0：なし　□ 1：1肢　□ 2：2肢
8. 感覚	□ 0：障害なし　□ 1：軽度から中等度 □ 2：重度から完全

9. 最良の言語	□0：失語なし　□1：軽度から中等度 □2：重度の失語　□3：無言，全失語
10. 構音障害 　□9：挿管または身体的障壁	□0：正常　□1：軽度から中等度　□2：重度
11. 消去現象と注意障害	□0：異常なし □1：視覚，触覚，聴覚，視空間，または自己身体に対する不注意，あるいは1つの感覚様式で2点同時刺激に対する消去現象 □2：重度の半側不注意あるいは2つ以上の感覚様式に対する半側不注意

NIHSS 判定上の注意
・リストの順に施行すること．
・逆に行ったり評点を変更してはならない（間違った答えを修正しても最初に言った答えについて評点する）．
・評点は患者がなしたことを反映するのであって，患者ができるだろうと医師が推測したことではない．
・検査を施行している間に記録すること（記入シートなどを利用）．
・特に指示されている部分以外では，患者を誘導してはならない（すなわち，何度も命令を繰り返すと患者は特別に努力してしまう）．

1. 意識障害：
失語症の患者に対して，1b. 意識障害（質問）では，2点を与えることになっている．
1c. 意識障害（命令）では，パントマイムで示してもよいことになっている．それでもできなければ，2点を与える．
3. 視野：
部分的半盲は1点とする．1/4盲，または同時刺激して片方を無視することがあれば1点を入れるという解説がされている．
4. 顔面麻痺：
普通脳卒中の場合には顔面の半分だけであるが，この場合，末梢性の顔面麻痺が3点と一番高くなっている．顔面麻痺が検者間で一番一致率が悪いと報告されている．
5&6. 上下肢の運動：
失語症の患者でも評点する．9点は合計点に加えない．
8. 感覚：
全く正常であれば0点で，全く解らないのは2点であり，その中間は全て1点となる．
9. 最良の言語：
失語がなければ0点，軽度から中等度の失語は1点，重度の失語は2点，全くの失語や昏迷は3点となる．
10. 構音障害：
挿管をしている場合は '9' となるが合計点には加えない．
11. 無視：
失語があっても，両側に注意を向けているようにみえれば0点を与える．視野刺激で問題があったときには1点を与える．

(http://melt.umin.ac.jp/nihss/nihssj-table.htm および，http://melt.umin.ac.jp/nihss/nihssj-caut.htm より)

付録2　Japan Stroke Scale 調査票（第5版）

患者名：　　　　年齢：　歳　男・女　発症日時：　/　/　時頃　検査日：　/　/
診断名：　　　　麻痺側（右，左，両）　利き手（右，左，両）　検者：

1. Level of Consciousness（意識）：
   a) Glasgow Coma Scale
   　開眼（Eyes Open）　　　言語（Best Verbal Response）　運動（Best Motor Response）
   　4 自発的に開眼する　　　5 見当識良好　　　　　　　　6 命令に従う
   　3 呼びかけにより開眼する　4 混乱した会話　　　　　　　5 疼痛に適切に反応
   　2 痛み刺激により開眼する　3 不適切な言葉　　　　　　　4 屈曲逃避
   　1 全く開眼しない　　　　　2 理解不能の応答　　　　　　3 異常屈曲反応
   　　　　　　　　　　　　　　1 反応なし　　　　　　　　　2 伸展反応（除脳姿勢）
   　　　　　　　　　　　　　　　　　　　　　　　　　　　　1 反応なし
   　　　　　　　　　　　E＋V＋M＝Total
   　　　　　　　　　　（　）＋（　）＋（　）＝□　　　　　□ A ＝ 7.74
   　　　　　　　　　　A：15　　B：14〜7　　C：6〜3　　□ B ＝ 15.47
   　　　　　　　　　　　　　　　　　　　　　　　　　　　□ C ＝ 23.21
   b) Japan Coma Scale：
   　Ⅰ 刺激しなくても覚醒している状態
   　　9 全く正常
   　　8 大体意識清明だが，今一つはっきりしない（Ⅰ-1）
   　　7 時・人・場所がわからない（見当識障害）（Ⅰ-2）
   　　6 自分の名前，生年月日が言えない（Ⅰ-3）
   　Ⅱ 刺激すると覚醒する状態
   　　5 普通の呼びかけで容易に開眼する（Ⅱ-10）
   　　4 大きな声または体を揺さぶることにより開眼する（Ⅱ-20）
   　　3 痛み・刺激を加えつつ呼びかけを繰り返すとかろうじて開眼する（Ⅱ-30）
   　Ⅲ 刺激しても覚醒しない状態
   　　2 痛み刺激に対しはらいのける様な動作をする（Ⅲ-100）
   　　1 痛み刺激で少し手足を動かしたり顔をしかめる（Ⅲ-200）
   　　0 痛み刺激に全く反応しない（Ⅲ-300）
   　　　　　　　　A：9　　B：8〜3　　C：2〜0

2. Language（言語）
   1. 口頭命令で拳をつくる（両側麻痺の場合は口頭命令で開眼する）　　□ A ＝ 1.47
   2. 時計を見せて"時計"と言える　　　　　　　　　　　　　　　　　　□ B ＝ 2.95
   3. "サクラ"を繰り返して言える　　　　　　　　　　　　　　　　　　□ C ＝ 4.42
   4. 住所，家族の名前が上手に言える
   　　　　　A：All　　B：3/4 or 2/4　　C：1/4 or 0/4（None）

3. Neglect（無視）：（可能な限り裏面の線分を使用のこと）
   　A. 線分二等分試験正常　　　　　　　　　　　　　　　　　　　　　□ A ＝ 0.42
   　B. 線分二等分試験で半側空間無視　　　　　　　　　　　　　　　　□ B ＝ 0.85
   　C. 麻痺に気がつかない．あるいは一側の空間を無視した行動をする　□ C ＝ 1.27
   　＊註：実際のカードには裏面に長さ 25 cm の太線が印刷してあるが，
   　　　　紙面の都合上省略．

4. Visual Loss or Hemianopia（視野欠損または半盲）
   　A. 同名性の視野欠損または半盲なし　　　　　　　　　　　　　　　□ A ＝ 0.45
   　B. 同名性の視野欠損または半盲あり　　　　　　　　　　　　　　　□ B ＝ 0.91

(つづき)

5. Gaze Palsy（眼球運動障害）
    A. なし
    B. 側方視が自由にできない（不十分）
    C. 眼球は偏位したままで反対側へ側方視できない（完全共同偏視または正中固定）

☐ A = 0.84
☐ B = 1.68
☐ C = 2.53

6. Pupillary Abnormality（瞳孔異常）
    A. 瞳孔異常（対光反射 and/or 瞳孔の大きさの異常）なし
    B. 片側の瞳孔異常あり
    C. 両側の瞳孔異常あり

☐ A = 1.03
☐ B = 2.06
☐ C = 3.09

7. Facial Palsy（顔面麻痺）
    A. なし
    B. 片側の鼻唇溝が浅い
    C. 安静時に口角が下垂している

☐ A = 0.31
☐ B = 0.62
☐ C = 0.93

8. Plantar Reflex（足底反射）
    A. 正常
    B. いずれとも言えない
    C. 病的反射（Babinski または Chaddock）陽性（1回でも認めたら陽性）

☐ A = 0.08
☐ B = 0.15
☐ C = 0.23

9. Sensory System（感覚系）
    A. 正常（感覚障害がない）
    B. 何らかの軽い感覚障害がある
    C. はっきりした感覚障害がある

☐ A = −0.15
☐ B = −0.29
☐ C = −0.44

10. Motor System（運動系）（臥位で検査する）
    Hand（手）   A：1 B：2 or 3 C：4 or 5
    1. 正常
    2. 親指と小指で輪を作る
    3. そばに置いたコップが持てる
    4. 指は動くが物はつかめない
    5. 全く動かない

☐ A = 0.33
☐ B = 0.66
☐ C = 0.99

    Arm（腕）   A：1 B：2 or 3 C：4 or 5
    1. 正常
    2. 肘を伸ばしたまま腕を挙上できる
    3. 肘を屈曲すれば挙上できる
    4. 腕はある程度動くが持ち上げられない
    5. 全く動かない

☐ A = 0.66
☐ B = 1.31
☐ C = 1.97

    Leg（下肢）   A：1 B：2 or 3 C：4 or 5
    1. 正常
    2. 膝を伸ばしたまま下肢を挙上できる
    3. 自力で膝立てが可能
    4. 下肢は動くが膝立てはできない
    5. 全く動かない

☐ A = 1.15
☐ B = 2.31
☐ C = 3.46

TOTAL = ☐
CONSTANT　−14.71

SCORE = ☐

〔日本脳卒中学会 Stroke Scale 委員会：日本脳卒中学会・脳卒中重症度スケジュール（急性期）の発表にあたって．脳卒中 19：1-5，1997 より〕

| 付録3 | 脳波の読み方の実際(付図1〜13参照) |

　脳波をどのように読むかについては，実際に脳波を見ながら学ぶことが必要である．そして一定のパターンを一見して判るように典型的な例は記憶しておくことが大切で，それは口頭で説明したり，文章によって語るよりパターンとしてそのまま記憶することが必要である．そこで次頁に，どうしても不可欠な脳波のパターンを1枚にまとめ，これをまずよく理解してほしい．

付図1には，(A)：**覚醒時**，閉眼して何も考えずにじっとしている時の脳波，後頭部優位に alpha 波が左右対称的に出現していること，(B)：**正常の睡眠時の脳波** で Stage Ⅱ sleep であるが，ここでは sleep spindles(14 Hz)，および K-complex がみられ，(C)：**脳の器質的疾患** の代表として右半球の脳梗塞で，frontopolar(Fp)および frontal(F)leads に明らかに左右差のある徐波が病変のある右側にみられること，(D)：**代謝性脳症** では一般に diffuse な徐波(theta および delta 波)が出現するが，肝性昏睡の時には3相波(triphasic wave)がみられ，これは上に小，下に大，上に小の3つの相から成る波形である．(E)：**左右差のある発作性の波**(棘波；spike)で，左半球に出現している例，(F)：**全身痙攣**(grand mal type の epilepsy)では両側に棘波が出現し，また theta 波等の徐波もよく混在すること，(G)：**小発作** では3 Hz の spike & wave が出現し，全誘導にこれが認められること，(H)：特殊なものであるが，近年注目を浴びている亜急性硬化性全脳炎(SSPE)や，Creutzfeldt-Jakob 病の診断に重要な periodic synchronous discharge(PSD)を示す．

付録3 脳波の読み方の実際 351

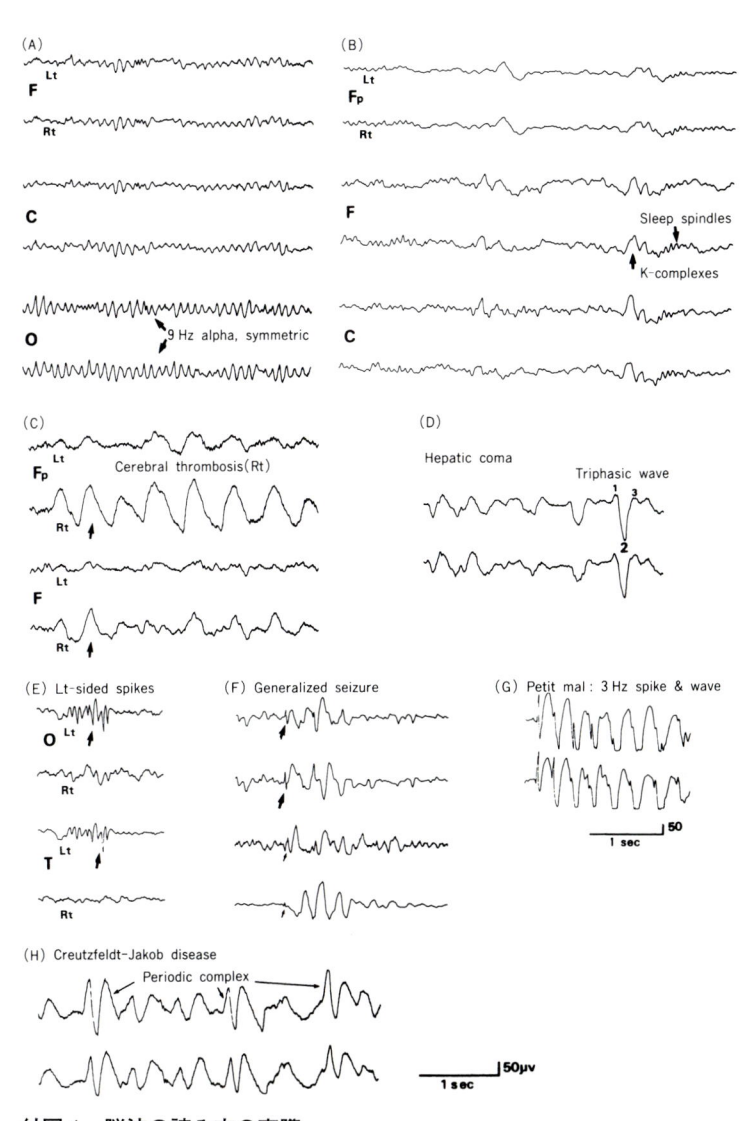

付図1 脳波の読み方の実際

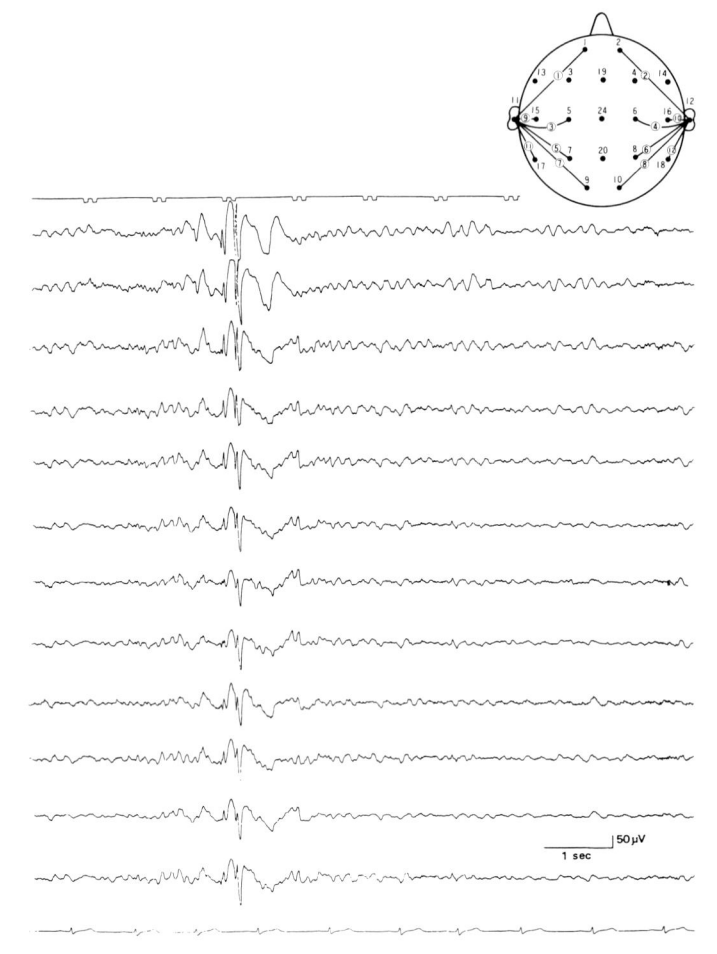

付図2 典型的ではない小発作の脳波(23歳男性)

ACTH単独欠損症でハイドロコーチゾン20 mg/日を用いている．その他の小発作がある．Basic resting occipital frequency(BROF)は10 Hzで対称性．4 Hzのspike-and-wave complex(棘徐波複合)の発作性に全誘導に認める．典型的な小発作では3 Hzの棘徐波複合がみられるが，この例ではそれより速く4〜5 Hzの棘徐波複合がみられた．治療としては小発作に有効なエトスクシミドを用いてコントロール良好である．

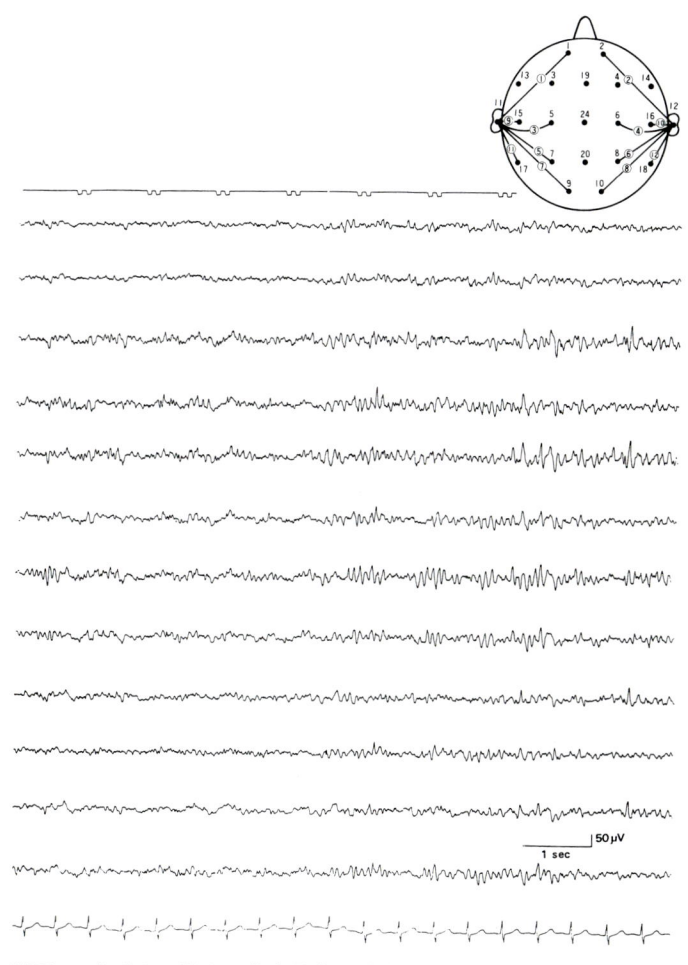

付図3 右手より始まる焦点発作の脳波(25歳女性, 甲状腺機能亢進症)
痙攣は右手より始まり, 二次性に全身痙攣を来す. 19歳時より痙攣発作があり, 24歳時になって甲状腺機能亢進症を来した. BROF は 11 Hz, 対称性, 左の central, posterior temporal leads に棘波を認める. 一般に甲状腺機能亢進症になると脳波は速波化し振幅も高めになり, 鋭波もみられるようになる. これに対して甲状腺機能低下症では反対に徐波がみられ, BROF も 8 Hz 程度に遅くなる傾向がある.

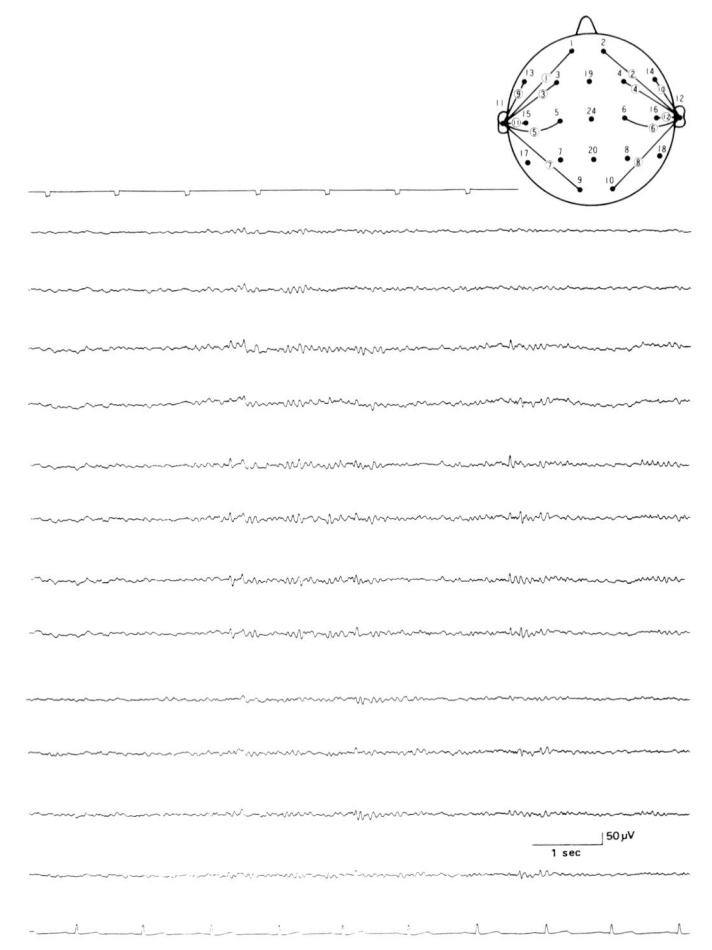

付図 4　典型的片頭痛 (classical migraine) の脳波 (47 歳主婦)
眼前にピカピカ光る点 (閃輝暗点, scintillating scotoma) を認め, 右の眼痛, 嘔気, 嘔吐が起こり, 右側頭部にズキズキする拍動性頭痛を来す. 片頭痛患者では脳波上棘波を認めることが多く, 家族歴を有することも多い. BROF 11 Hz, 対称性, 小さい棘波を両側 frontal, central, posterior temporal leads に認める.

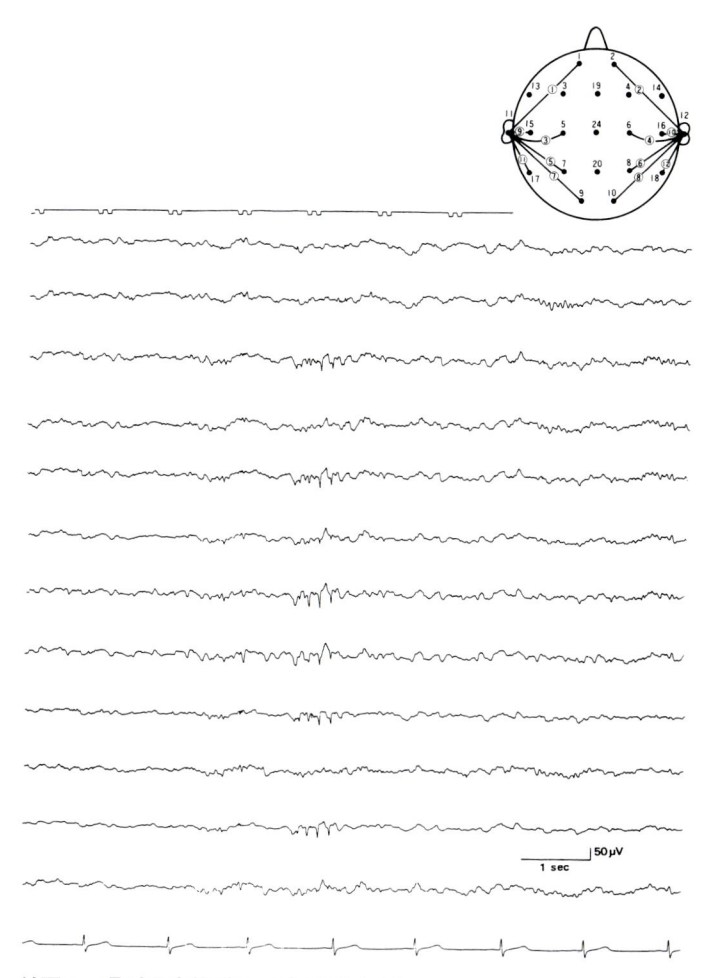

付図5　過呼吸症候群の脳波(15歳女性)

中学2年生の時から年に数回過呼吸症候群(hyperventilation syndrome)の発作が起こっている．性格は内向的で物にこだわりやすい．高校総体で200 m走に出場し，ゴールに入った後にHVの発作が起こる．それ以後1日2回HVの発作が続いている．この脳波には6 Hzのpositive spikeが軽睡眠時に認められた．

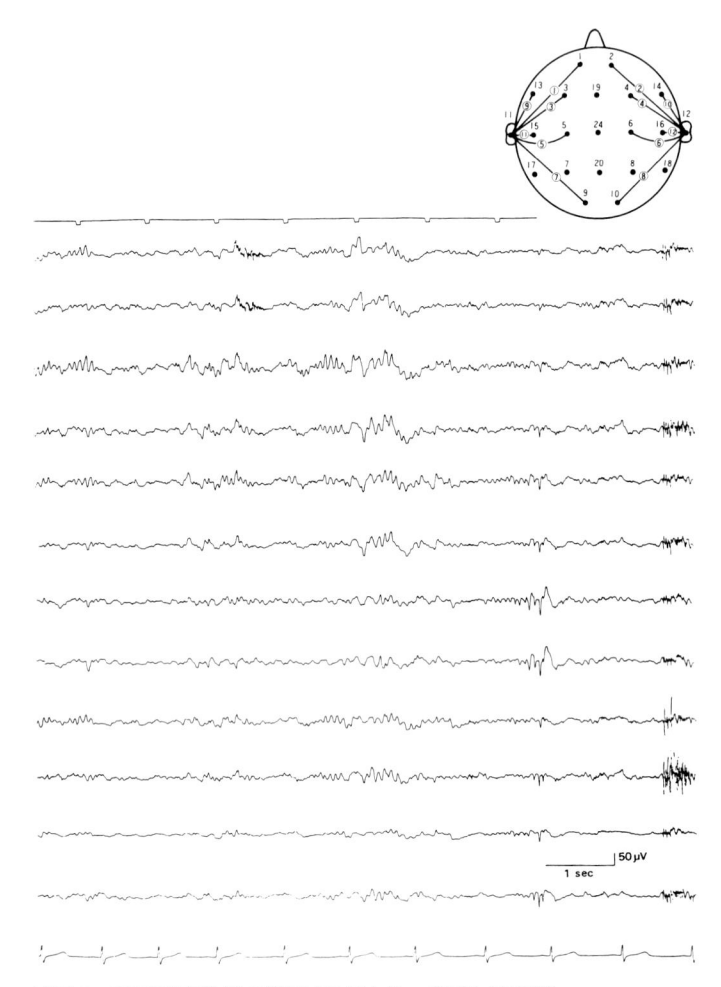

付図6　過呼吸症候群の脳波(15歳女性；前図と同症例)
14 Hz の positive spikes が stage Ⅱ sleep の時期に認められた．hyperventilation syndrome は若い女性に起こることが多く，不安神経症やヒステリーのある患者にみられることが多い．

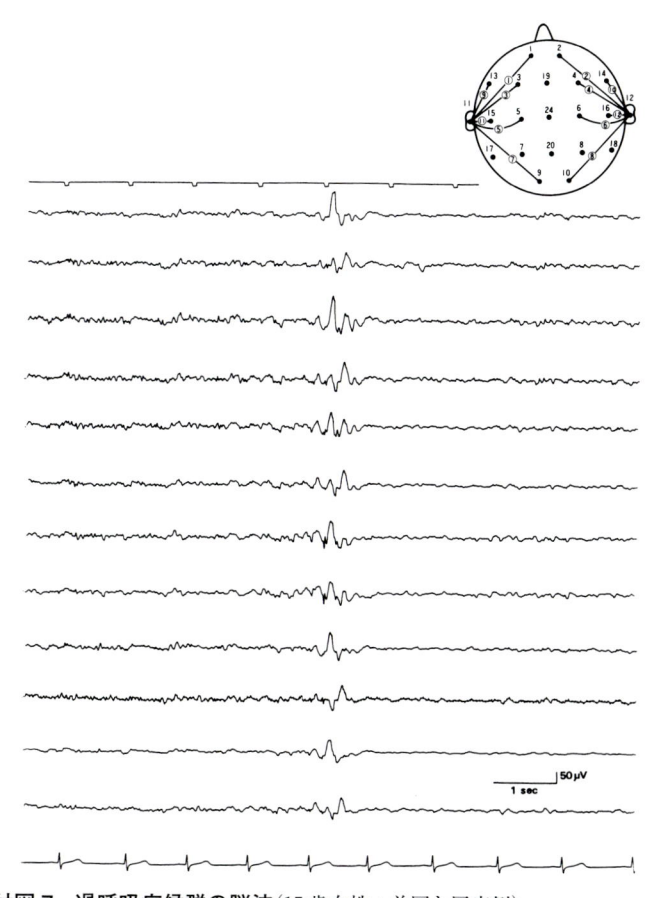

付図7 過呼吸症候群の脳波(15歳女性；前図と同症例)

この脳波には 6 Hz 棘徐波複合(wave and spike phantom)がみられる．本波形は周波数が 6 Hz で，振幅が小さいことが特徴的である．周波数は 4〜7 Hz の間を変動することがある．軽い睡眠時にみる 14 Hz または 6 Hz の律動的な positive spikes については，病的な意味を持つとする意見や，ごく軽微な脳障害を表すという見解の他，異常とは認められないとする意見もある．Gibbs らは自律神経症状を呈する非定型的な発作のある症例に 14&6 Hzpositive burst がみられることが多いと言っている．6 Hz 棘徐波複合は，精神科患者にみられることが多く，微細脳機能障害や問題行動児にみられる率が高い．

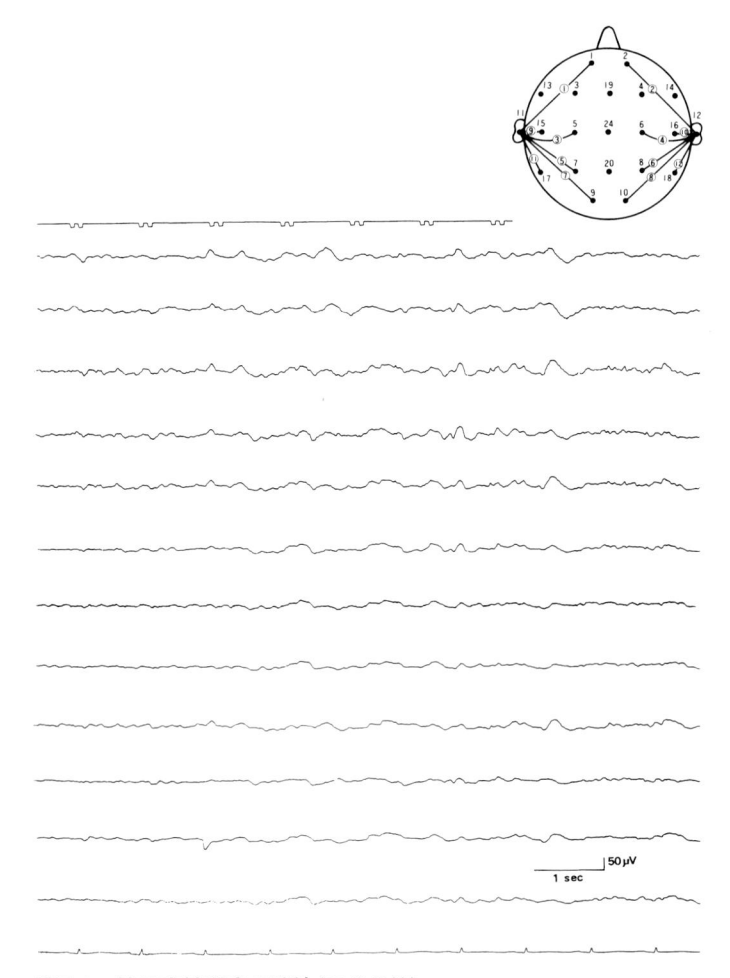

付図 8　糖尿病性腎症の脳波(69 歳男性)
クレアチニンクリアランス 13 ml/min, BUN 55.4 mg/dl で意識は drowsy
で，失見当識がある．BROF 8 Hz で development が悪く，diffuse に 3 Hz
の δ 波と 4～6 Hz の θ 波が認められる．徐波は両側前頭誘導に著明である．
これは代謝性脳症の脳波である．diffuse な器質性疾患でも全汎性の徐波を
認めることがあるので注意する．

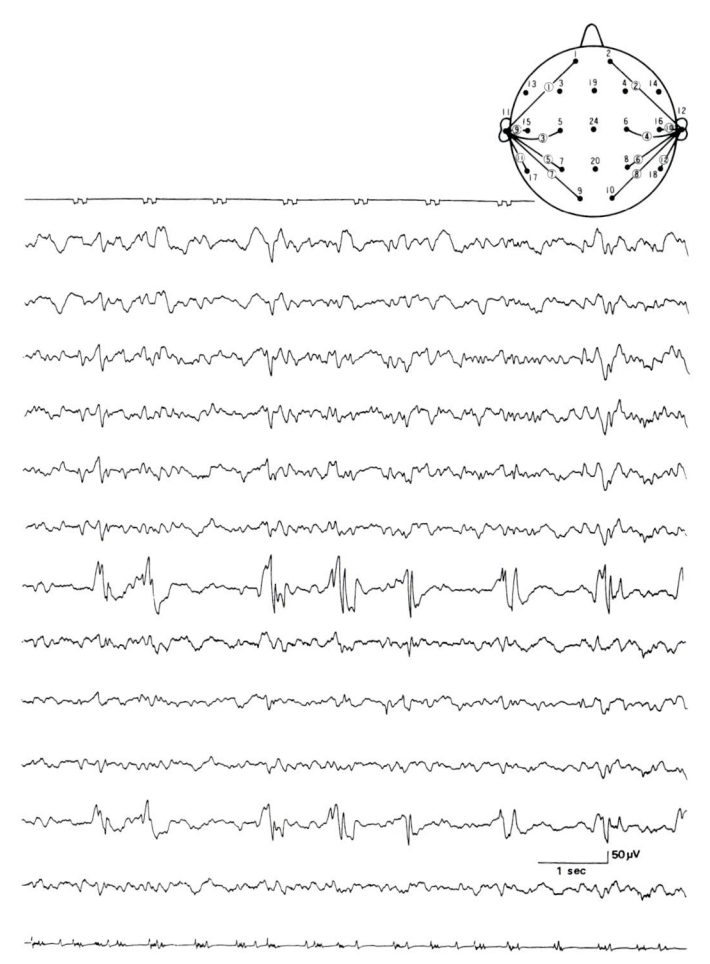

付図9　ミトコンドリア脳筋症の脳波(29歳女性)

X-4年に両大腿部の筋力低下，筋肉痛を来し，X年2月に左上下肢の不全麻痺を来し，CT上も右側頭部〜後頭部に低吸収域を認めた．X年12月20日には右半身の痙攣と右不全麻痺を来した．この脳波は12月20日の記録である．BROF 10 Hz，対称性，diffuseにθとδ-slowingがみられ，左のposterior temporal leadにpolyspikesを認める．右半身の痙攣と合致する所見である．本症は筋生検でミトコンドリアミオパチーを認め，高乳酸血症があり脳卒中様発作を反復した症例で，X+1年Pavlakisらの提唱したミトコンドリア脳筋症に当てはまる．

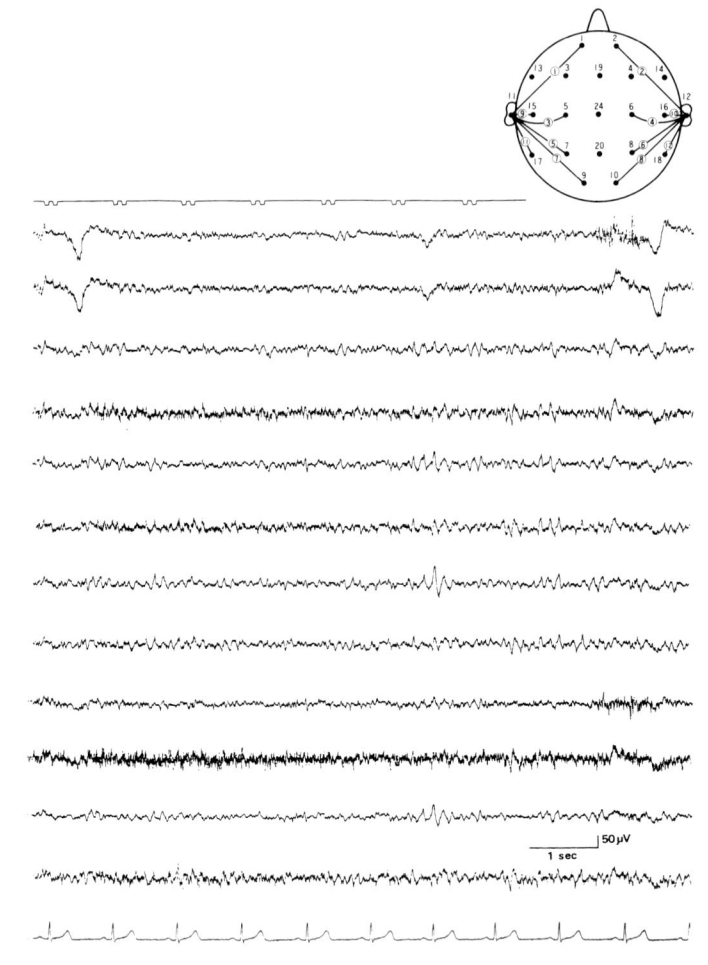

付図 10　Hallervorden-Spatz 病の脳波（14 歳女性）
3 歳頃より眼球と頸を右へ向ける adversive seizure が起こり，二次性に全身痙攣を来す．現在は知能障害，頸部および四肢筋の rigidity, bradykinesia, 手足の athetosis ataxia を認める．脳波では BROF が 9 Hz，対称性，左の frontal と posterior temporal leads に sharp wave を認める．なお家族歴で姉に同病がある．

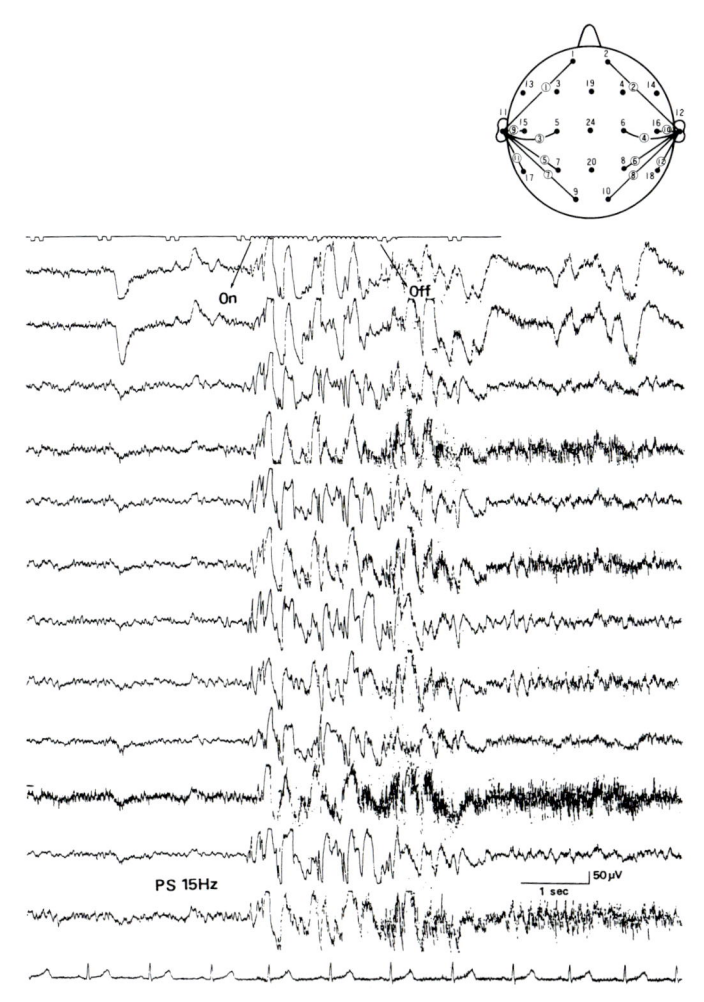

付図 11　Hallervorden-Spatz 病の脳波(14 歳女性)
前図と同じ症例で，15 Hz の光刺激により polyspike and wave burst が出現し，光刺激が加わっている時間持続するが，光刺激が止むと 1 秒後には burst が消失する．一般に発作性疾患では光や過呼吸や睡眠により棘波が出現しやすいが，この症例では，光に同期して棘徐波群が誘発された．

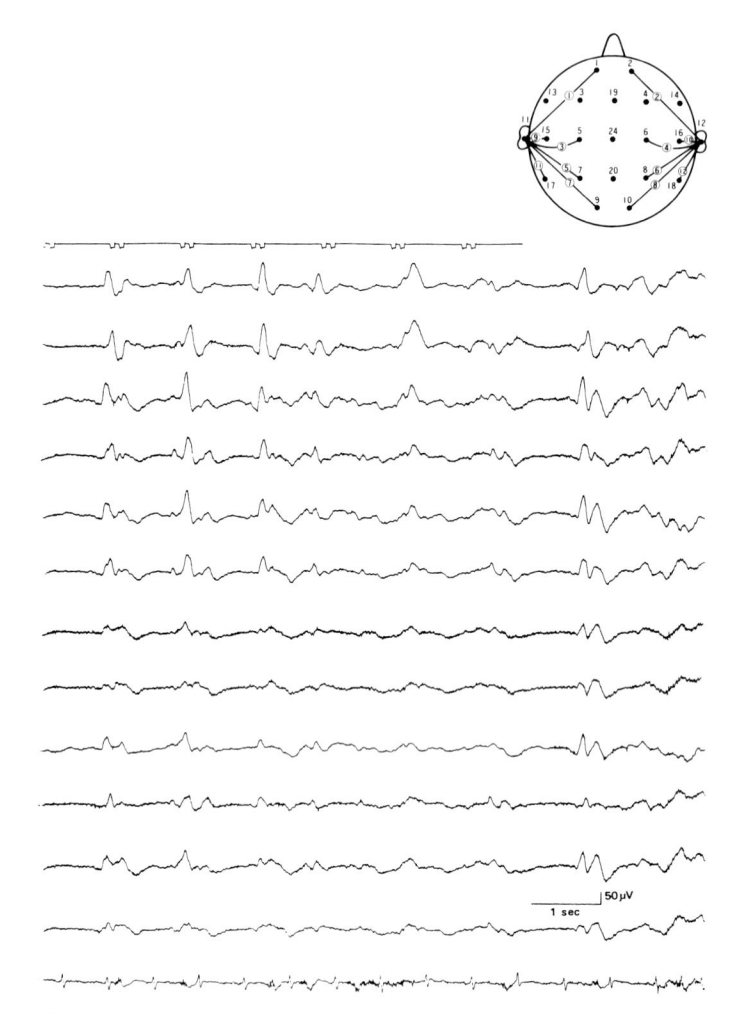

付図 12　Creutzfeldt-Jakob 病の脳波(68 歳男性，発症後 5 か月)
BROF はみられず，diffuse な θ，δ 波がみられ，10 秒間に 7 回ほど周期性同期性放電(periodic synchronous discharge)が認められる．本症の診断に有用である．周期性同期性放電は本症のほか SSPE(亜急性硬化性全脳炎)などにもみられる．

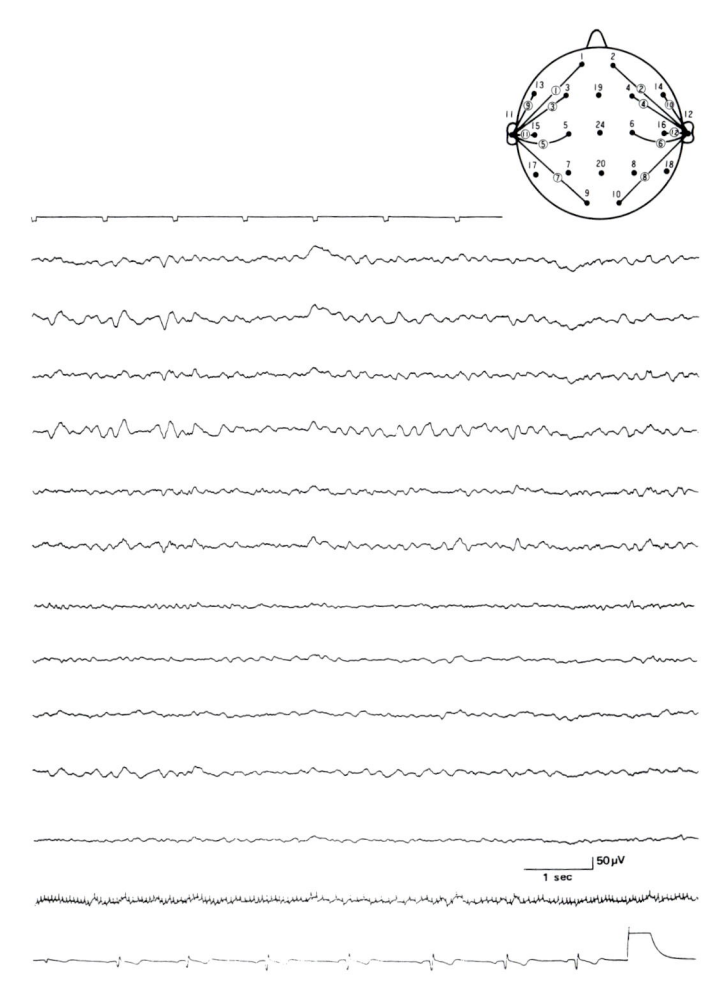

付図 13　単純ヘルペス脳炎の脳波(30歳男性)

BROF 9 Hz, asymmetric, 右側でαの development が poor である．右前頭，側頭誘導でδおよびθ slowing が認められる．CT 上，右側頭葉および右前頭葉に低吸収域を認めたのと，脳波上の徐波は部位的に一致する．右前頭・側頭部の器質性疾患を考えさせる脳波である．代謝性疾患でも一側に徐波が出現することも稀にはあるので注意を要する．

付録 4　代表的な神経・筋疾患の針筋電図を行ったときの所見

針筋電図			A. 安静時				B. 軽度随意収縮時			C. 最大随意収縮時	
	Ⓡ・Ⓛ	筋名	Fib	Pos	Fasc	Ins	Amp (mV)	Dur (msec)	phase	Int. Pat	Amp (mV)
①運動ニューロン疾患	Ⓡ・Ⓛ	母指球筋	++	+	++	+	3~6	5~12	多相	↓↓	4~12
②ニューロパチー	Ⓡ・Ⓛ	母指球筋	+	−	+	+	1~4	4~10	多相	↓	3~5
③多発筋炎	Ⓡ・Ⓛ	三角筋	+	+	+	+	0.5~1	1~2	三相	+++*	2~3
④非炎症性ミオパチー	Ⓡ・Ⓛ	大腿四頭筋	−	−	−	+	0.5~1	1~2	三相	+++*	2~3
⑤筋緊張性ジストロフィー	Ⓡ・Ⓛ	母指球筋	−	−	−	myo	0.5~1	1~2	三相	+++*	2~3
正常者	Ⓡ・Ⓛ	第一背側骨間筋**	−	−	−	+	3~4	4~8	三相	++	4~10

A, B, C 各時期の検査目標　A：脱神経電位を観察する．ミオトニーをみる．B：NMU を分析する．C：NMU の数を少していないかみる．

myo：myotonic burst．　*：力が出ない割に NMU の数が多い．　**：この筋肉は尺骨神経支配を受け，母指と指示の間にある手背の小さい筋肉であるが，針筋電図であるが，他の四肢筋より振幅の大きな NMU が得られる．

【所見のまとめ】（記入例を示す）

① 運動ニューロン疾患の例で，まとめを記入すると以下の通りである．（上記表の①を見て以下のようにまとめる）

右母指球筋の針筋電図は安静時，脱神経電位（Fib ++，Fasc ++）を頻回に認め，軽度収縮時に NMU は高電位で持続も長く，giant potential（5 mV 以上）もみられ，多相性である．最大収縮時には NMU の数が著明に減少し，干渉波はみられない．運動ニューロン疾患が最も考えられる所見である．

② ニューロパチーの例（上記表②）を見て以下のようにまとめる．

右の母指球筋の針筋電図では安静時，脱神経電位が認められ，軽度収縮時に NMU の振幅は正常であるが，持続が長く，多相性である．最大収縮時では，干渉波がよく出ない．これは，NMU の数が減少しているためである．giant potential はみられない．

(つづき)

【所見のまとめ】
まとめとして、神経原性の変化で、ニューロパチーが最も考えられる。

③多発筋炎の例(上記表③を見て以下のようにまとめる)

右の三角筋の針筋電図では安静時、脱神経電位を認め、軽度収縮時にNMUの振幅は短く、持続は短い、最大収縮時に筋力の割にNMUの数が多く認められる。giant potentialは認めない。

まとめとして、脱神経電位があり、NMUは筋原性の変化に認められるので、多発筋炎に合う所見で、筋肉内の神経が炎症に巻き込まれたために、脱神経電位がみられるものと考えられる。

④非炎症性のミオパチーの例(上記表④を見て以下のようにまとめる)

右の大腿四頭筋の針筋電図では安静時、脱神経電位を認めない。軽度収縮時にNMUの振幅は低下し、持続は短い。最大収縮時、干渉波は多く、これはNMUの数が、筋力の振幅は小さい。また多く出ているためである。干渉波の振幅は小さい。まとめると、筋原性の変化。NMUから、muscle fiberが脱落しているため、低電位、短持続のNMUが認められる。

⑤筋緊張性ジストロフィーの例(上記表⑤を見て以下のようにまとめる)

右母指球筋の針筋電図では針電極の挿入時、ミオトニー放電を認める。軽度収縮時にNMUの振幅は低く、持続は短い。最大収縮時、干渉波は多く、これは、筋力の割に多くのNMUが出ているために、筋原性の変化のためにNMUの数を増やして補おうとするためによる筋脱力をまとめおうとするためにみられる。まとめとしては、ミオトニーがみられて、NMUは筋原性の変化があることから、筋緊張性ジストロフィーが最も考えられる。

[栗原照幸：筋電図. medicina 31(2)：852-855, 1994 より一部引用]

付録 5　末梢神経伝導速度の正常値（運動神経伝導速度，感覚神経伝導速度，M 波振幅）（平均±1 SD）

		M 波潜時 (msec)	M 波振幅 (mV)		伝導速度 (m/sec)
正中神経 (運動)	手　掌　部	1.9 ± 0.3 (< 2.5)	13.2 ± 6.4		
	手関節部	3.4 ± 0.4 (< 4.2)	13.9 ± 6.0	手関節部―肘関節部	55.6 ± 4.0 (>47.6)
	肘関節部	7.1 ± 0.7 (< 8.5)	14.0 ± 5.9	肘関節部―腋窩部	58.6 ± 5.1 (>48.4)
	腋　窩　部	10.5 ± 0.9 (<12.3)	13.9 ± 6.0		
尺骨神経 (運動)	手関節部	2.6 ± 0.4 (< 3.4)	11.4 ± 5.8		
	肘関節部	6.1 ± 0.7 (< 7.5)	11.0 ± 5.9	手関節部―肘関節部	59.6 ± 5.1 (>48.5)
	腋　窩　部	9.9 ± 0.9 (<11.8)	12.1 ± 6.0	肘関節部―腋窩部	66.6 ± 6.3 (>54.0)
腓骨神経 (運動)	足関節部	3.8 ± 0.8 (< 5.4)	10.4 ± 4.8		
	膝関節部	10.9 ± 1.1 (< 8.7)	11.0 ± 5.9	足関節部―膝関節部	48.3 ± 3.7 (>41.9)
脛骨神経 (運動)	足関節部	3.8 ± 0.9 (< 5.4)	5.1 ± 2.3		
	膝関節部	10.8 ± 1.0 (<12.0)	5.1 ± 2.1	足関節部―膝関節部	49.3 ± 3.5 (>42.3)
		潜時 (msec)	振幅 (μV)		伝導速度 (m/sec)
感覚神経伝導速度	正中神経 (wrist–Ⅲrd digit)	2.7 ± 0.3 (<3.3)	35.2 ± 14.3		56.1 ± 5.5 (>45.0)
	尺骨神経 (wrist–Ⅴth digit)	2.4 ± 0.3 (<3.0)	28.8 ± 13.0		54.8 ± 5.1 (>44.6)
	橈骨神経 (forearm–Ⅰst digit)	2.3 ± 0.4 (<3.1)	26.5 ± 15.0		58.0 ± 6.0 (>46.0)
	腓腹神経 (malleolus)	2.3 ± 0.4 (<3.1)	23.6 ± 9.4		46.2 ± 3.3 (>38.7)
		潜時 (msec)	振幅		
顔面神経 (運動)	後耳介部―鼻根筋	3.3 ± 0.4 msec (左右差<0.6 msec)	3.0～8.0 mV		

注：NCV は 2 SD 以下を異常とする．（　）内は正常値を示す．
(栗原照幸，石田哲朗，鶴田利仁：症例で学ぶ神経生理検査―Questions & Answers―．中外医学社，1988．p. 43 より)

付録 6　F 波潜時の正常値

		若年群 (20〜35 歳)	老年群 (50〜70 歳)	若年群 (M 波潜時)	老年群 (M 波潜時) msec
F 波正常値 (平均値 ± 1 SD)	上肢 (正中神経) 　手関節部 　肘関節部 　腋窩部	26.4 ± 1.5 (<29) msec 23.1 ± 1.0 (<25) 19.6 ± 1.0 (<21)	26.2 ± 1.7 (<29) msec 22.7 ± 1.4 (<25) 19.6 ± 1.3 (<22)	3.2 ± 0.3 msec 6.9 ± 0.5 10.2 ± 1.0	3.4 ± 0.4 msec 7.1 ± 0.7 10.5 ± 0.9
	上肢 (尺骨神経) 　手関節部 　肘関節部 　腋窩部	27.6 ± 2.2 (<32) msec 23.1 ± 1.7 (<27) 20.3 ± 1.6 (<24)			
	下肢 (脛骨神経) 　足関節部 　膝関節部	47.7 ± 5.0 (<58) msec 39.6 ± 4.4 (<46)	(M 波潜時 3.8 ± 0.9 msec) (M 波潜時 10.8 ± 1.1)		
	下肢 (腓骨神経) 　足関節部 　膝関節部	47.7 ± 5.0 (<58) msec 39.6 ± 4.4 (<48)			
F 波, M 波使用 による伝導速度 正常値	上肢 (正中神経) 　手関節部―肘関節部 　肘関節部―腋窩部 　腋窩部―頚髄	若年群 62.1 ± 3.6 m/sec 58.2 ± 4.2 66.3 ± 8.1	老年群 58.6 ± 5.1 m/sec 55.6 ± 4.0 64.5 ± 5.7		
H 波正常値	膝窩部―ヒラメ筋	潜時 29.5 ± 2.4 (<35) msec	左右差 0.6 ± 0.4 (<1.4) msec		

(栗原照幸, 石田哲朗, 鶴田和仁: 症例で学ぶ神経生理検査―Questions & Answers―. 中外医学社, 1988, p. 89 より)

付録7	誘発電位の正常値

体性感覚誘発電位	1) 上肢刺激（正中神経）（単位は msec） 　N_9　　　N_{13}　　　N_{20}　　　N_9-N_{13}　　N_{13}-N_{20} 　9.0 ± 0.7　12.4 ± 1.0　18.4 ± 1.0　3.6 ± 0.4　5.7 ± 0.5 SCV（手根部—E_{rb} 点）　72.6 ± 5.3 m/s 2) 下肢刺激（脛骨神経，内顆部） 　　　　　　　　　　　　　　　　　　身長補正 　N_{23}（Th_{12} レベル）　P 40　　　H/P 40　　H/P 40-N_{23} 　23.2 ± 2.1 msec　40.0 ± 4.2 msec　42.9 ± 2.6　88.6 ± 10.3
視覚誘発電位 (pattern reversal stim.)	P_{100}：95.8 ± 5.8 msec
聴性脳幹反応	Ⅰ波　　　　Ⅰ—Ⅲ波　　　Ⅲ—Ⅴ波　　　Ⅰ—Ⅴ波 　1.55 ± 0.04　2.35 ± 0.13　1.95 ± 0.14　4.30 ± 0.14 　　　　　　　　　　　　　　　　　（単位は msec）

（栗原照幸，石田哲朗，鶴田和仁：症例で学ぶ神経生理検査—Questions & Answers—．中外医学社，1988, p. 269 より）

付録 8　正常 MRI とその解剖

① 脳梁 corpus callosum
② 脳梁膝 genu of corpus callosum
③ 脳梁体 body of corpus callosum
④ 脳梁膨大 splenium of corpus callosum
⑤ 脳弓 fornix
⑥ 脳弓体 body of fornix
⑦ 第 3 脳室 third ventricle
⑧ 側脳室 lateral ventricle
⑨ 側脳室前角 anterior horn of lateral ventricle
⑩ 側脳室下角 inferior horn of lateral ventricle
⑪ 側脳室後角 posterior horn of lateral ventricle
⑫ 透明中隔 septum pellucidum
⑬ 視床間橋 adhaesio interthalamica
⑭ 視床 thalamus
⑮ 四丘体 quadrigeminal plate
⑯ 中脳 midbrain
⑰ 橋 pons
⑱ 延髄 medulla oblongata
⑲ 小脳 cerebellum
⑳ 第 4 脳室 fourth ventricle
㉑ 乳頭体 mamillary body
㉒ 鳥距溝 calcarine sulcus
㉓ 内包 internal capsule
㉔ 内包前脚 anterior limb of internal capsule
㉕ 内包後脚 posterior limb of internal capsule
㉖ 被殻 putamen
㉗ 尾状核 caudate nucleus
㉘ 尾状核頭 head of caudate nucleus
㉙ 大脳半球間裂 interhemispheric fissure
㉚ 大脳白質 white matter (centrum semiovale)
㉛ 扁桃核 amygdaloid nucleus
㉜ レンズ核 nucleus lentiformis
㉝ 赤核 red nucleus
㉞ 黒質 substantia nigra
㉟ 鉤 uncus
㊱ 島 insula
㊲ 脚間槽 interpeduncular cistern
㊳ 脳室間腔 cavum veli interpositi
㊴ Sylvius 裂 sylvian fissure
㊵ 大槽 cisterna magna
㊶ 視神経 optic nerve
㊷ 下垂体 pituitary body
㊸ 下垂体柄 pituitary stalk
㊹ 前頭葉 frontal lobe
㊺ 頭頂葉 parietal lobe
㊻ 頭頂後脳溝 parieto-occipital sulcus
㊼ 側頭葉 temporal lobe
㊽ 後頭葉 occipital lobe
㊾ 冠状縫合 coronal suture (bregma)
㊿ 前頭洞 frontal sinus
㉑ 上矢状洞 superior sagittal sinus
㉒ 蝶形骨洞 sphenoidal sinus
㉓ 篩骨洞 ethomoidal sinus
㉔ 斜台 clivus
㉕ 内後頭隆起 internal occipital protuberance
㉖ 脊髄 spinal cord
㉗ 環椎 atlas
㉘ 前交連 anterior commissure
㉙ 直洞 straight sinus
㉚ 中大脳動脈 middle cerebral artery
㉛ 眼窩 orbita
㉜ 眼球 eye ball
㉝ 耳介 auricle
㉞ 小脳虫部 vermis
㉟ 内耳道 internal acoustic meatus
㊱ 脳底動脈 basilar artery
㊲ 海馬回 hippocampal gyrus
㊳ 大脳脚 cerebral peduncle
㊴ 中心溝 central sulcus
㊵ 視索 optic tract
㊶ 松果体 pineal body

1. T₁強調前額断 ①

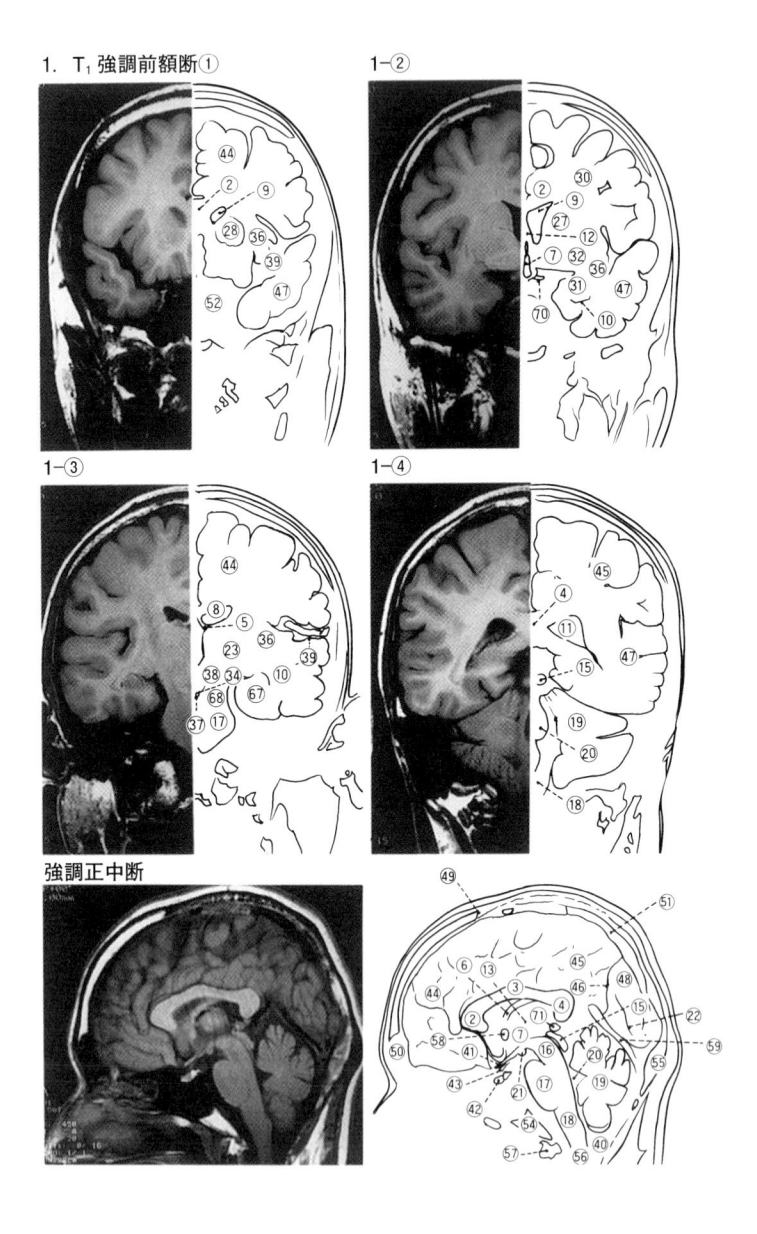

1-②

1-③

1-④

強調正中断

付録8 正常MRIとその解剖 **371**

1-⑤

2. T₁強調水平断①

2-②

2-③

2-④

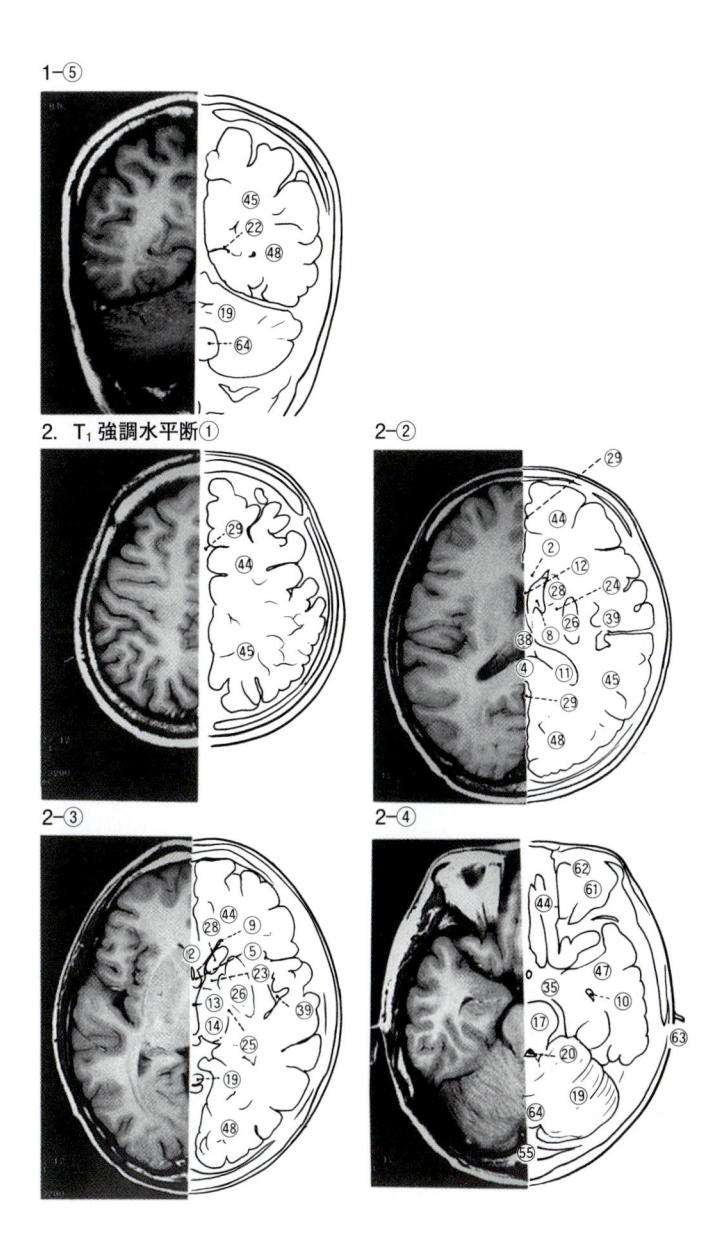

3. T_2 強調水平断①

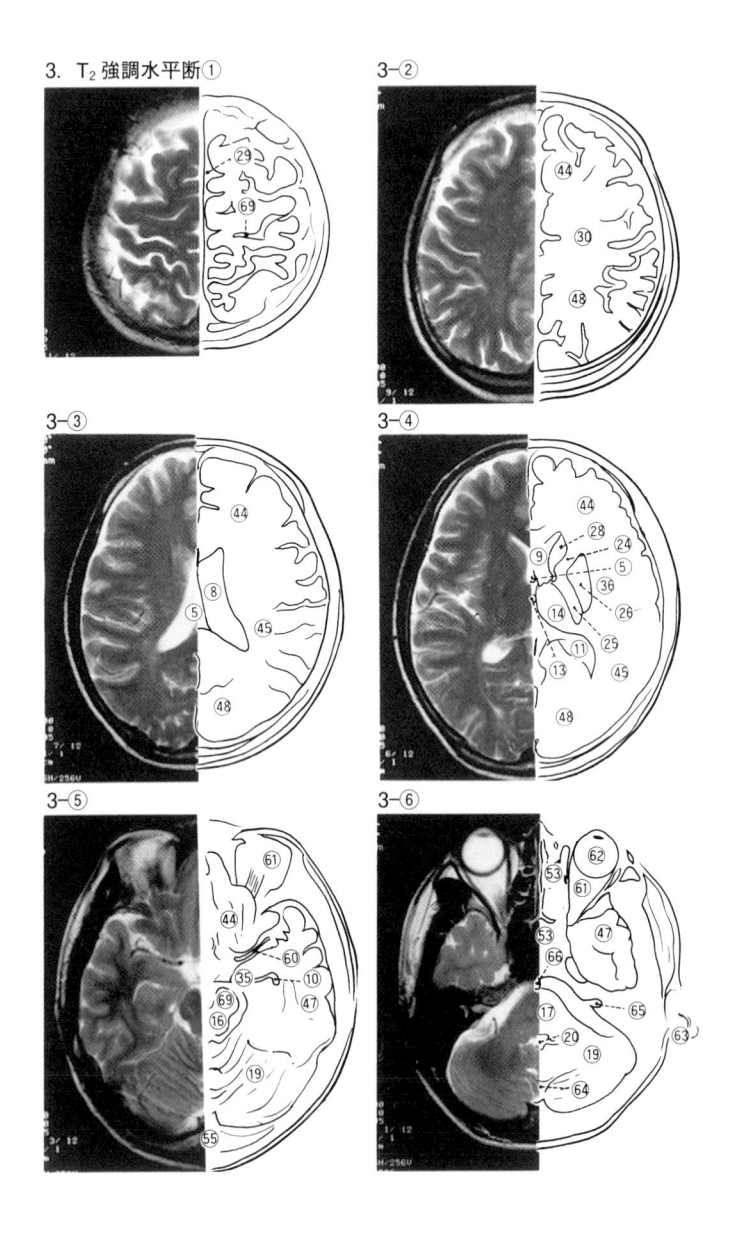

3-②

3-③

3-④

3-⑤

3-⑥

付録9 頭頸部 MR 血管撮影（MRA）

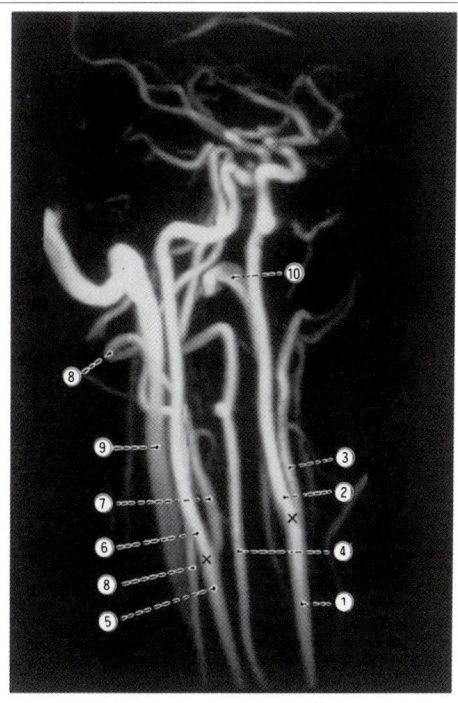

① 左総頸動脈　　⑥ 右内頸動脈
② 左内頸動脈　　⑦ 右外頸動脈
③ 左外頸動脈　　⑧ 右椎骨動脈
④ 左椎骨動脈　　⑨ ⑩ 左右の内頸静脈
⑤ 右総頸動脈　　×印　内頸外頸動脈分岐部

脳の虚血が疑われる場合，頸部の動脈の閉塞性疾患をも疑わなければならない．この際，MRA は有用である．

■索引

和文

●あ

アーノルド・キアリ奇形　219
アキレス腱反射　41, 42
アザチオプリン　248
アテトーシス　150
アテローム血栓性脳梗塞　167
アピキサバン　165
アマンタジン　293
アミロイドポリニューロパチー　301
　——，家族性　325
　——の血清学的診断　302
アルツハイマー型認知症の治療　145
アルテプラーゼ静注療法のチェックリスト　172
亜急性硬化性全脳炎　201
安全ピンによる痛覚の検査　28

●い

位置覚　49
位置覚障害　46
意識障害　73
　——，頭痛　86
　——患者の病歴聴取　58, 76
　——の原因　77
　——の検査　80
　——の治療　83
　——の程度　76
　——の臨床所見　80
意識レベルの評価法　77
遺伝性脊髄小脳変性症　311

一過性全健忘　168
一過性脳虚血発作→ TIA を見よ

●う

ウィリス動脈輪閉塞症　173
ウィルソン病　152
ウェーバー試験　31
ウェーバー症候群　67
ウェルニッケ失語　339
ウェルニッケ脳症　79
ウェルニッケ野　19
うっ血乳頭，頭蓋内圧亢進による　104
うっ血乳頭，頭痛　86
うつ病　145
　——，軽症　91
　——に伴う頭痛　87
右不全麻痺　65
運動系の診察法　34, 35
運動障害　260
運動神経　22
運動神経核　32
運動性失語症　19, 339
運動性ニューロパチー　261
運動ニューロン疾患　307
運動の伝導路　51
運動領野と血管支配の関係　21

●え

エクボム症候群　160
エドキサバン　165
エプリーの耳石器置換法　131

延髄外側症候群　134
延髄の横断面　68

● お

オリーブ橋小脳萎縮症　311
嘔吐　73
　──，頭蓋内圧亢進による　104
横断性脊髄炎　225
温痛覚障害，アミロイドポリニューロパチー　301
温痛覚の伝導路　47
温度覚の伝導路　48

● か

カイザー・フライシャー角膜輪，ウィルソン病の　153
カフェオレ斑　283
カルバマゼピン　115
ガバペンチン　123, 124
ガランタミン　147
ガワーズ徴候　256
ガンマ・ナイフ　214
下顎反射　22, 29
下肢静止不能症候群　150, 160
　──，二次性　161
下肢の腱反射　41
下肢の徒手筋力テスト　37
下垂体腺腫　215
化膿性髄膜炎　196
可逆性虚血性神経症状　171
仮面様顔貌，パーキンソン病　65
家族性アミロイドポリニューロパチー　301, 325
家族性痙性対麻痺　312
家族歴，問診　13
過活動膀胱　328
回転性めまい　127
改訂長谷川式簡易知能評価スケール　61
解離性感覚障害　46
外眼筋の動きの検査　26
外眼筋の動作する方向　27

外傷　74
外傷後てんかん　192
外傷性脊髄損傷　226
外側系　48
外転神経麻痺　104
角膜反射　28
拡大胸腺摘除術　229
患者プロフィール，問診　11
感覚異常性大腿神経痛　277
感覚障害　260
　──の分布と病変部位　45
感覚自律神経ニューロパチー　326
感覚神経支配，頭部と顔面の　27
感覚性失語症　19, 339
感覚性ニューロパチー　261
感覚と伝導路　44
感覚の検査　43, 44
感覚の伝導路　51
感覚発作（てんかん）　118
眼科的疾患に伴う頭痛　101
眼球運動失行と低アルブミン血症を伴う早発性小脳失調症　312
眼底検査　24, 80
眼輪筋の筋力検査　29
癌性髄膜炎　196
顔面神経減圧術　158
顔面神経の走行と支配　30
顔面神経麻痺　29

● き

ギラン・バレー症候群　278
　──の治療　265
気道閉塞　73
既往歴，問診　11
起立性低血圧　325
基底核　22
逆転腕橈骨筋反射　38, 40
旧脊髄視床路　48
急性横断性脊髄炎　222, 224
急性外傷性末梢神経障害　275
急性内耳炎　129
球後視神経炎　101

球状核　55
救命処置，意識障害・昏睡　73
嗅神経の検査　24
牛海綿状脳症　202
協調運動の検査　52
胸郭出口症候群　276
胸鎖乳突筋の筋力検査　33
胸腺腫，重症筋無力症　229
胸部単純 X 線撮影，意識障害　82
橋下部の横断面　67
橋出血　180
橋中部の横断面　67
近位型筋強直性ミオパチー　242
筋萎縮性側索硬化症　307, 308
筋強直症→ミオトニーも見よ
 ── でみられた叩打性筋緊張　239
 ── の西洋斧様頭貌　241
筋緊張型頭痛　65
筋疾患　22
 ── の検査の進め方　70
筋トーヌス　57
筋肉　20
 ── の障害と麻痺　66
緊張型頭痛　87

● く

クエッケンシュテット試験　223
クリプトコッカス　141
クロイツフェルト・ヤコブ病
　　　　　　　　142, 148, 157, 203
グラスゴー方式　60, 77
グリオーマ　100, 214
くも膜下出血　168, 173
 ── に伴う頭痛　98
 ── の手術適応　183
 ── の治療法　182
靴下手袋型の感覚障害　43
群発頭痛　95

● け

経静脈的血栓溶解療法　165

痙性斜頸　156
痙性膀胱　329
痙攣　110
 ── の検査の進め方　69
痙攣重積状態　109
 ── の治療　120
痙攣発作　108
 ── の原因，検査　111
 ── の分類と診断　112
傾眠　76
頸椎症　34, 135
頸椎の変形　102
頸動脈ステント留置術　166
頸部の筋力テスト　34
頸部の診察　32, 34
欠神発作　120
血液ガスの検査　75
 ──，意識障害　82
血液生化学検査，意識障害　82
血液量の増加，頭蓋内圧亢進の原因
　　　　　　　　　　　　　　106
血管確保　75
血管芽腫　284
血管の交叉現象　20
血管の支配領域　21
血漿交換療法　248
 ──, Miller Fisher 症候群　272
 ──, 重症筋無力症　231
 ──, 多発性硬化症　318
血性髄液　98
血清電解質検査，意識障害　82
血栓症，横静脈洞の　101
結核性髄膜炎　194
結節硬化症　282
 ── の顔面皮脂腺腫　283
腱反射　38, 39
言語　19
言語中枢　19
原小脳　52
原発性甲状腺機能低下　139
原発性脳腫瘍　209

●こ

古小脳　52
呼吸管理，Guillain-Barré 症候群　268
呼吸停止　80
固縮　288
孤発性脊髄小脳変性症　311
口輪筋の筋力検査　29
甲状腺機能亢進症
　——　に伴う低 K 血性四肢麻痺　250
　——　に伴うミオパチー　256
甲状腺機能低下症　142
　——　による認知症　143
叩打性筋緊張　239
抗 Ach エステラーゼ薬，重症筋無力症
　　231
抗うつ薬　91
抗脂質抗体　267
抗てんかん薬　122, 123
抗毒素血清療法，ボツリヌス中毒　236
抗パーキンソン薬の副作用　289
拘縮の予防　182
　——，昏睡時　84
後縦靱帯骨化症　102, 221
後大脳動脈　21
後頭骨頸椎移行部の骨奇形　217
高 K 血性四肢麻痺の治療　253
高 K 血性周期性四肢麻痺　240, 250
高血圧性頭痛　97
項部硬直　34, 75
　——，頭痛　86
硬膜外血腫　191, 222
硬膜外転移腫瘍　222
硬膜外膿瘍　222
絞扼性神経障害　276
膠芽腫　211, 214
膠原病　278
合同性半盲　21
骨奇形，後頭骨頸椎移行部の　217
骨折　74
昏睡　73, 76
昏迷　76

●さ

鎖骨下動脈盗血症候群　135
坐骨神経痛　278
細菌性髄膜炎　196
採血　75
在宅ケアの基本方針　337
三環系抗うつ薬　90
三叉神経痛　95, 278
　——　の外科療法　96
三叉神経の検査　28
三叉神経の支配　27
三頭筋反射　40
散瞳側の対光反射遅延　74

●し

シーハン症候群　139, 144
システルノグラフィ　142
シャイ・ドレーガー症候群　325
シューマッハ基準，多発性硬化症　315
ジスキネジア　150, 160
ジストニア　150, 155
ジフェニルヒダントイン　115
ジメチルスルホキシド　304
ジル ドラ トゥレット病　150, 159
四肢麻痺　226
　——，非家族性で症候性に起こる　251
　——　発作予防のための投薬　252
姿勢　19
姿勢反射　57
視覚系の障害　20
視覚系の障害部位と視野欠損　25
視床出血　179
視神経脊髄炎　222, 320
視野欠損　20
歯牙カリエス　102
歯根炎　102
歯状核　55
耳鏡検査　31
耳鼻科的疾患に伴う頭痛　101
自由神経終末　46

和文索引　**379**

自律神経障害　260, 325
　──を来す末梢神経疾患　261
自律神経症状, アミロイドポリニューロ
　　パチー　301
自律神経ニューロパチー　326
持続性吸息　80
持続性伝導ブロックを伴う多巣性脱髄性
　　ニューロパチー　274
軸索　20
失調性呼吸　80
失語症
　──患者へのアプローチ　338
　──と解剖図　339
　──の鑑別法　339
　──の治療　340
室頂核　55
社会活動, 問診　12
手根管症候群　276
周期性四肢麻痺　226, 249
　──, 家族性にみられる　250
　──, 高K血性　250
　──, 低K血性　250
　──の種類　250
重金属中毒　278
重症筋無力症　229
出血　74
出血性梗塞　165, 167
循環の管理　74
小指球筋　36
小脳　52
　──からの出力　56
　──の機能解剖　53
　──の構造と機能　54
　──の中心核　56
小脳橋角部腫瘍症候群　67
小脳疾患の検査の進め方　70
小脳出血　134, 180
小脳皮質の構造　55
小舞踏病　154
症候性パーキンソニズム　288
掌側骨間筋　36
焦点性運動発作(てんかん)　118
上衣腫　215

上肢の腱反射　40
上肢の徒手筋力テスト　36
上腕三頭筋　36
上腕二頭筋　36
職歴, 問診　12
褥瘡, Guillain-Barré症候群　268
褥瘡の予防, 昏睡時　84
触覚, 局在性のある　49
触覚の伝導路　47
心原性脳塞栓症　167
心房細動　167
神経解剖の基礎　19, 20
神経学的診察　18
神経学的レベル診断　65
神経感染症　194
神経筋接合部　20, 22
　──の障害と麻痺　66
神経筋伝導障害の検査の進め方　70
神経系の障害部位と麻痺の特徴　66
神経血管減圧術　96
神経膠腫　100
神経鞘腫　215
神経痛の治療　278
神経皮膚症候群　282
真菌性髄膜炎　196
振戦　150, 152, 288
振動覚　49
　──の検査　44
進行性球麻痺　307
進行性多巣性白質脳症　201
進行性風疹脳症　201
深部感覚　44
新小脳　53
新脊髄視床路　48

● す

スタージ・ウェーバー病　284, 285
ステロイドパルス療法, 多発性硬化症
　　　　　　　　　　　　　318
頭痛　86
　──, うつ病に伴う　87
　──, 眼科的疾患に伴う　101

——，くも膜下出血に伴う　98
　　——，高血圧性　97
　　——，耳鼻科的疾患に伴う　101
　　——，髄膜炎に伴う　98
　　——，側頭動脈炎に伴う　97
　　——，頭蓋内圧亢進による　104
　　——，脳腫瘍による　100
　　——，脳出血に伴う　99
　　——の分類　87
頭痛治療の一般原則　86
錐体路の経路　23
髄液検査，意識障害　82
髄液所見の診かた，神経感染症　194
髄液の増加，頭蓋内圧亢進の原因　105
髄芽腫　215
髄鞘　20
髄膜炎　144, 194
　　——，化膿性　196
　　——，癌性　196
　　——，結核性　194
　　——，細菌性　196
　　——，真菌性　196
　　——診断へのアプローチ　195
　　——に伴う頭痛　98
　　——の治療　197
髄膜腫　100, 215
　　——，小脳橋角部の小型　212
　　——，大脳鎌　212
　　——による血管溝の拡大　213
　　——による骨増殖　213
　　——による頭蓋骨内板の肥厚　213
　　——による頭蓋内板の骨肥厚　213

● せ

正常圧水頭症　142, 144
成長ホルモン産生腫瘍　215
星細胞腫　215
精神運動発作（側頭葉てんかん）　117
脊髄　22
　　——の横断面　51
　　——の障害と麻痺　66
脊髄炎，横断性　225

脊髄空洞症　222, 223
脊髄後根線維　48
脊髄疾患の検査の進め方　70
脊髄腫瘍　221
脊髄障害　221
脊髄小脳変性症　311
脊髄性進行性筋萎縮症　307
脊髄前角細胞　20
脊髄損傷，外傷性　226
脊椎カリエス　222
舌咽神経　33
舌下神経　33
　　——の検査　32
舌下神経交代性片麻痺　68
　　——の検査　32
先天性筋強直症　240
栓状核　55
全失語症　340
前脛骨筋　37
前脊髄動脈血栓症　222
前大脳動脈　21
前兆，てんかん　109
前庭神経炎　130

● そ

ゾニサミド　116, 293
組織プラスミノーゲンアクチベーター
　　　　　　　　　　　　165, 170
僧帽筋の検査　33
側頭動脈炎に伴う頭痛　97
側頭葉てんかんに伴うめまい　135

● た

ダビガトラン　165
多系統萎縮症　311, 327
多系統疾患　325
多巣性脱髄性ニューロパチー，持続性伝
　　導ブロックを伴う　274
多発神経炎　260
多発性筋炎　245
　　——の分類　246

多発性硬化症　222, 314
　── 急性増悪時の治療　318
　── の MRI　321
　── の視神経乳頭の temporal pallor
　　　　321
　── の診断基準　314
　── の認定基準，わが国の　315
多発性骨髄腫　265
多発性単神経炎　260
多発性脳梗塞　144
代謝性脳症　77, 79
体温調節　49
対光反射　25, 77
大腿屈筋　37
大腿四頭筋　37
大脳の疾患の検査の進め方　69
大脳皮質　22
　── の障害と麻痺　66
大脳皮質感覚　44
大脳辺縁系　48
第一次体性感覚領野　48
　── における体の各部分の分布　46
第二次体性感覚領野　48
脱臼，上部頸椎の　102
脱髄性疾患　314
　── の検査の進め方　69
単純ヘルペス脳炎　142, 196
単神経炎　260
蛋白細胞解離　266

● ち

チック　150, 158
チェーン・ストークス呼吸　80
知能障害，頭痛　86
治療しうる認知症の原因疾患　138
遅発性ウイルス感染症　201
中耳炎　102, 129
中心暗点　101
中枢神経系感染症の検査の進め方　69
中枢神経性過呼吸　80
中枢性の麻痺　43
中大脳動脈　21

中大脳動脈瘤　185
　── の破裂　183
中毒・薬物などの検出　74
中脳の横断面　67
肘管症候群　276
長・短腓骨筋　37
長母趾屈筋　37
長母趾伸筋　37
聴神経腫瘍　132, 211
聴神経の検査　31

● つ

対麻痺　226
椎間板ヘルニア　102, 221
椎骨脳底動脈不全症　133
痛覚の検査　44
痛覚の上行経路　46

● て

ティネル徴候　276
テンシロン・テスト　229
デルマトーム　50
てんかん　19, 108
　──，外傷後　192
　── 小発作の治療法　119
　── 大発作の治療法　113
てんかん発作消失率　123
低 K 血性周期性四肢麻痺　250
　──，甲状腺機能亢進症に伴う　250
　── の予防　252
低 K 血性ミオパチー　240, 254
低 Na 血症　83
低血圧，進行する　75
低血糖　74
低酸素症による脳障害　109
定位的放射線治療　214
転移癌，脳腫瘍　215
転移性腫瘍，脊髄障害　221
伝導性失語症　340
伝導路
　──，運動の　51

382　和文索引

──，温痛覚の　47
──，温度覚の　48
──，感覚と　44
──，感覚の　51
──，触覚の　47

● と

トッド麻痺　110
トピラマート　123, 124
トリプタン系経口薬　94
トロサ・ハント症候群　101
トロンビン阻害薬　165
ドパミンアゴニスト　289, 291
ドネペジル　145
徒手筋力テスト　35
疼痛を抑制する下行経路　48
橈骨反射　40
糖尿病　278
糖尿病性ニューロパチー　325
頭蓋咽頭腫　215
頭蓋頸椎移行部の骨奇形に合併しやすい
　中枢神経障害　218
頭蓋骨計測　217
頭蓋底骨折　75
頭蓋底部の基準線　218
頭蓋内圧亢進　104
──の緊急処置　106
頭蓋内出血　75
頭蓋内占拠性病変　74
頭部 CT，意識障害　82
頭部外傷　190
頭部単純 X 線撮影，意識障害　82
動静脈奇形　222
瞳孔拡大　77
瞳孔縮瞳　78
瞳孔不同　74
特殊感覚　44

● な

内頸動脈の後交通動脈分岐部動脈瘤
　　　184

内耳孔の拡大　213
内水頭症　215
内側系　48
内包　22
──の障害と麻痺　66
軟骨形成異常性ミオトニー　240

● に

ニューロパチーの機能的分類と主な疾患
　　　261
二頭筋反射　40
日本神経学会のガイドライン　343
日常生活動作　334
乳児水頭症　105
尿検査，意識障害　80
尿路感染，Guillain-Barré 症候群　268
尿路感染症の予防，昏睡時　84
人形の目現象　78
認知症　138
──，甲状腺機能低下症による　143
──，治療困難な　139
──　患者に必要な臨床検査　139
──　による行動異常　147
──　の原因疾患，治療しうる　138
認知症の治療　143
──，アルツハイマー型　145

● の

脳炎　194
脳幹　22
──の障害と麻痺　66
脳幹疾患の検査の進め方　70
脳血管撮影，意識障害　82
脳血管障害　165
──　急性期の治療　170
──　の検査の進め方　69
──　の分類　166
脳血管内治療　165
脳血栓症　171
脳挫傷　191
脳腫瘍　144, 208

――，後頭蓋の　135
　　―― 診断のための検査　210
　　―― による頭痛　100
　　―― の検査の進め方　69
　　―― の治療法　214
脳出血　167
　　―― に伴う頭痛　99
　　―― の治療　179
　　―― の保存的療法　181
脳神経の診察法　20
脳塞栓症　171
　　―― の治療　178
脳代謝賦活剤　176
脳動静脈奇形　185
脳動脈瘤　184
脳動脈瘤クリッピング　99
脳膿瘍　101, 206
脳波検査，意識障害　82
脳浮腫　99
　　―― の治療法　187

● は

ハンチントン舞踏病　154
ハンマーの使い方，腱反射の診察法　39
バイタルサインの確保，意識障害・昏睡　73
バトル徴候　74
バビンスキー反射　42, 65
バリスム　150, 157
バルプロ酸　116
バレー徴候　38, 65
パーキンソニズム，症候性　288
パーキンソニズムを来す疾患　287
パーキンソン病　287, 325, 327
　　――，本態性　288
　　―― 患者のうつ状態　291
　　―― の運動症状以外の症状　297
　　―― の鑑別診断　287
　　―― のジスキネジアの治療　295
　　―― の便秘の対策　294
パーキンソン病治療ガイドライン　291
パーキンソン疲労スケール　298

パラミオトニー　240
　　―― の治療　244
パリノー症候群　67
パンダの目徴候　74
羽ばたき振戦　152
歯車様固縮　57
肺炎，Guillain-Barré 症候群　268
肺炎の予防，昏睡時　84
肺小細胞癌，Lambert-Eaton 症候群　235
胚細胞性腫瘍　215
背側骨間筋　36
敗血症　75
排尿障害　327
廃用性筋萎縮の予防　182
　　――，昏睡時　84
梅毒　144
発症の早さと経過，問診　11
麦角系ドパミン受容体アゴニスト　289
反射および反射の中心　39

● ひ

ビタミン B_1 欠乏症　144
ビタミン B_{12} 欠乏症　144
ビタミン E 単独欠乏性失調症　311
ビンダケル　305
びまん性脳障害　79
皮脂腺腫，顔面皮膚の　282
皮質性小脳萎縮症　311
皮節　50
皮膚神経線維腫症　283
非回転性めまい　127
非麦角系のドパミン受容体アゴニスト　289
被殻出血　179
脾臓破裂　75
腓腹筋　37
鼻咽頭誘導　135
鼻炎　101
膝かかと試験　52
左不全麻痺　65
表在感覚　44

病的反射　42
貧血　326

● ふ

フェノバルビタール　115
フォヴィル症候群　67
フォン　ヒッペル・リンダウ病　284
フォン　レックリングハウゼン病　283
フリードライヒ失調症　311
ブローカ失語　339
ブローカ野　19
プリオン病　199, 201
　——感染因子の滅菌法　199
プリミドン　117
プロラクチン産生腫瘍　215
不随意運動　150
舞踏病　150, 154
副神経の検査　33
副腎皮質ステロイドホルモン　247
　——, 重症筋無力症　230
副鼻腔炎　101

● へ

ヘミバリスム　157
ヘルニア　77
ベネディクト症候群　67
片頭痛　93
片頭痛頓挫薬　94
片頭痛予防薬　93
片側顔面痙攣　150, 158
変形性脊椎症　221
変性疾患の検査の進め方　69
便秘症　327

● ほ

ホフマン反射　42
ホルネル症候群　78
ボツリヌス中毒　235
ポンペ病　240
歩行　19

母指球筋　36
母斑症　282
膀胱の充満　74
勃起不全　326
本態性振戦　65
本態性パーキンソン病　288

● ま

マシャド・ジョセフ病　311
末梢血検査, 意識障害　80
末梢神経疾患の検査の進め方　70
末梢神経障害　260
　——と麻痺　66
末梢性の麻痺　43
慢性炎症性脱髄性多発ニューロパチー
　　　　　　　　　　　　　269
慢性外傷性末梢神経障害　276
慢性硬膜下血腫　140, 144, 190

● み

ミエログラフィー　223
ミエロパチー　65
ミオクローヌス　150, 157
ミオトニー　238
　——, Cl channel の異常による　241
　——, Na channel の異常による　241
ミオトニー放電　240
ミオパチー　22
　——, 甲状腺機能亢進に伴う　256
　——, 低 K 血性　254
ミヤール・ギュブレール症候群　67
ミラー・フィッシャー症候群　271
ミルクコーヒー斑　283

● む

無呼吸性呼吸　80
無動　288

● め

メアンチン 147
メージュ症候群 65
メソトレキセート 247
メチルプレドニゾロン大量療法 227
メニエール病 131
めまい 127
　──，側頭葉てんかんに伴う 135
　──，脳神経外科的疾患に伴う 135
　── を起こす薬物 129
迷走神経 33
　── の検査 32
免疫グロブリン大量静注療法
　──，Guillain-Barré 症候群 267
　──，Miller Fisher 症候群 272
　──，多巣性脱髄性ニューロパチー 275

● も

もやもや病 173
毛様体脊髄反射 78
網膜血管腫症 284
問診のとり方 10

● や・ゆ・よ

夜間頻尿 328
薬剤性パーキンソニズム，抗うつ薬による 91
輸液，意識障害 83
指鼻試験 52
腰椎穿刺，脊髄障害 223
四環系抗うつ薬 91

● ら

ラクナ梗塞 167
ラモトリギン 123, 124
ランバート・イートン症候群 234, 235

● り

リツキシマブ 324
リバーロキサバン 165
リバスチグミン 146
リハビリテーション，Guillain-Barré 症候群 268
リハビリテーションの基本 333
リルテック 307
リンダウ病 284
リンネ試験 31
両側大脳半球の障害 79
良性発作性頭位めまい 131
臨床検査の進め方 71

● る

ルイス・サムナー症候群 273
類表皮腫 211

● れ・ろ

レベチラセタム 123, 124
レンノックス・ガストー症候群 120
冷水カロリック・テスト 78

● わ

ワルファリン 165
ワレンベルク症候群 68, 78, 134

欧 文

● 数字

3-3-9度方式　59, 77
6 Hz 棘徐波複合　120

● A

activities of daily living：ADL　334
adenoma sebaceum　282
amyotrophic lateral sclerosis：ALS　307
aquaporin 4　323
Arnold-Chiari 奇形　219
astrocytoma　215
athetosis　150
aura，てんかん　109
axon　20
axonotmesis　275

● B

Babinski 反射　42, 65
ballism　150
ballooning　213
Barré 徴候　65
　――，上肢の　38
Barthel Index　335
Battle 徴候　74
behavioral and psychological symptoms of dementia：BPSD　147
Benedikt 症候群　67
benign paroxysmal positional vertigo：BPPV　131
bovine spongiform encephalopathy　202
Broca's aphasia　339
Broca 野　19

● C

café-au-lait spots　283
carpal tunnel syndrome　276
cathechol-O-methyl transferase inhibitor　296
CD 20 モノクローナル抗体　324
Cheyne-Stokes 呼吸　80
chondrodystrophic myotonia　240
chorea　150
chronic inflammatory demyelinating polyneuropathy：CIDP　269
ciliospinal reflex　78
Cl channel の異常によるミオトニー　241
cluster headache　95
coma　76
COMT 阻害薬　296
conduction aphasia　339
congruous homonymous hemianopsia　21
constipation　327
cortical sensation　44
craniometry　217
Creutzfeldt-Jakob 病　142, 148, 157, 203
cubital tunnel syndrome　276

● D

deep sensation　44
demyelinating disorder　314
dentate nucleus　55
dizziness　127
doll's head eye movement　78
double floor　213
dyskinesia　150
dystonia　150

● E

ED　326
Ekbom 症候群　160
emboliform nucleus　55
entrapment neuropathy　276
ependymoma　215
Epley の耳石器置換法　131

● F

fastigial nucleus　55
flapping tremor　152
Foville 症候群　67
free nerve ending　46
Friedreich 失調症　311

● G

germ cell tumor　215
Gilles de la Tourette 症候群　150, 159
Glasgow Coma Scale（GCS）　60, 77
glioblastoma　211, 214
global aphasia　339
globose nucleus　55
Gowers' sign　256
grip myotonia　239
Guillain-Barré 症候群　278
　──の治療　265

● H

hatchet face　241
HDS-R　61
hemangioblastoma　284
hemiballism　157
hemifacial spasm　150
hemorrhagic infarction　165, 167
Hoffmann 反射　42
Horner 症候群　78
Huntington 舞踏病　154
hyperkalemic periodic paralysis　240

hyperostosis　213

● I

ictal state　110
inverted radial reflex, inverted supinator reflex　38

● J・K

Japan Coma Scale：JCS　59, 77
Kayser-Fleischer 角膜輪，Wilson 病の　153

● L

Lambert-Eaton 症候群　234
Lennox-Gastaut 症候群　120
Lewis-Sumner 症候群　273
lichen amyloidosus　301
Lindau 病　284
L-ドパ　288, 290, 291

● M

Machado Joseph 病　311
McDonald 基準，多発性硬化症　317
medulloblastoma　215
Meige 症候群　65
Ménière 病　131
meralgia paresthetica　277
methylprednisolone sodium succinate：MPSS 大量療法　227
migraine　93
Millard-Gubler 症候群　67
Miller Fisher 症候群　271
Mini-Mental State Examination：MMSE　62
motor neuron　20
multifocal demyelinating motor neuropathy with persistent conduction block　274
multiple sclerosis：MS　314

myasthenia gravis：MG　229
myasthenic crisis　232
myelin sheath　20
myoclonus　150
myotonia congenita　240
myotonic dystrophy type 1：DM 1
　　　　　　　　　　240, 242
myotonic dystrophy type 2：DM 2
　　　　　　　　　　240, 242

● N

Na channel の異常によるミオトニー
　　　　　　　　　　　　241
neospinothalamic tract　48
neurofibromatosis　283
neuromyelitis optica：NMO　222, 320
neuropraxia　275
neurotmesis　275
non-motor symptoms of Parkinson's
　disease　297

● O

ocular myositis　101
on-off 症状　296
oral buccal dyskinesia　160
orthostatic hypotension　325
overactive bladder：OAB　328

● P

paleospinothalamic tract　48
paramyotonia　240
Parinaud 症候群　67
percussion myotonia　239
phacomatosis　282
plasmapheresis　232, 248
Pompe 病　240
postictal state　110
post-infectious transverse myelitis
　　　　　　　　　　　　222
post-traumatic seizure　192

prion disease　201
progressive bulbar paralysis：PBP
　　　　　　　　　　　　307
progressive multifocal
　leukoencephalopathy：PML　201
progressive rubella encephalitis　201
proximal myotonic myopathy　242

● Q・R

Queckenstedt 試験　223
recombinant tissue-type plasminogen
　activator：rt-PA　165, 170
restless leg syndrome　150, 160
retrobulbar neuritis　101
RIND　171
Rinne 試験　31

● S

Schumacher 基準，多発性硬化症　315
sciatica　278
Sheehan 症候群　139, 144
short absences　120
Shy-Drager 症候群　325
SNRI　89
somnolence　76
spastic bladder　329
special sensation　44
spinal progressive muscular atrophy：
　SPMA　307
SSRI　89
stereotactic radiosurgery　214
stupor　76
Sturge-Weber 病　284
　── の顔面血管腫　285
　── の脳の石灰化像　285
subacute sclerosing ponencephalitis：
　SSPE　201
subclavian steal syndrome　135
superficial sensation　44
syringomyelia　223

T

thoracic outlet syndrome　276
tic　150
Tinel 徴候　276
Todd 麻痺　110
Tolosa-Hunt 症候群　101
transient global amnesia：TGA　168
transient ischemic attack：TIA
　　　　　　　　　　　166, 171
　――― の治療　174
tremor　150
trigeminal neuralgia　278
tuberous sclerosis　282

U・V

upper motor neuron syndrome　41

vertigo　127
von Hippel-Lindau 病　284
von Recklinghausen 病　283
　――― の café-au-lait spots　283

W

Wallenberg 症候群　68, 78, 134
wearing off　290, 296
Weber 試験　31
Weber 症候群　67
Wernicke's aphasia　339
Wernicke 脳症　79
Wernicke 野　19
wide-based gait　52
Willis 動脈輪閉塞症　173
Wilson 病　152